CARDIO STRENGTH TRAINING

Édition originale publiée en 2009, aux États-Unis d'Amérique,
sous le titre *Cardio strength training : torch fat, build muscle, and get stronger faster*

Photographies : Mitch Mandel/Rodale Images
Conception graphique : Christopher Rhoads

Édition française

Traduction : Laurent Laget
Révision : Patrick Arquier
Relecture : Olga Dubost
Mise en page : Patrick Leleux PAO
Fabrication : Isabelle Simon-Bourg
Partenariats : Sophie Morier (smorier@hachette-livre.fr)
Communication presse : Johanna Rodrigues-Faitot (jrodrigue@hachette-livre.fr)

Avertissement
Les informations réunies dans cet ouvrage doivent compléter et non remplacer un suivi médical. L'auteur et l'éditeur déclinent toute responsabilité quant aux effets indésirables qui pourraient découler de la pratique ou de l'interprétation personnelle qui serait faite du programme décrit dans cet ouvrage.

CARDIO STRENGTH TRAINING

15 MINUTES PAR JOUR POUR BRÛLER LES GRAISSES ET **RENFORCER VOTRE MUSCULATURE**

Robert Dos Remedios

hachette
FORME

À ma femme Francine et ma fille Annabella – JE VOUS AIME !
À tous mes mentors et amis dans l'univers du fitness,
à tous mes athlètes d'hier et d'aujourd'hui, MERCI !
Vous avez contribué à former l'entraîneur que je suis devenu.

SOMMAIRE

AVERTISSEMENT AU LECTEUR

LES TYPES MORPHOLOGIQUES

Selon le classement de Sheldon, il existe trois types morphologiques en musculation. En réalité, personne ne correspond pleinement à l'un de ces morphotypes. Aussi est-il plus juste de considérer que la morphologie d'un individu *tend vers* l'une de ces caractéristiques physiques.

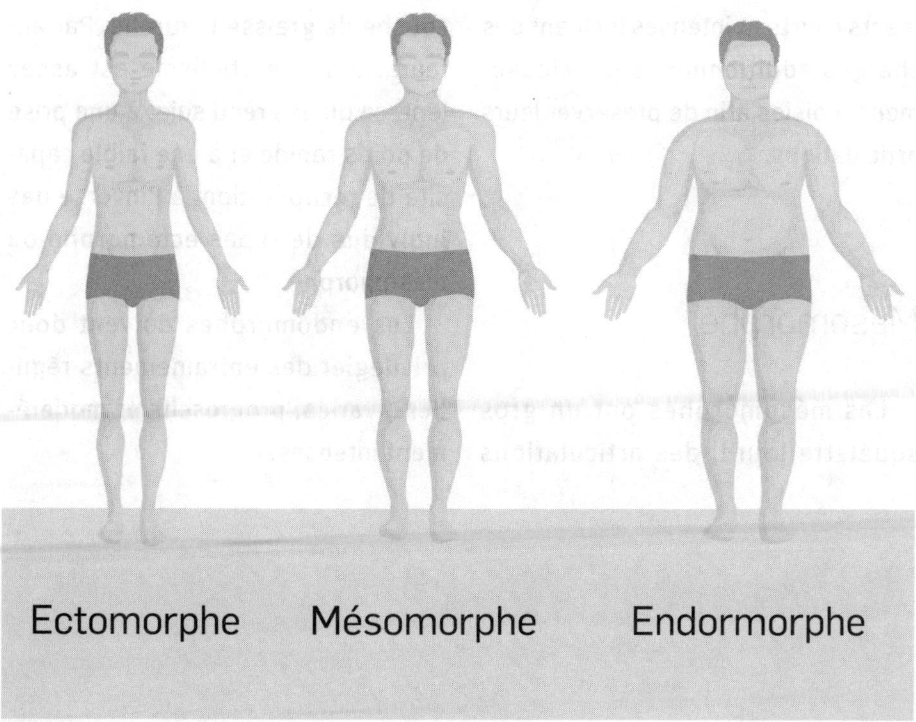

Ectomorphe

Quelle que soit leur taille, les ectomorphes sont plutôt longilignes, avec des épaules relativement étroites. Ils ont une ossature et une musculature fines, ainsi qu'une faible masse graisseuse. Leur tempérament nerveux leur confère un métabolisme rapide et une capacité de récupération plus haute que la moyenne. De ce fait, ils sont naturellement disposés aux sports d'endurance, tels que les marathons ou les 10 000 mètres.

Pour développer leur musculature, ils doivent privilégier des entraînements courts et intenses incluant des charges additionnelles judicieusement choisies afin de préserver leurs articulations.

Mésomorphe

Les mésomorphes ont un gros squelette lourd, des articulations solides et des muscles bien développés. Leur cage thoracique est plus large que leur bassin. Ce type morphologique est idéal pour suivre les préceptes du *Cardio-Strength Training*. Cependant, à cause de son importante masse musculaire, il n'est pas apte à l'endurance pure.

Endormorphe

Les endomorphes ont une musculature peu apparente en raison d'une couche de graisse naturelle. Par ailleurs, leur métabolisme est assez lent, ce qui les rend sujet à une prise de poids rapide et à une faible capacité de récupération, à l'inverse des individus de types ectomorphe ou mésomorphe.

Les endomorphes doivent donc privilégier des entraînements réguliers, variés, progressifs et modérément intenses.

AVANT-PROPOS

> **« [...] dans ce monde de surinformation, une telle profusion dévore l'attention du public. Il devient, de ce fait, nécessaire de concentrer efficacement notre esprit. »**
>
> **–HERBERT SIMON**

Nous vivons véritablement à l'ère de l'information.

Une simple recherche sur Google pour un terme relativement inconnu il y a 10 ans – par exemple « ju-jitsu brésilien » – renvoie aujourd'hui à plus d'un million de pages web consacrées à la question. Au vu de la croissance exponentielle d'informations disponibles, on peut aisément imaginer que le nombre de résultats aura bientôt doublé.

Il n'en a jamais existé autant, tous sujets confondus. Il est d'ailleurs probablement impossible d'assimiler autant de données, même au terme d'une vie consacrée à l'apprentissage.

Le problème n'étant pas tant de trouver des informations que de les trier, comment faire avec cette masse de données sous laquelle nous croulons au point d'être obligés d'en éliminer autant, sinon plus, que ce que nous pouvons retenir ?

En ce qui me concerne, je privilégie les informations concrètes fournies par des professionnels dont la vie dépend pleinement des résultats qu'ils obtiennent, des problèmes qu'ils résolvent.

C'est pourquoi j'ai foi en Robert dos Remedios.

Celui que l'on surnomme « Coach Dos » a largement fait ses preuves.

Voyant quotidiennement défiler de nombreux sujets d'étude dans son laboratoire (la salle de sport ou la piste de course), sa réserve d'informations concrètes est pratiquement illimitée.

Expert en son domaine, Robert est un coach reconnu, sollicité pour cette raison par les sportifs de haut niveau pour les aider à améliorer leurs performances.

La notion d'entraînement en endurance de la force de base est on ne peut plus actuelle. Il est cliniquement prouvé que la musculation et l'entraînement fractionné produisent de meilleurs résultats pour la condition physique générale et la perte de poids que l'entraînement en aérobie pure.

Les meilleurs entraîneurs en ont conscience depuis longtemps.

La science prouve que l'association musculation/entraînement cardio-vasculaire fractionné donne de meilleurs résultats que ces deux méthodes pratiquées indépendamment l'une de l'autre.

Coach Dos le sait.

Bienvenue dans le monde de Dos.

—ALWYN COSGROVE

INTRODUCTION

La renommée de mon premier livre, *Men's Health Power Training*[1], les nombreuses « success stories » que l'on m'a attribuées furent une véritable récompense.

Puisque mes lecteurs progressaient, je me demandais : « Et maintenant, que puis-je faire de plus ? »

Pourrais-je écrire un autre livre dans la lignée de *MHPT*, par exemple une autre méthode d'entraînement aussi efficace que celle du premier livre ?

La première idée qui m'est venue à l'esprit en songeant à la suite fut de travailler sur le concept de « stimulation du métabolisme ».

J'ai eu de nombreux retours sur le chapitre consacré à l'entraînement en endurance-force de *MHPT*. Cette partie du livre abordait les formes non traditionnelles de cardio permettant d'améliorer la forme et la stimulation du métabolisme tout en éliminant les graisses.

J'ai compris que je n'avais fait qu'effleurer le sujet, lequel pouvait facilement faire l'objet d'un livre à part entière.

1. Non traduit en français

Ce type d'entraînement et son efficacité attisent la curiosité.

Attention : le fractionné n'est pas pour le premier venu qui pense que 30 minutes sur un vélo elliptique, smartphone en main, constituent un « entraînement cardio infernal ».

Le programme proposé ici est réellement DUR et même éprouvant.

Les séances d'entraînement de *MHPT* sont basées sur le principe de surcharge. Il s'agit de produire des efforts d'intensité croissante pendant la séance, principe de base de la stimulation du métabolisme.

Si les intervalles de travail sont courts, leur intensité est très élevée. Quand le temps de travail s'allonge, l'intensité diminue.

Ces concepts seront expliqués en détail plus loin dans le livre.

L'entraînement en endurance de la force sera probablement la forme de cardio la plus difficile que vous aurez jamais essayée.

Cela sera largement récompensé par la prise de muscles et la perte de masse grasse que vous pourrez rapidement constater.

N'importe quel club de fitness présente d'interminables rangées de tapis de courses, de steppers et autres machines elliptiques sur lesquelles les clients font de l'endurance sur place.

Il s'agit généralement d'exercices relativement peu intenses puisque l'on peut discuter, regarder la télévision ou lire.

Cela n'a rien à voir avec le type d'entraînement conçu pour stimuler le métabolisme, présenté dans cet ouvrage.

Ces efforts sont basés sur de courtes séances de travail de très haute intensité au cours desquelles on est bien trop occupé pour parler au téléphone.

L'une des formes les plus populaires de ce type d'entraînement est le protocole Tabata.

Une étude, publiée en 1996 dans la revue américaine *Medicine and Science in Sports and Exercise*, démontre qu'un entraînement de 4 minutes, coupées de périodes de récupération négatives (20 secondes d'effort intense suivies de 10 secondes de repos), pratiqué cinq fois par semaine, est plus efficace – à condition d'y être préparé physiquement – que 60 minutes de course à pied à allure constante, également effectué cinq fois par semaine.

En d'autres termes : une infime portion du temps donne de meilleurs résultats aérobie et anaérobie grâce à un effort fractionné intense !

Autre avantage : une importante diminution de la masse grasse sans perte de masse musculaire, notion

> « L'objectif du cardio-training est de déclencher une stimulation du métabolisme qui obligera le corps à utiliser ses réserves d'énergie afin de prolonger l'effort. Malheureusement, les formes de cardio généralement pratiquées dans la plupart des clubs de sport (c'est-à-dire un exercice de faible intensité sur tapis roulant ou vélo stationnaire) ne permettent pas vraiment de déclencher cet état physiologique. Avec un entraînement en filière énergétique d'enduro-résistance stimulante pour le métabolisme, vous passez à un niveau d'intensité bien plus élevé que ce qu'il est possible d'atteindre en cardio-training traditionnel. La dépense d'énergie maximale ainsi occasionnée s'accompagne d'une importante perte de masse grasse. »
>
> *Joel Marion, coach personnel et fondateur de Joel Marion Fitness Solutions*

importante pour qui tient à pratiquer la musculation.

Je suis persuadé que l'entraînement en endurance de la force vous sera hautement profitable et que vous ne souhaiterez plus vous entraîner autrement.

Pourquoi ce livre ? Pourquoi maintenant ?

Comme je l'ai admis dans *Men's Health Power Training*, je suis las de voir des gens faire ce qu'il ne faut pas dans les salles de sport, ne pas atteindre leurs objectifs et s'en retrouver frustrés. À tous ceux-là je dis : ce programme changera votre vie et vous comblera !

1

QU'EST-CE QUE LE CARDIO *STRENGTH TRAINING* ?

Arrivé à la salle de sport, vous voyez des rangées d'appareils cardio. Des gens s'entraînent dessus en téléphonant, regardant la télévision ou en discutant, tout en essayant de rester dans leur zone de « perte de poids ».
Vous remarquez un homme, à l'écart dans un coin de la salle, écouteurs sur les oreilles. En sueur, essoufflé, visiblement à la limite de l'épuisement, il s'agite dans tous les sens, enchaînant burpees et squats sautés, puis balançant un kettlebell. Sa méthode semble n'avoir ni queue ni tête tout en ayant l'air intense, un peu étrange, bien loin des exercices traditionnels. Mais que fait-il donc ?

Cet homme pratique le *cardio strength training* – ou entraînement en endurance de la force – méthode de travail qui alterne efforts intenses et périodes de récupération réduites.

Une question brûle les lèvres : « Pourquoi tous ces “brûleurs de graisses” sur les appareils cardiovasculaires ont-ils toujours des kilos superflus, alors que cet homme est mince, puissant, athlétique ? »

Parce que cet homme poursuit un objectif simple et précis : obtenir les meilleurs résultats possibles avec des exercices fractionnés et provoquer l'effet de « post-combustion », qui permet au métabolisme de continuer à brûler des calories plusieurs heures après la fin de l'entraî-

> « L'idée que le fait d'éliminer les graisses et supporter mieux la fatigue est directement liée à l'activité cardiovasculaire à allure constante a longtemps été admise.
> L'entraînement fractionné et les exercices au kettlebell comptent parmi les outils les plus efficaces tout en vous permettant de vous éloigner des habituels appareils de cardio-training et de vous amuser en faisant du sport.
> Ces méthodes variées d'entraînement contribuent à améliorer la force profonde, le système neuromusculaire, la résistance à la fatigue, et les performances à un niveau supérieur. »
>
> *Greg Vandermade, coach en musculation, préparateur physique, université de Californie à Fullerton*

nement. Bénéfices obtenus en une fraction du temps que passent ces « brûleurs de graisses » sur leurs tapis.

J'admets avoir utilisé l'expression « brûleurs de graisses » avec quelque ironie.

L'idée de s'entraîner à intensité modérée afin de brûler plus de graisses (lipides) au lieu de sucres (glucides) est l'un des plus grands mythes de l'histoire du fitness. Il faut préciser qu'on ne brûle un plus grand pourcentage de graisses en travaillant à faible intensité que dans le cadre d'un programme linéaire sur une longue durée. De plus, les calories contenues par les graisses sont consommées par les muscles au cours de l'effort proportionnellement à sa durée, son intensité et sa fréquence ainsi que par rapport à l'âge, au sexe, à la répartition des graisses et des muscles, à la densité musculaire et au volume d'oxygène consommé. Dans tous les cas, l'entraînement en endurance de la force déclenche bien après l'effort le phénomène de post-combustion.

POURQUOI SUIVRE CET ENTRAÎNEMENT ?

J'ai déjà évoqué l'extrême efficacité des variantes de l'endurance-force ou de l'entraînement fractionné de haute intensité (HIIT) par rapport aux exercices traditionnels de cardio en aérobie.

Cela est confirmé par de nombreuses études.

À QUI S'ADRESSE CET ENTRAÎNEMENT ?

Son intensité est telle que l'on pourrait le croire exclusivement réservé aux sportifs de haut niveau ou aux jeunes en pleine forme.

Cela permet à un athlète de se préparer aux exigences de sa discipline et aide tout autant le père de famille désireux de perdre ses kilos superflus et d'avoir plus d'énergie pour jouer avec ses enfants, à condition qu'il soit prudent et procède progressivement.

« Ce type d'entraînement est idéal pour stimuler le métabolisme, améliorer le VO^2 max, optimiser le potentiel de force réactive et réduire la masse grasse.
Il est possible de pré-fatiguer un athlète avec une séance de stimulation du métabolisme et d'enchaîner immédiatement avec des mouvements de rotations contrôlées ou de renforcement des muscles profonds, afin d'améliorer la capacité du sportif à résister aux contraintes, en restant au plus haut niveau d'intensité jusqu'à la fin de l'effort ».

Jim Smith, expert en fitness masculin, cofondateur de The Diesel Crew, dieselcrew.com

« L'entraînement en endurance de la force est la base de notre méthode.
Première étape de notre programme de musculation : la capacité fonctionnelle ou coordination motrice ou précision gestuelle.
Nous commençons par des circuits de fentes multidirectionnelles, de squats sautés et de montées de banc avant de finir par des séries d'exercices moteurs composées de différents sauts et déplacements. Mesurer la fréquence cardiaque des sportifs nous permet de savoir si nous devons augmenter ou diminuer l'intensité des circuits. »

Todd Wright, préparateur physique de basket-ball, université du Texas

À QUOI PEUT-ON S'ATTENDRE ?

Le principe de surcharge induit le fait de repousser constamment ses limites. Mais le corps humain est une « machine » très adaptable à l'apprentissage et à l'effort.

2

LA SCIENCE À L'APPUI DE L'ENDURANCE-FORCE

« Dans l'univers du fitness, on compare souvent les différences physiques entre coureurs de fond et sprinteurs. Les coureurs de fond font peu de musculation, les sprinteurs ont tendance à en faire beaucoup plus.
Les coureurs de fond courent principalement de longues distances en aérobie à vitesse constante, tandis que les sprinteurs se limitent à de courtes distances ou du fractionné à haute intensité. »

C'EST AU FRUIT QUE L'ON JUGE L'ARBRE

Selon mon ami Mike Boyle, le grand public des salles de sport ignorerait les bénéfices de l'entraînement fractionné en raison de sa sensibilité à l'action des médias qui vantent les mérites des vélos elliptiques, des tapis de course et autres machines et programmes traditionnels d'endurance pour obtenir facilement des résultats rapides.

Les études dénoncent pourtant de façon unanime la moindre efficacité de ces méthodes par rapport au temps passé, à la perte de graisses ou à l'amélioration de la condition physique.

La recherche scientifique est la meilleure amie du sportif en ce qu'elle démontre en quoi un mode d'entraînement est moins efficace qu'un autre et explique pourquoi.

Une étude, réalisée à l'East Tennessee State University en 2001, portait sur deux groupes de femmes obèses.

Le premier groupe a suivi un entraînement d'endurance à allure constante trois fois par semaine pendant 8 semaines.

Le second groupe a suivi un programme fractionné de haute intensité à la même fréquence que le premier, les deux groupes s'entraînant dans le but de brûler 300 calories.

Bilan : seul le groupe en fractionné a constaté une accélération de son métabolisme corporel, celui-ci restant élevé durant plus de 24 heures.

Le groupe en endurance pure n'a constaté aucune augmentation de son métabolisme de base.

Raison n° 1 pour ne pas faire de sport : le manque de temps

La raison principale invoquée par les personnes qui ne font pas de sport est le manque de temps.

Martin Gibala, professeur d'activités physiques adaptées à l'université McMaster au Canada, a comparé les performances de deux groupes de sportifs.

Le premier groupe enchaînant quatre à six sprints à vitesse maximale durant 30 secondes, séparés par quatre minutes de repos.

Le second groupe pédalant de 90 à 120 minutes à vitesse constante modérée.

Gibala n'a constaté aucune différence de performances entre les deux groupes.

Le groupe de fractionné a travaillé 2,5 heures, contre 10,5 heures pour le groupe d'endurance linéaire.

Le premier groupe n'a vraiment couru que 2 à 3 minutes par séance, le second de 90 à 120 minutes, le reste du temps n'étant que de la récupération.

> « Il est désormais établi, dans le monde scientifique, que la musculation et l'entraînement fractionné produisent tous deux de meilleurs résultats que l'entraînement en aérobie pour la condition physique et la perte de poids. »
>
> *Alwyn Cosgrove, expert mondial en préparation physique*

Ces résultats sont dus au phénomène cité plus haut : la post-combustion. Nous précisons cependant que de tels résultats ne sont constatés que chez des sportifs d'un niveau assez élevé, voire professionnel.

Étant établie la possibilité de brûler autant, sinon plus de calories, en moins de temps, l'argument du manque de temps n'a aucune valeur dans le cadre d'un entraînement fractionné.

IL NE FAUT PAS NÉGLIGER POUR AUTANT SA CAPACITÉ AÉROBIE.

La filière aérobie est importante.

En 2006, lors d'une étude fondatrice qui a duré six semaines, le professeur Tabata et ses collègues ont comparé l'évolution des capacités aérobie et anaérobie entre deux groupes, le premier s'entraînant en allure constante et le second en fractionné de haute intensité. L'étude opposait ainsi le désormais célèbre protocole Tabata – 20 secondes à haute intensité alternant avec 10 secondes de repos – à des séances de 60 minutes sur un vélo de spinning.

Leurs conclusions : le groupe en allure constante qui s'était entraîné 300 minutes par semaine ne présentait aucune amélioration de sa capacité anaérobie et moins de 10 % de sa capacité aérobie.

Le groupe en fractionné, qui s'était entraîné moins de 20 minutes par semaine, affichait une amélioration de 28 % de sa capacité anaérobie et de 14 % de sa capacité *aérobie*.

Cette étude prouve que l'entraînement en endurance de la force renforce aussi la capacité aérobie.

ENDURANCE ET PERTE DE POIDS

L'étude comparative la plus importante sur ce thème est probablement celle réalisée par Tremblay *et coll.* en 1994.

Les participants étaient séparés en deux groupes :

Après 20 semaines d'entraînement en endurance à allure constante, le premier groupe a brûlé 13 614 calories. En 15 semaines de fractionné, le second groupe a brûlé 28 661 calories.

En ramenant la dépense calorique au temps passé pour calculer le coût énergétique de l'entraînement, ils ont constaté que le groupe en fractionné avait perdu 900 % de graisse sous-cutanée de plus que le groupe en endurance.

CONCLUSION

Avoir connaissance de ces informations permet de mieux déterminer vos objectifs de perte de poids et de gain de forme pour obtenir deux fois plus de résultats en deux fois moins de temps.

LES MÉTHODES D'ENTRAÎNEMENT EN ENDURANCE-FORCE

L'entraînement en endurance-force n'est jamais lassant !
On peut le pratiquer pendant des semaines sans avoir à faire deux fois le même exercice cardiovasculaire. Sur le plan psychologique, c'est extrêmement efficace contre l'ennui et l'épuisement. Sur le plan physiologique, c'est idéal pour obliger le corps à s'adapter en permanence et ne pas tomber dans la routine. Chaque séance apporte de la nouveauté.
Ce n'est là qu'un avantage parmi d'autres.

AJOUTEZ DE LA FONTE AUX SÉANCES D'ENDURANCE

Une technique très efficace consiste à intégrer des poids dans des exercices à répétition ou chronométrés.

Il convient donc de choisir une charge que vous pouvez manipuler pendant des périodes relativement longues.

Des chapitres présentant les programmes et les exercices leur sont consacrés plus loin.

Première méthode : les combinaisons d'exercices

Les combinaisons consistent à réaliser au moins deux exercices en alternance.

Par exemple : squat barre frontale, développé militaire et descente-tirage.

Enchaîner 5 à 10 répétitions de chaque exercice sans marquer d'arrêt.

Les mouvements se succèdent assez rapidement pour provoquer un bouleversement du métabolisme.

Deuxième méthode : *l'entraînement d'intensité maximale*

Cela consiste à choisir cinq exercices associés une charge avec laquelle vous pouvez faire environ 10 à 12 répétitions maximales (RM) et à enchaîner 8 répétitions de chaque exercice, l'un après l'autre, sans vous arrêter pendant une durée déterminée, tout en conservant le même rythme.

Troisième méthode chronométrée : *les circuits fractionnés*

Alterner 30 secondes de travail et 30 secondes de repos. Pour ces séries, les charges sont générale-

« En entraînement fractionné ou en circuit, il est plus facile et efficace de multiplier les séances courtes plutôt que d'en faire une longue.
Ces séances peuvent être divisées en séries de répétitions destinées à accroître l'intensité des efforts.
En y intégrant des étirements, du *core training*, des exercices avec des rouleaux en mousse ou d'autres mouvements moins difficiles, les séances d'entraînement fractionné ou de circuit de haute intensité seront encore plus efficaces. Ces exercices plus faciles sont trop souvent négligés malgré leur importance fondamentale pour corriger d'éventuelles fautes techniques et faciliter la récupération. »

Robb Rogers, coordinateur de musculation et conditionnement tactiques, NSCA

ment inférieures à l'entraînement d'intensité maximale, l'objectif étant d'être rapide et de réussir le maximum de répétitions en un laps de temps donné.

> « Si le fractionné est une incontestable méthode d'amélioration de l'endurance et de l'entretien physique, l'erreur la plus fréquente est de ne pas choisir la bonne intensité.
> Pour parvenir aux résultats ciblés avec un entraînement fractionné, vous devez exécuter des mouvements rapides de haute intensité judicieusement programmés.
> N'essayez pas de trop ralentir la cadence des mouvements et ne choisissez pas d'exercices qui vous permettent de faire une pause entre les mouvements. Ils doivent s'enchaîner de façon fluide.
> Allez-y à fond et optez pour des exercices tels que : sprints, burpees, cordes ondulatoires, portage de sac de sable et des exercices avec élastiques pour le haut du corps. »
>
> *Josh Henkin*

Quatrième méthode chronométrée : le *24s*

Effectuer en un temps record un circuit de quatre exercices, tels que squats, squats sautés, fentes et fentes sautées en effectuant 24 répétitions de chaque. Plus on progresse, plus le temps s'améliore.

Noter que se lancer d'emblée dans le *24s* n'est pas pour les débutants !

ENTRAÎNEMENT « À L'ANCIENNE »

Grâce aux recherches effectuées dans le cadre du protocole Tabata, nous savons qu'exécuter des exercices avec un repos négatif (c'est-à-dire des périodes de récupération plus courtes que les périodes de travail) est particulièrement difficile.

En raison de l'intensité de ces exercices, il est généralement recommandé de les réaliser uniquement avec le poids du corps. En cas d'utilisation de lest, il vaut mieux que ce soit une charge assez légère, comme un medicine ball ou un petit kettlebell, qui permettra de réaliser les répétitions le plus vite possible et d'aller au bout des séries.

> « Diversifier les exercices d'entraînement physique par du fractionné, des circuits de musculation ou encore du tirage de traîneau améliore ces qualités physiques : vitesse, puissance, mobilité, capacité de travail. Un programme d'entraînement bien élaboré contribue à l'amélioration continue des performances pour un niveau supérieur. »
>
> *Daniel Martinez, coach de musculation et préparateur physique*

Travailler avec le poids du corps est très efficace pour stimuler le métabolisme.

Le mieux est de choisir des mouvements traditionnels de gymnastique « à l'ancienne » : burpees, fentes sautées, pompes claquées, jumping jacks, escalade au sol, etc.

Pourquoi ? Parce que ces mouvements de base sont aussi efficaces qu'indémodables !

La méthodologie idéale : si vous effectuez ces exercices en fractionné avec 20 secondes de travail et 10 secondes de repos, il vous sera difficile de supporter plus que le poids de votre corps à un rythme soutenu.

La période de récupération étant plus longue qu'en Tabata, le 30/30 conviendra mieux à des exercices avec charges externes.

ENTRAÎNEMENT ET RYTHME CARDIAQUE

Il est généralement beaucoup plus simple d'élaborer un entraînement sur des périodes de repos chronométrées.

Les intervalles basés sur la fréquence cardiaque se fondent sur la capacité de récupération.

Exemple : effectuer 10 séries de 20 burpees et observer le pouls en ayant décidé, par exemple, de démarrer la série suivante quand le cœur est redescendu à 110 pulsations par minute.

Le temps nécessaire pour que le corps récupère et atteigne cette fréquence varie selon les séries, les exercices, les jours et les individus, tant chez les athlètes confirmés que pour le grand public, ce type d'entraînement étant efficace pour tous.

Précision importante : dans le grand public, pour les débutants ou les personnes en petite forme, la récupération peut prendre jusqu'à 5 minutes.

Un chapitre de ce livre est consacré à l'entraînement basé sur la fréquence cardiaque pour les lecteurs qui s'y intéressent.

C'EST AUSSI SIMPLE QUE CELA

En entraînement d'endurance-force, la méthode la plus simple et efficace pour stimuler le métabolisme est le sprint.

Plusieurs variantes de sprint : fractionné, linéaire, avec changements de direction, avec accélérations fulgurantes en fin de course, peuvent être intégrées à vos entraînements.

Les options sont aussi innombrables que l'efficacité garantie.

Les nuances du Cardio-Strengh se divisent en deux groupes :

- L'endurance de la force de base d'un individu est son aptitude à fournir de façon prolongée un effort musculaire peu ou moyennement intense (avec son seul poids de corps ou avec des charges légères aux alentours de 25 à 35 % de sa force maximale).
- La force en endurance est la capacité à fournir un effort musculaire intense ou très intense (poids de corps ou charges additionnelles à minimum 60-65 % de sa force maximale) le plus longtemps possible.

On parle de filière énergétique pour traduire la puissance maximale aérobie.

4 PRÉPAREZ VOTRE CORPS À L'ENTRAÎNEMENT D'ENDURANCE-FORCE

Les méthodes les plus efficaces passent par des mouvements courts et simples. Inutile de monter sur un tapis de course pendant 15 minutes avant d'effectuer une séance Tabata de 4 minutes.

ÉCHAUFFEMENT CARDIO-VASCULAIRE

Le but du processus d'échauffement est d'augmenter la température corporelle afin d'améliorer la capacité des muscles à être étirés et sollicités selon différents mouvements. Un échauffement de plus de 5 minutes est inutile, puisque la combinaison d'exercices qui suit continuera d'augmenter le rythme cardiaque et la température corporelle.

Pour l'échauffement cardio-vasculaire : environ 5 minutes de jogging sur un tapis, de saut à la corde à rythme modéré ou de jumping jacks suffisent.

COMBINAISONS DE SOULEVÉS POUR L'ÉCHAUFFEMENT TECHNIQUE

Voici trois types de combinaisons : l'échauffement à la barre libre, aux haltères et au poids du corps.

Effectuer cinq répétitions de chaque mouvement, en les enchaînant sans marquer la moindre pause.

Pour les combinaisons à la barre, il est inutile d'ajouter des disques.

Aux haltères, n'utilisez pas plus de 10 kg.

La combinaison avec le poids du corps est idéale pour les jours où vous ne pouvez vous rendre à la salle de musculation.

N'y ajoutez aucune charge externe (gilet lesté, medicine ball) : votre masse corporelle est suffisante.

PRÉPAREZ VOS GENOUX

Une méthode simple et efficace pour fluidifier les genoux consiste à descendre et monter lentement en position de squat en se tenant à un objet stable. En bas, pieds à plat et hanches abaissées au niveau des chevilles, effectuer des mouvements circulaires avec le bassin avant de remonter.

L'ENDURANCE-FORCE APRÈS LES SOULEVÉS

Le choix de procéder dans cet ordre ne rend pas nécessaire de s'échauffer davantage, le corps étant prêt à réaliser ces exercices.

COMBINAISONS D'ÉCHAUFFEMENT

BARRE LIBRE	HALTÈRES	POIDS DU CORPS
Enroulement d'épaules sauté	Tirage vertical	Fentes alternées
Épaulé en puissance	Arraché avec élévation	Squats sautés
Développé frontal épaules	Squat-développé épaules	Burpees
Squat barre frontale	Tirage alterné buste penché	Pompes
Descente-tirage	Pompes	Escalade au sol
Soulevé de terre roumain	Tirage d'un bras en position de pompes	Fentes latérales

ÉCHAUFFEMENT AU SPRINT ET AGILITÉ

Avant un entraînement en fractionné, que ce soit en course ou en musculation, vos muscles, échauffés et détendus, doivent être prêts pour les exercices explosifs qui vont suivre.

Voici une liste d'échauffements dynamiques destinés à augmenter la température du corps tout en vous préparant à une séance de sprints de haute intensité.

Exécutez chaque mouvement sur 10 à 20 mètres dans l'ordre indiqué puis dans l'ordre inverse (2 répétitions de chaque).

RÉCUPÉRATION

Attendez-vous à une fatigue intense.

Pour une récupération optimale, évitez de vous arrêter soudainement à la fin d'une séance ou d'une série. Continuez à bouger, restez debout pour favoriser la circulation du sang dans le corps.

Cela aidera votre pouls monté très haut à revenir progressivement à un rythme plus lent au cours des minutes qui suivent. Pour cela, l'idéal est de marcher ou de courir à allure lente pendant 5 à 10 minutes.

Si vous cherchez à sécher, le moment est d'autant mieux choisi que vous sortez d'un entraînement particulièrement stimulant pour le métabolisme. Une course à pied facile et régulière de 10 à 15 minutes, ou marcher à allure soutenue convient.

ÉCHAUFFEMENT DYNAMIQUE

EXERCICE	RÉPÉTITIONS X DISTANCE
Montées de genoux	2 x 15 mètres
Balancements de jambes	2 x 10 mètres
Carioca	2 x 15 mètres
Fentes d'Atlas	2 x 10 mètres
Fentes latérales à 180°	2 x 10 mètres
Fentes de Spiderman	2 x 10 mètres
Accélérations aux 3/4 de la course	2 x 20 mètres

Combinaisons d'échauffement à la barre libre

Effectuez 5 répétitions de chaque mouvement avant de passer au suivant sans marquer de pause. Vous garderez la barre entre les mains tout au long de la combinaison.

ENROULEMENT D'ÉPAULES SAUTÉ

Tenir la barre en pronation, pouces à l'intérieur, les mains écartées à la largeur des épaules.

Faire descendre la barre le long des cuisses jusqu'aux genoux en reculant le bassin et en avançant le buste, sans voûter le dos : posture tonique. Redresser vivement le buste et sauter aussi haut que possible en haussant les épaules. Reposer les pieds à plat en pliant genoux et hanches pour amortir la réception au sol.

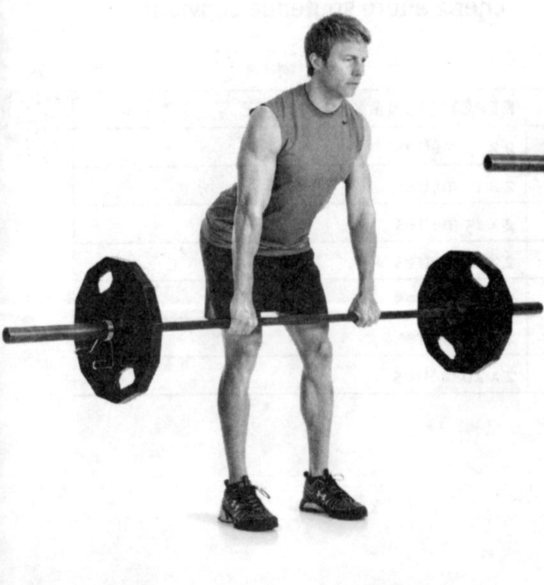

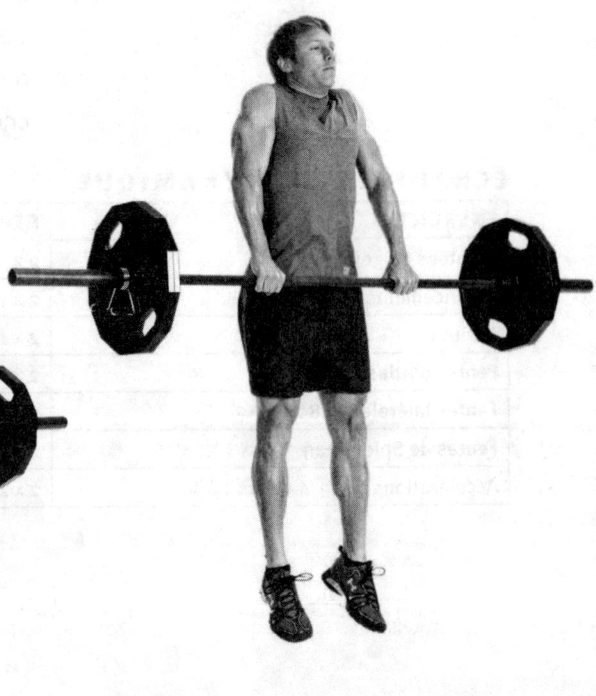

ÉPAULÉ SIMPLE OU *POWER CLEAN*

Même position de départ que pour l'exercice précédent. En un mouvement rapide, fléchir les bras pour amener la charge au niveau des épaules, faire passer les coudes sous la barre et la stabiliser juste au-dessous le menton, genoux et hanches légèrement fléchis, buste un peu en avant, abdominaux gainés.

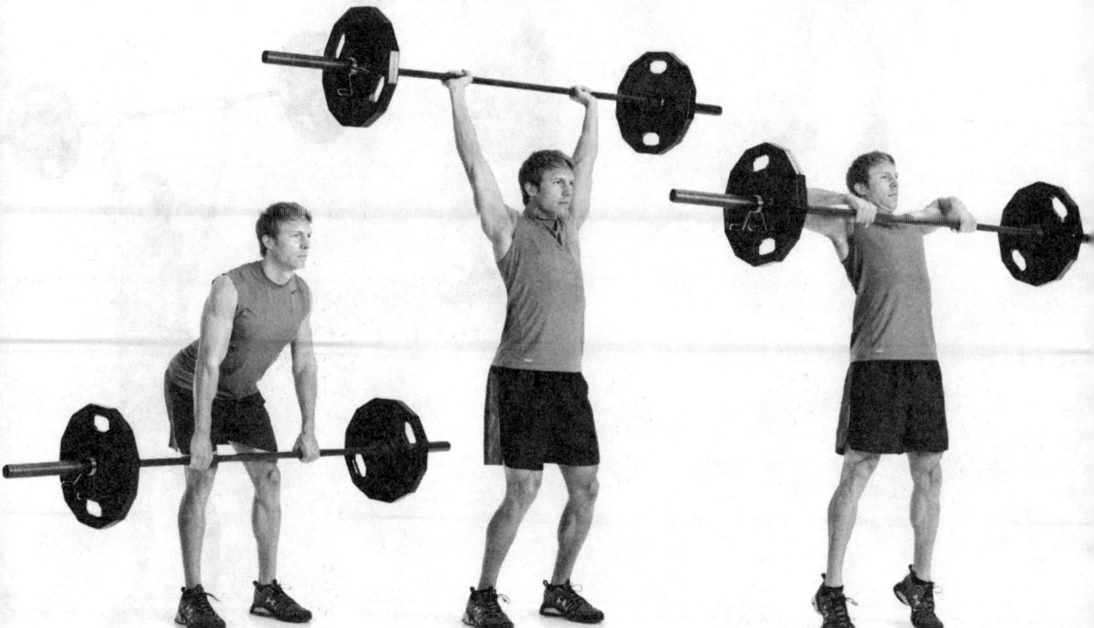

Combinaisons d'échauffement à la barre libre

DÉVELOPPÉ FRONTAL ÉPAULES OU DÉVELOPPÉ MILITAIRE

Les mains en pronation, écartées à la largeur des épaules, la barre au niveau du menton, genoux légèrement fléchis. Donner une impulsion avec les jambes et pousser la charge vers le haut en reculant un peu le menton. Freiner la descente en coordonnant la flexion des coudes et des genoux.

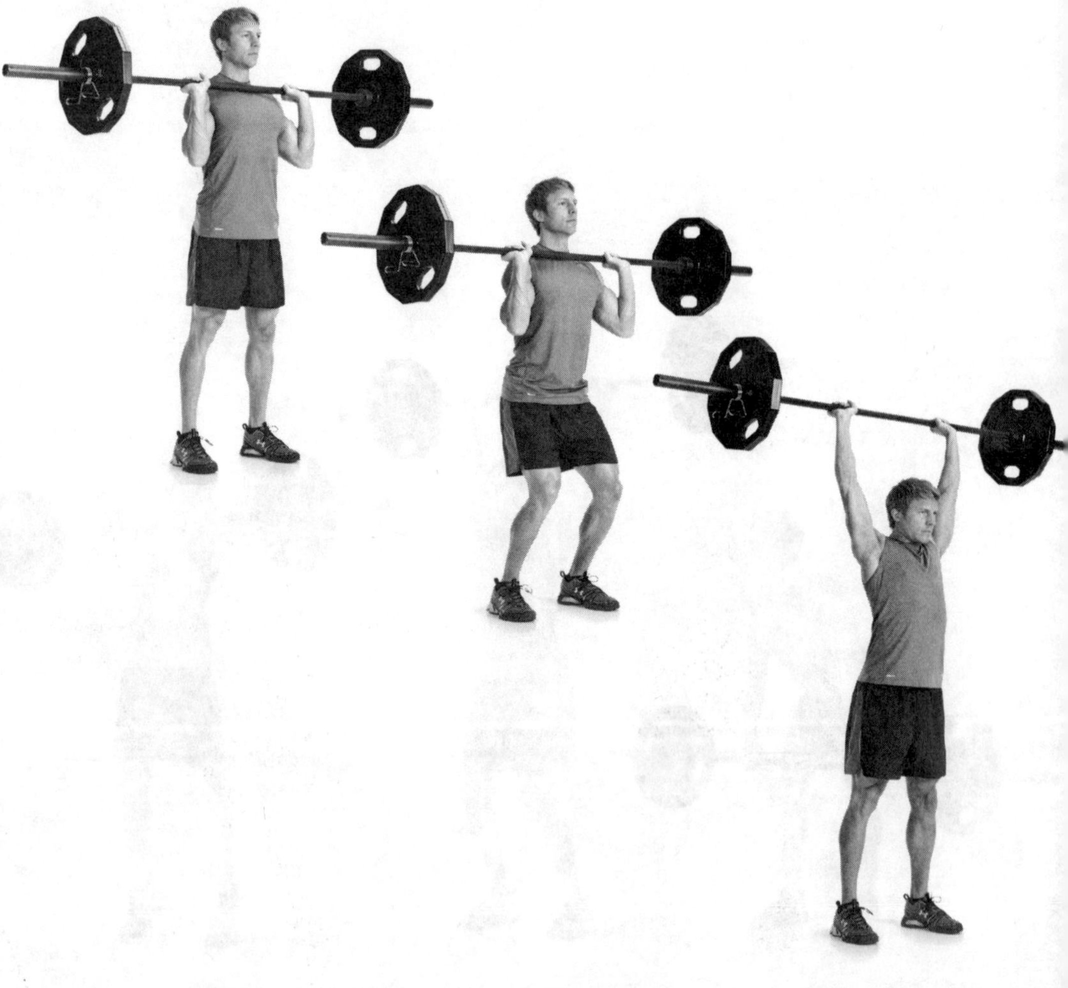

SQUAT BARRE FRONTALE

Barre tenue à pleines mains, à la hauteur des épaules, coudes vers l'avant, dos droit, jambes écartées à la largeur des hanches, descendre en squat en conservant les pieds posés à plat et remonter sans verrouiller les genoux.

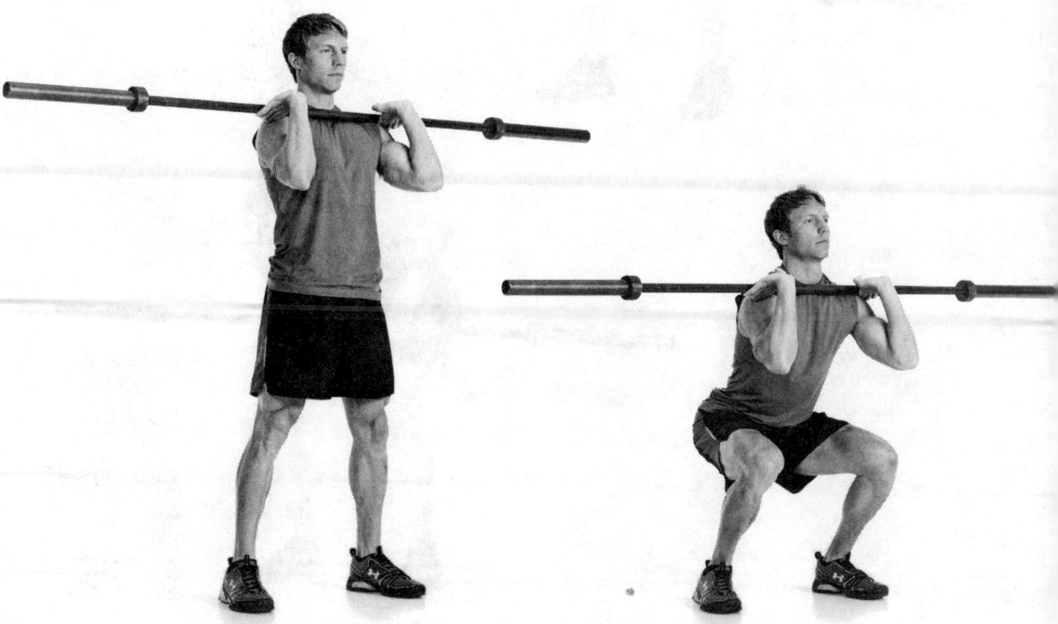

Combinaisons d'échauffement à la barre libre

DESCENTE-TIRAGE

Pieds à plat, dos droit, épaules basses, pencher le buste en avant sans voûter, les genoux légèrement fléchis et le bassin vers l'arrière. Gainer les abdominaux, tirer sur la barre pour l'amener en haut des cuisses au niveau des hanches, puis redéplier les bras et remonter le corps.

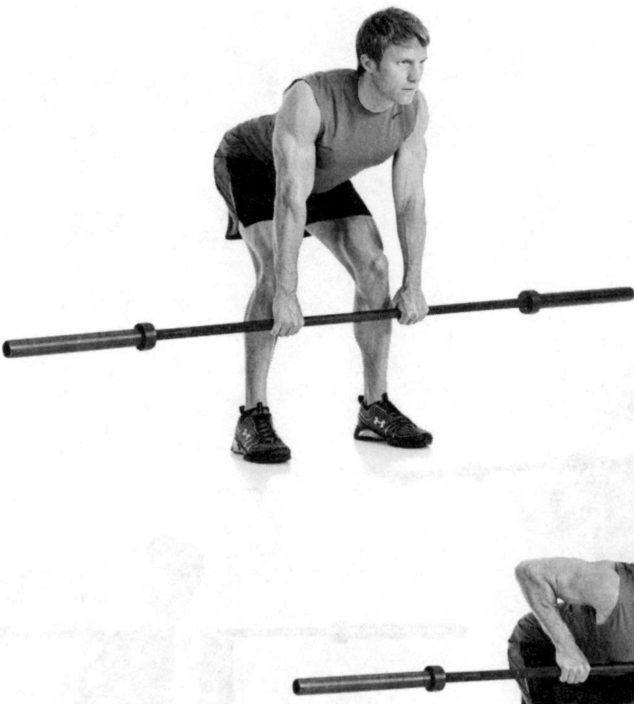

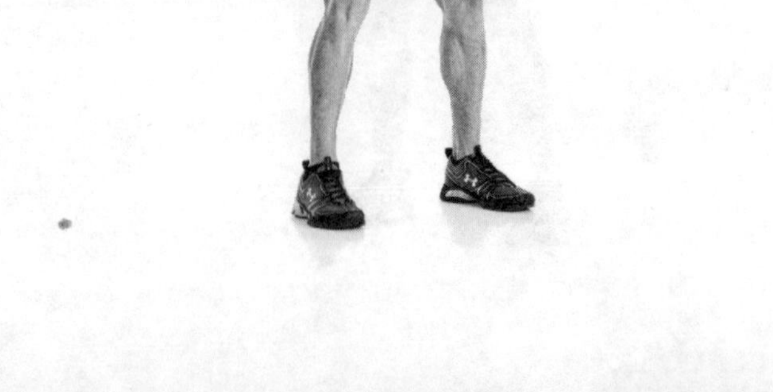

SOULEVÉ DE TERRE ROUMAIN OU SDT ROUMAIN

Corps droit et bras tendus, pencher le corps en avant sans voûter le dos pour descendre lentement la barre à mi-tibias en gardant les genoux légèrement fléchis et le bassin en arrière. Regardez vers l'avant et gardez le dos droit pendant tout le mouvement.

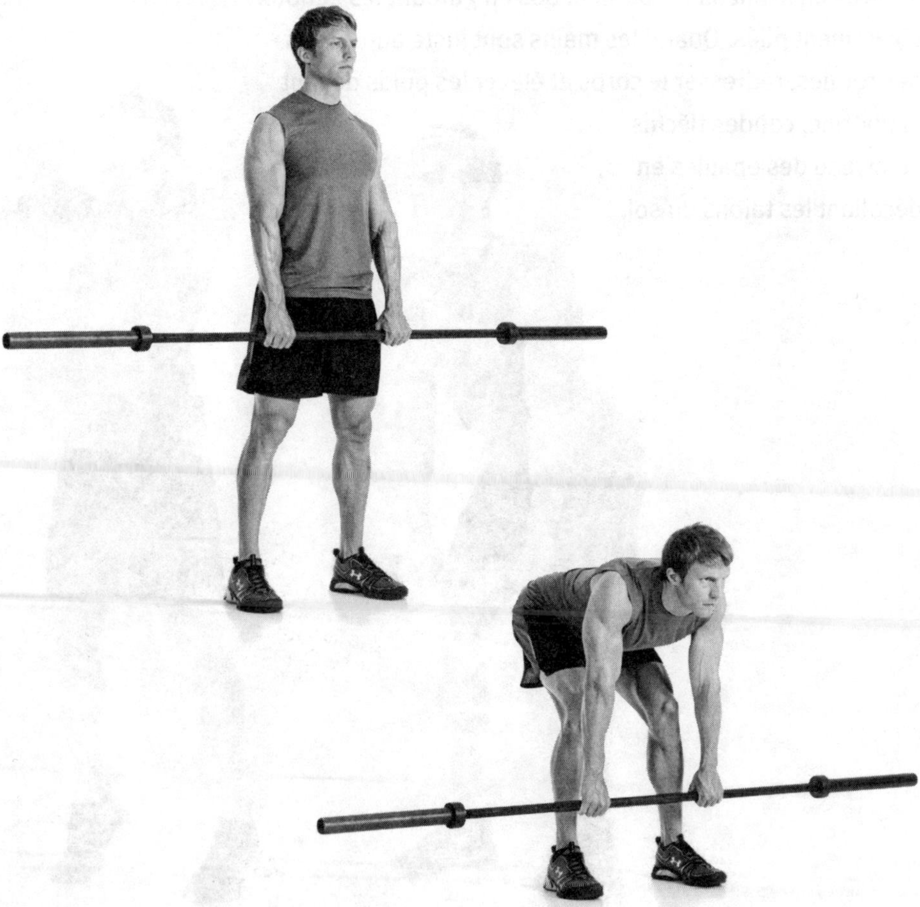

Combinaisons d'échauffement aux haltères

Effectuez 5 répétitions de chaque mouvement avant de passer au suivant sans marquer de pause. Vous garderez les haltères dans les mains tout au long de la combinaison.

TIRAGE VERTICAL LE LONG DU CORPS OU *ROWING HALTÈRES*

Buste droit, haltères tenues en pronation, bras tendus, pencher le corps en avant sans voûter le dos en gardant les genoux légèrement pliés. Quand les mains sont juste au-dessus des rotules, redresser le corps et élever les poids devant la poitrine, coudes fléchis au niveau des épaules en décollant les talons du sol.

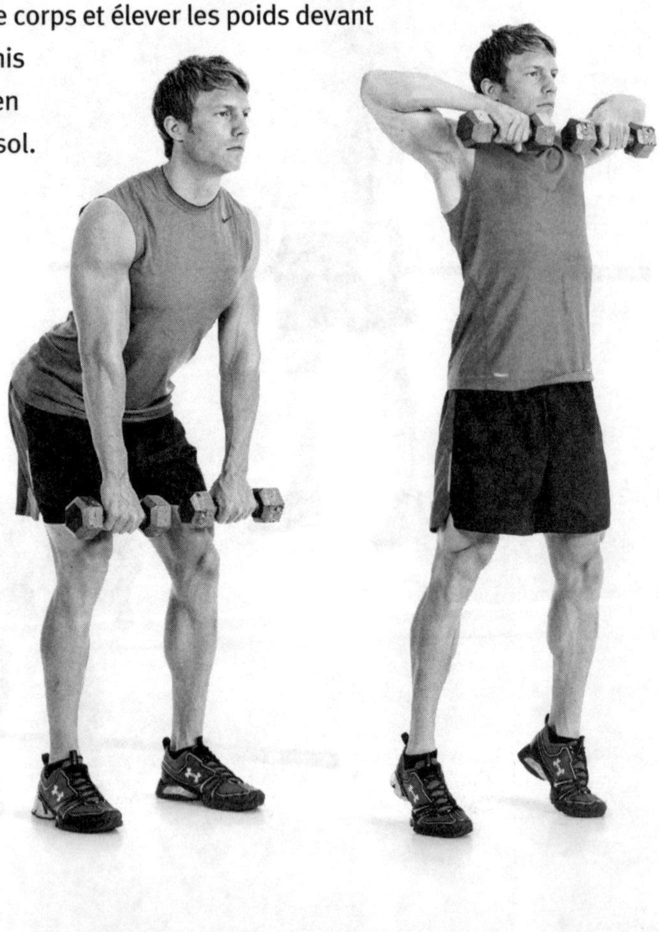

ÉPAULÉ-DÉVELOPPÉ

Même démarrage que pour l'exercice précédent, puis épauler les haltères en les plaçant à la hauteur du menton, avant-bras parallèles, coudes fléchis au-dessous des mains et soulever les poids au-dessus de la tête, bras tendus.

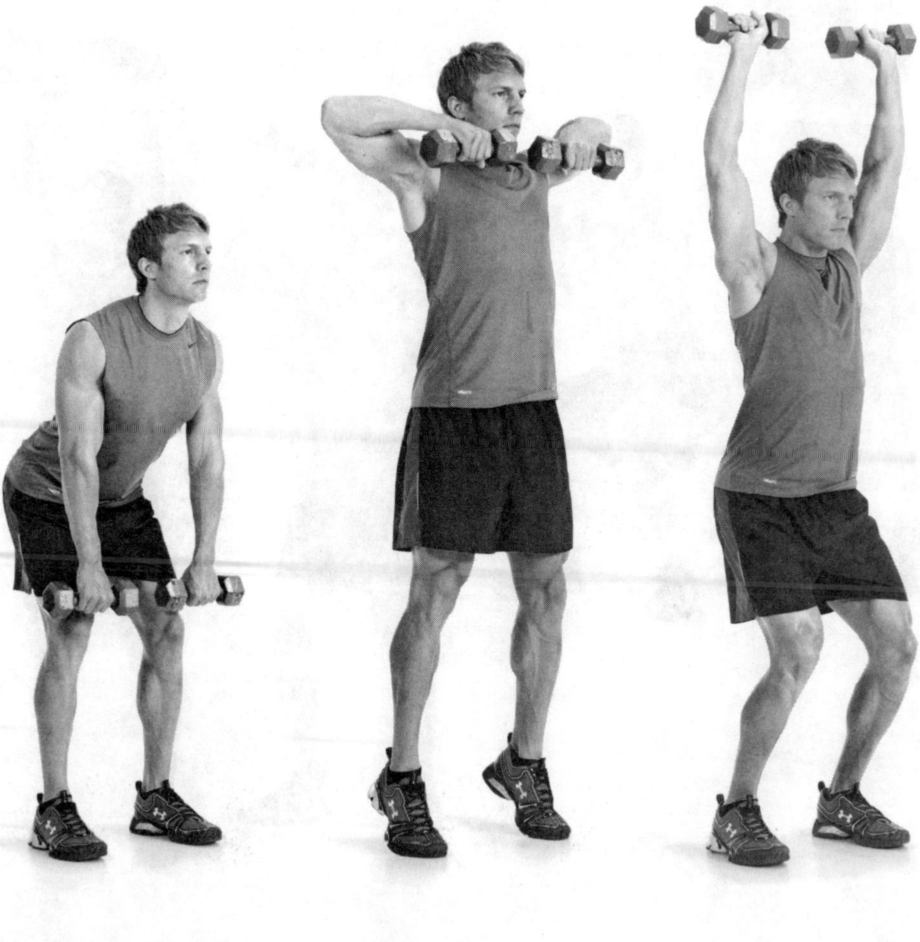

SQUAT-DÉVELOPPÉ ÉPAULES

Corps droit, les haltères au niveau des épaules, paumes de mains en vis-à-vis, descendre en squat genoux à 90°. En remontant vite, utiliser l'impulsion des jambes pour développer l'extension des bras et élever les haltères.

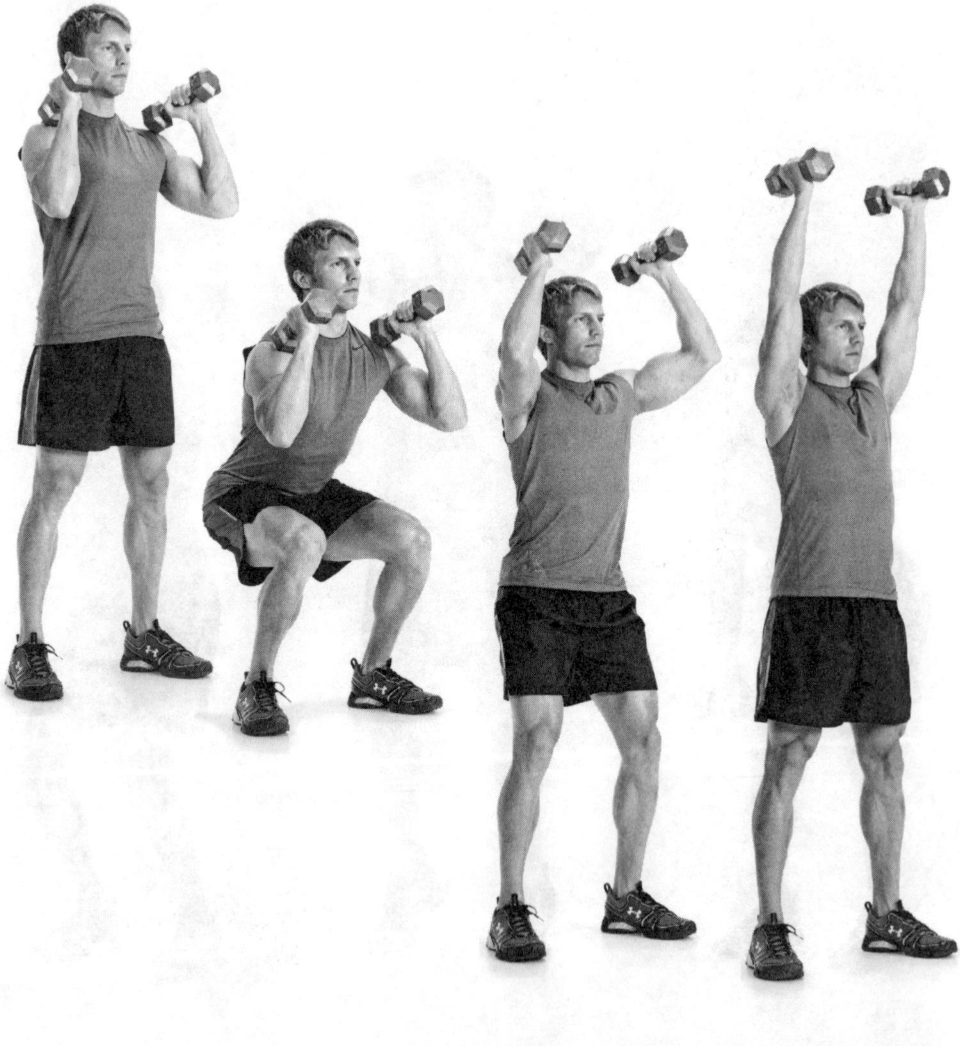

TIRAGE ALTERNÉ BUSTE PENCHÉ

Corps penché en avant en gardant le dos droit, bassin vers l'arrière, genoux légèrement fléchis, pieds à plat. Tractionner alternativement un bras après l'autre au niveau de la hanche en conservant un rythme régulier.

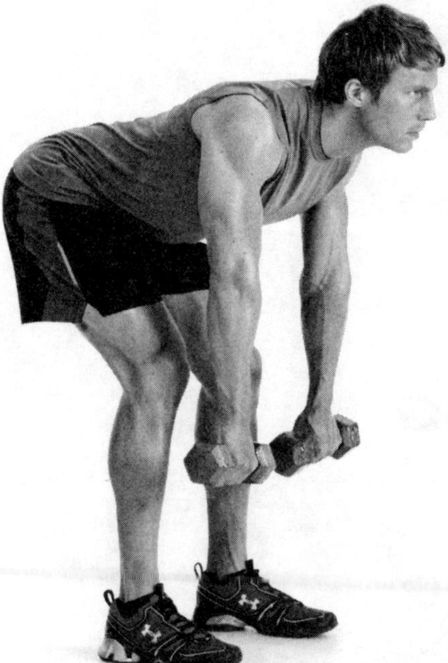

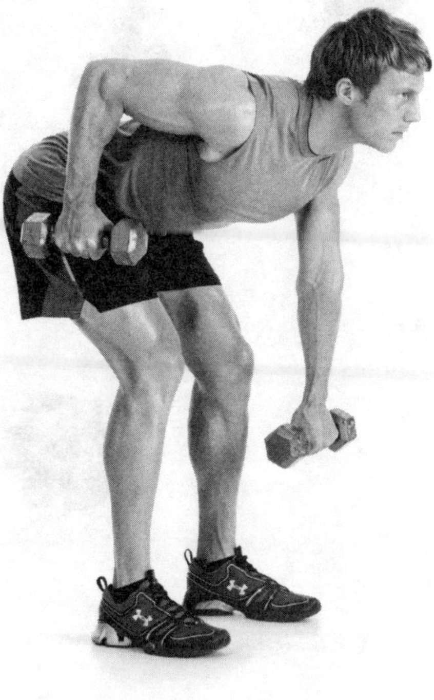

POMPES SUR HALTÈRES

Mains sur les haltères posés au sol, plier les coudes en profitant d'être légèrement surélevé pour descendre plus bas qu'en pompes classiques et remonter en soufflant.

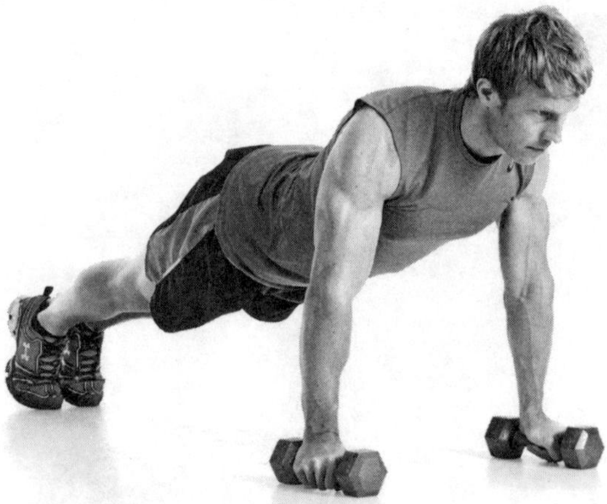

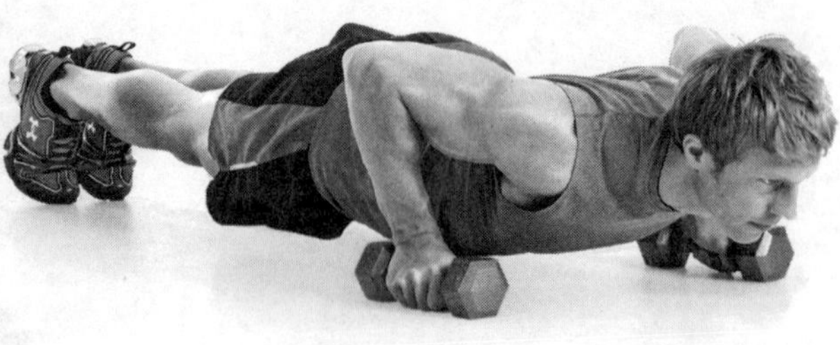

TIRAGE D'UN BRAS EN POSITION DE POMPES

En position de pompes avec haltères, gainer toute la musculature profonde et amener un bras tenant un haltère à hauteur de côtes en gardant le dos droit. Alterner un bras après l'autre en rythme.

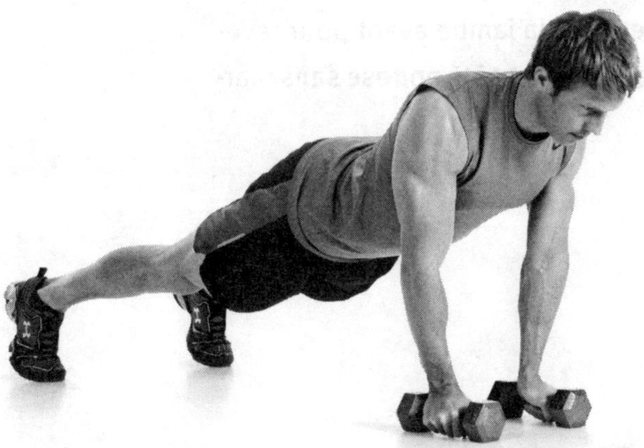

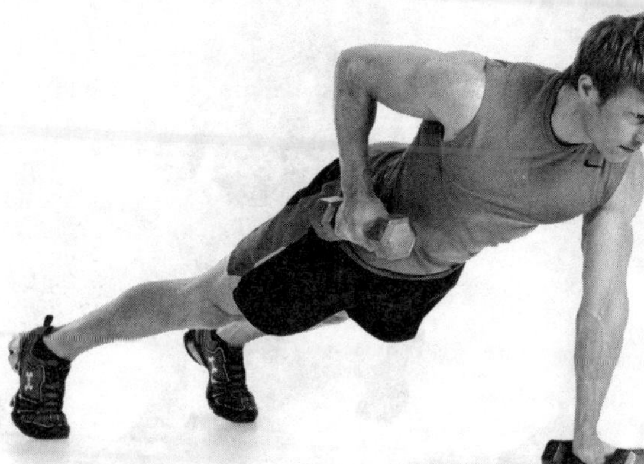

Combinaisons d'échauffement au poids du corps

Effectuez 5 répétitions de chacun des mouvements présentés avant de passer au suivant sans marquer de pause entre les mouvements.

FENTES ALTERNÉES AVANT

Les bras le long du corps, avancer une jambe tout en pliant les genoux avant et arrière à 90° maximum sans que le genou arrière touche le sol. Pousser avec la jambe avant pour revenir en position de départ et alterner du côté opposé sans marquer de pause.

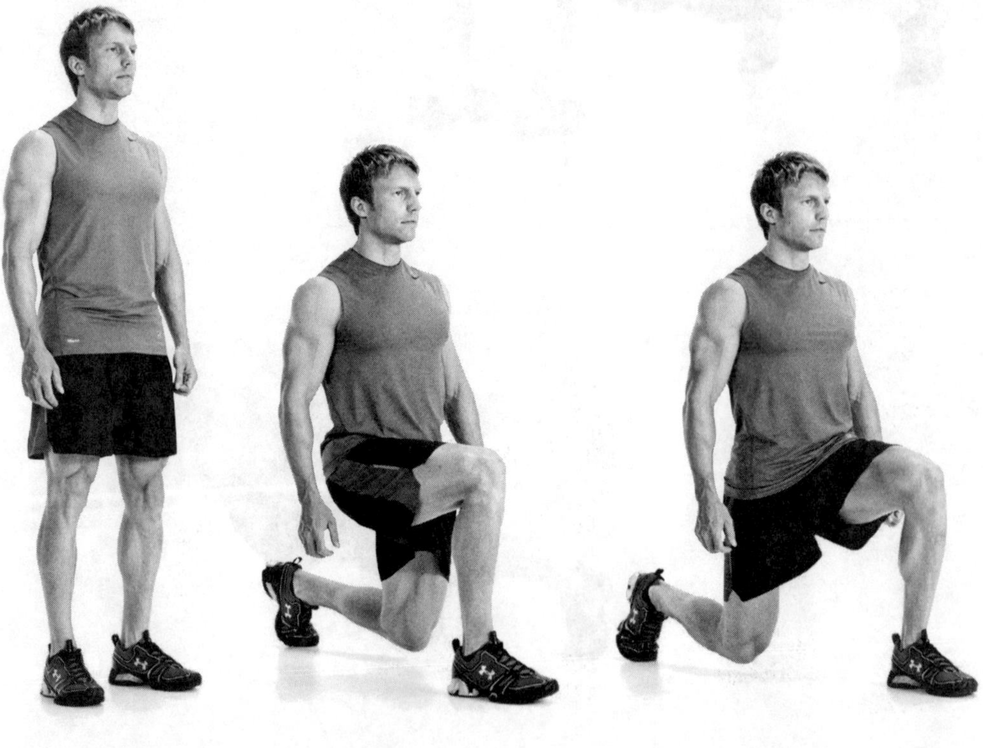

SQUATS SAUTÉS

Mains à hauteur d'oreilles et pieds légèrement plus écartés que la largeur des épaules, descendre en squat et sauter aussi haut que possible. Amortir la réception en pliant les genoux et en redescendant immédiatement en squat, sans marquer de pause.

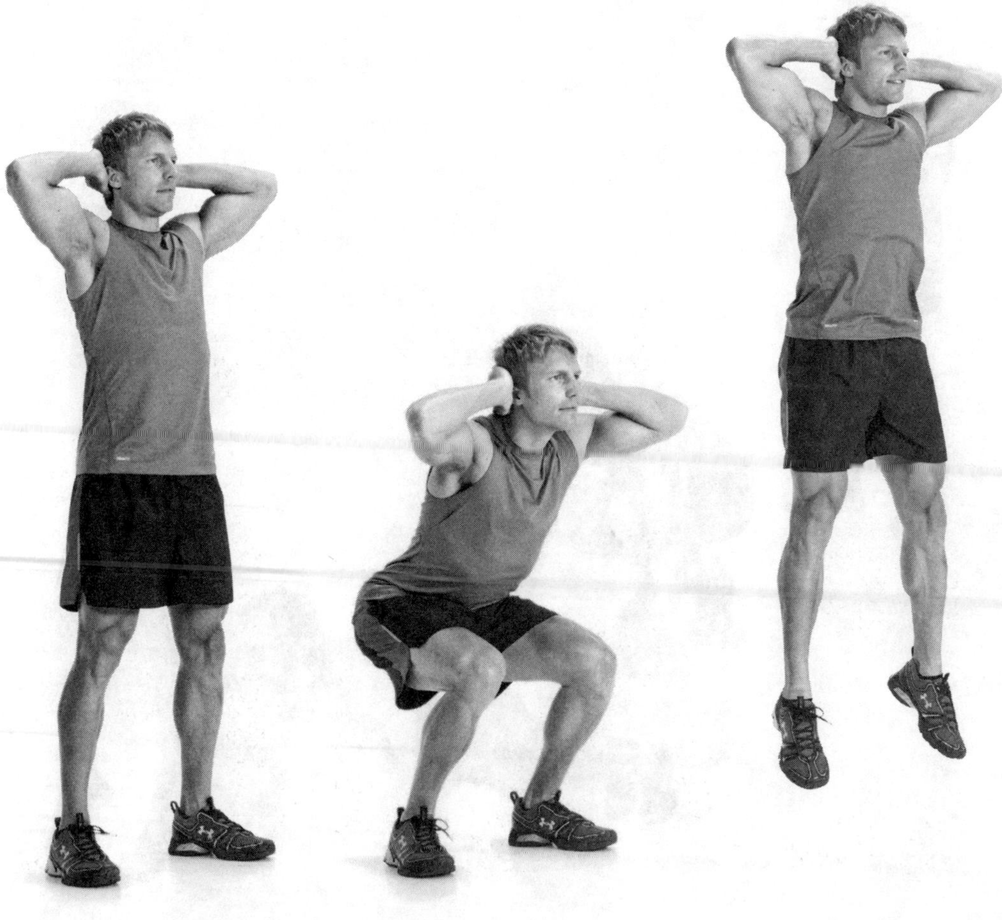

Combinaisons d'échauffement au poids du corps

BURPEES

À partir de la position debout, bras le long du corps, descendre accroupi, poser les mains au sol et pousser les jambes en arrière pour se placer en position de pompes. Ramener aussitôt les pieds vers les mains, se placer en squat et sauter pour revenir en station debout.

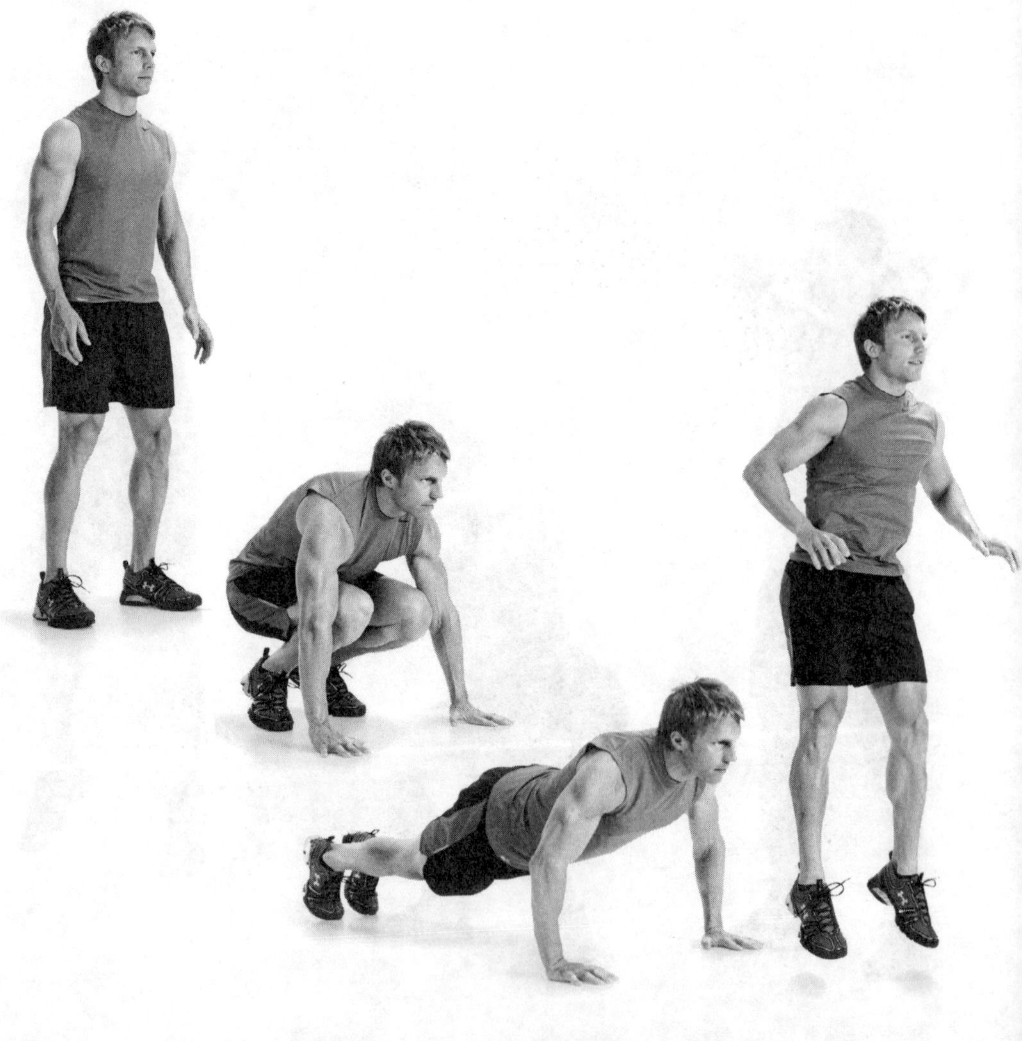

POMPES

Exécuter des pompes classiques : mains et pieds posés au sol, corps gainé, plier les coudes et descendre en inspirant, puis expirer en montant.

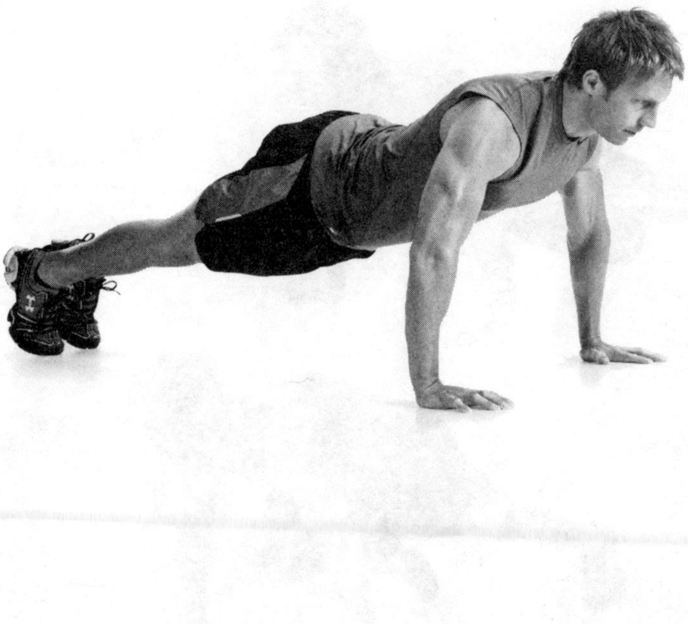

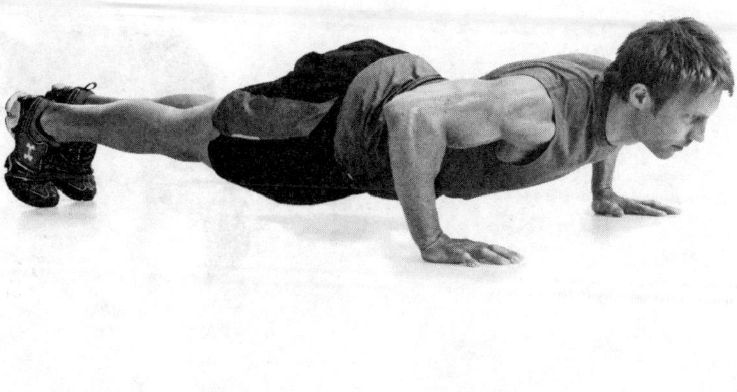

ESCALADE AU SOL (*MOUNTAIN CLIMBERS*)

À partir de la position de pompes, ramener un genou fléchi vers la poitrine de manière à se retrouver en appui sur 2 bras et 1 jambe. Alterner rapidement une jambe après l'autre de façon coordonnée et en gardant le rythme. Toujours conserver un pied au sol.

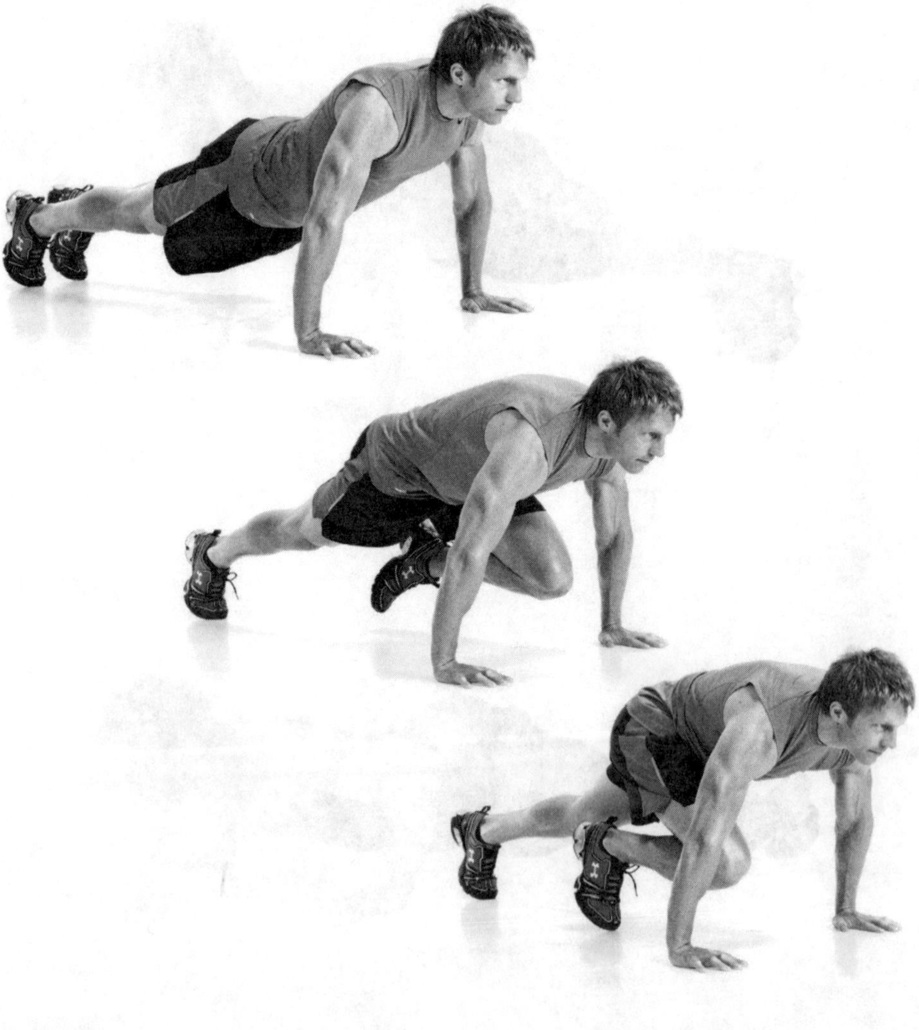

FENTES LATÉRALES

Départ debout, jambes écartées à la largeur du bassin, pointes de pieds légèrement tournées vers l'extérieur. En conservant les hanches équilibrées, écarter une jambe latéralement en pliant le genou pour déplacer le bassin du côté de la flexion. Le corps est légèrement en avant et les hanches en arrière du talon. Pousser avec la jambe fléchie pour remonter en position initiale et alterner du côté opposé.

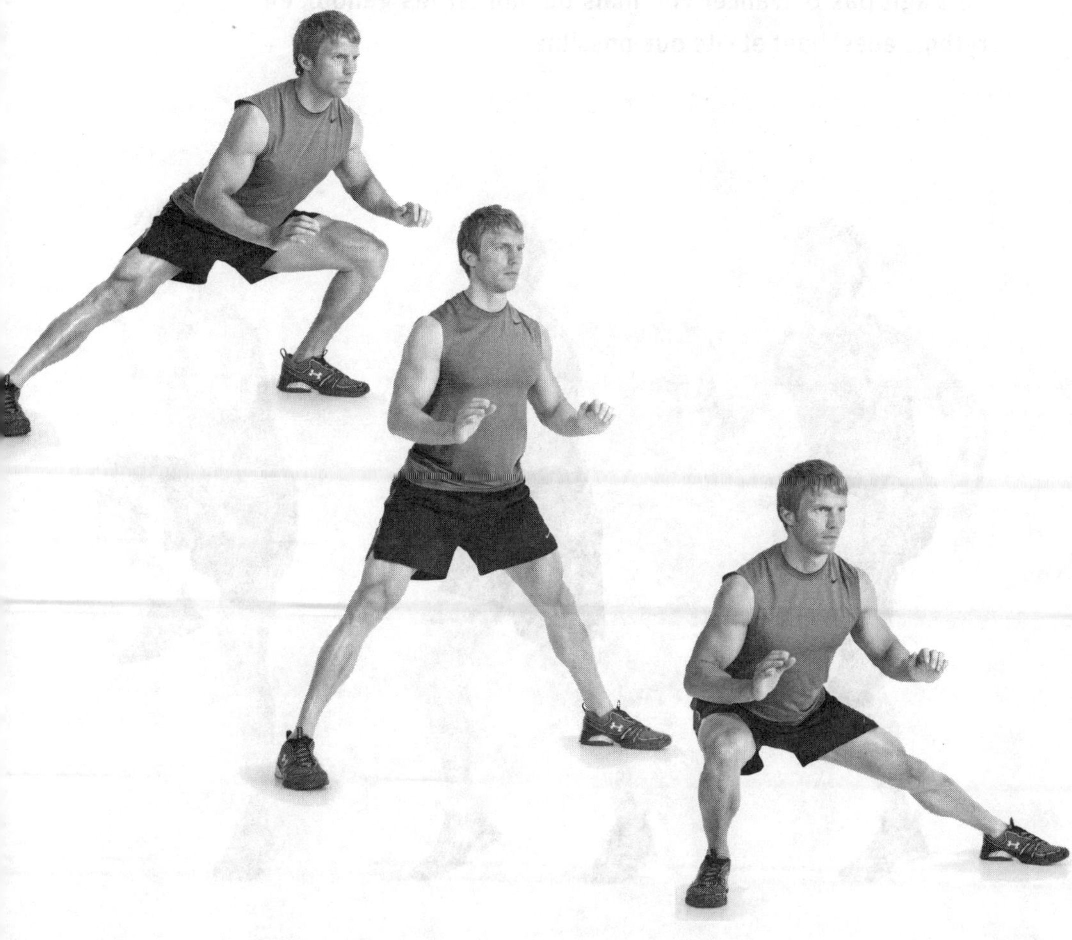

Échauffement dynamique

Effectuez 2 répétitions de chaque mouvement avant un entraînement d'endurance-force en plein air pour bien échauffer tout le corps.

MONTÉES DE GENOUX – 15 MÈTRES

Alterner la montée et la descente d'une jambe après l'autre. Il ne s'agit pas d'avancer vite mais de monter les genoux en rythme aussi haut et vite que possible.

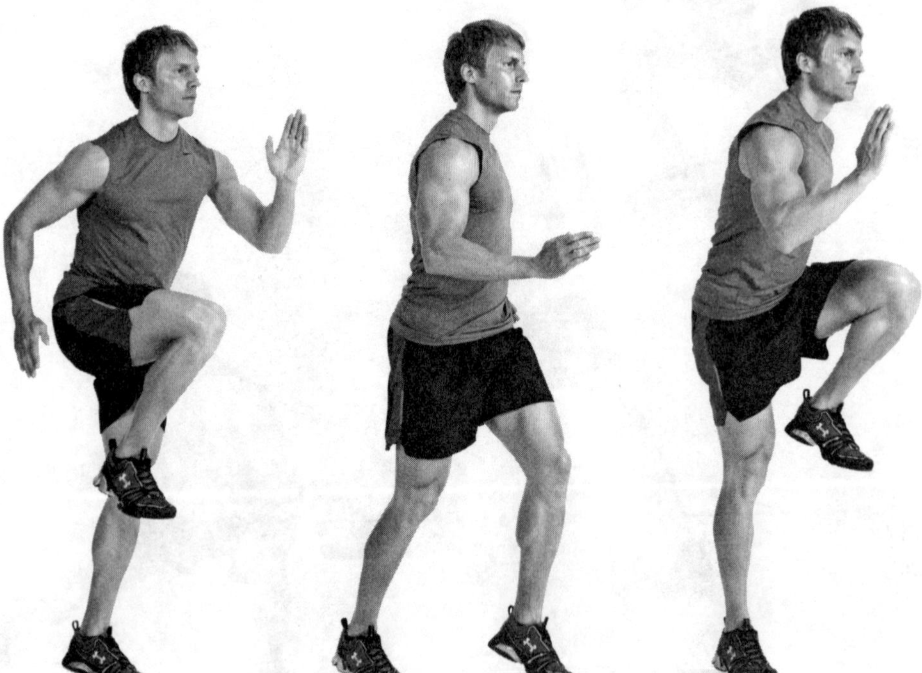

BALANCEMENTS DE JAMBES — 10 MÈTRES

En gardant le corps droit, marcher à grands pas en élevant une jambe tendue si possible à hauteur de poitrine en touchant la pointe du pied avec la main opposée. Reposer le pied en marquant un écart entre les jambes pour étirer les fléchisseurs de hanche.

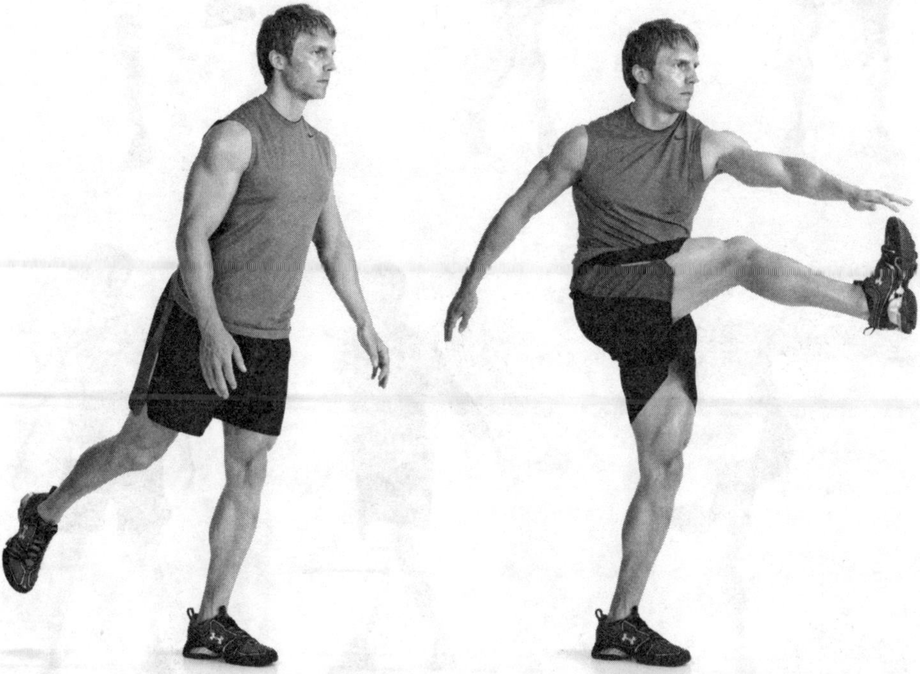

CARIOCA – 15 MÈTRES

Il s'agit de cariocas avec une légère variation. Croiser les jambes devant et derrière le corps en soulevant la jambe arrière aussi haut que possible pour la ramener devant comme pour enjamber le genou d'appui.

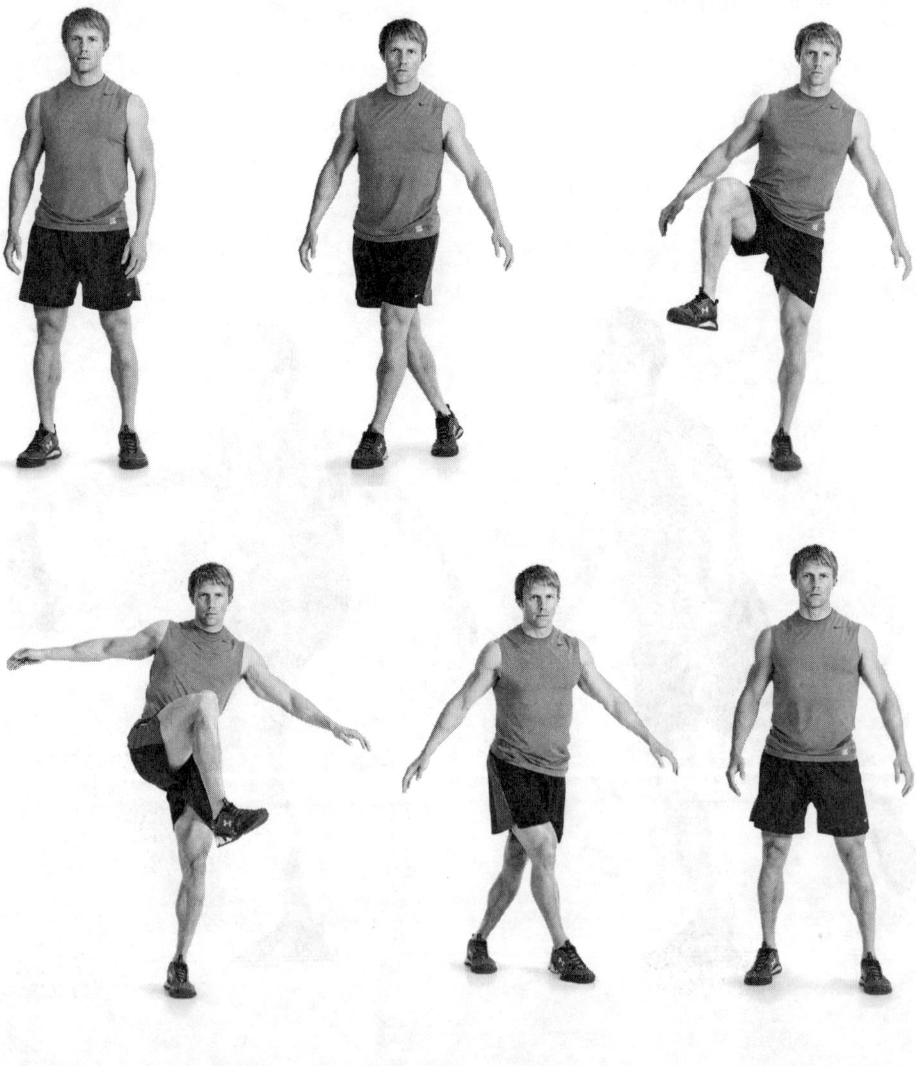

FENTES D'ATLAS – 10 MÈTRES

Départ debout, en gardant les bras tendus au-dessus de la tête. Marcher en fente avant tout en pivotant le buste du côté de la jambe avancée. Tout le côté opposé à la jambe avant est étiré lors du pivot du buste.

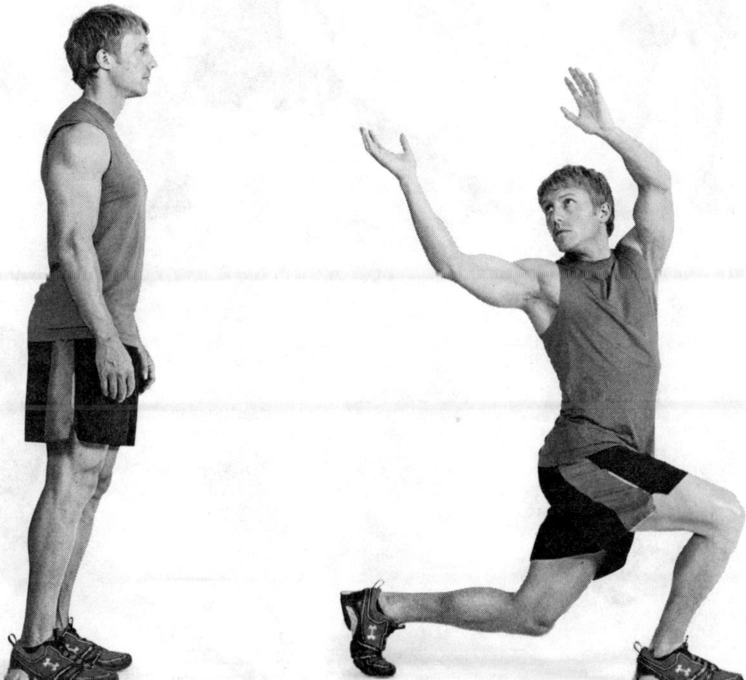

Échauffement dynamique

FENTES LATÉRALES À 180° — 10 MÈTRES

Départ debout, jambes parallèles. Descendre en fente en 3/4 arrière. Rapprocher les jambes, tourner à 180° et recommencer du côté opposé.

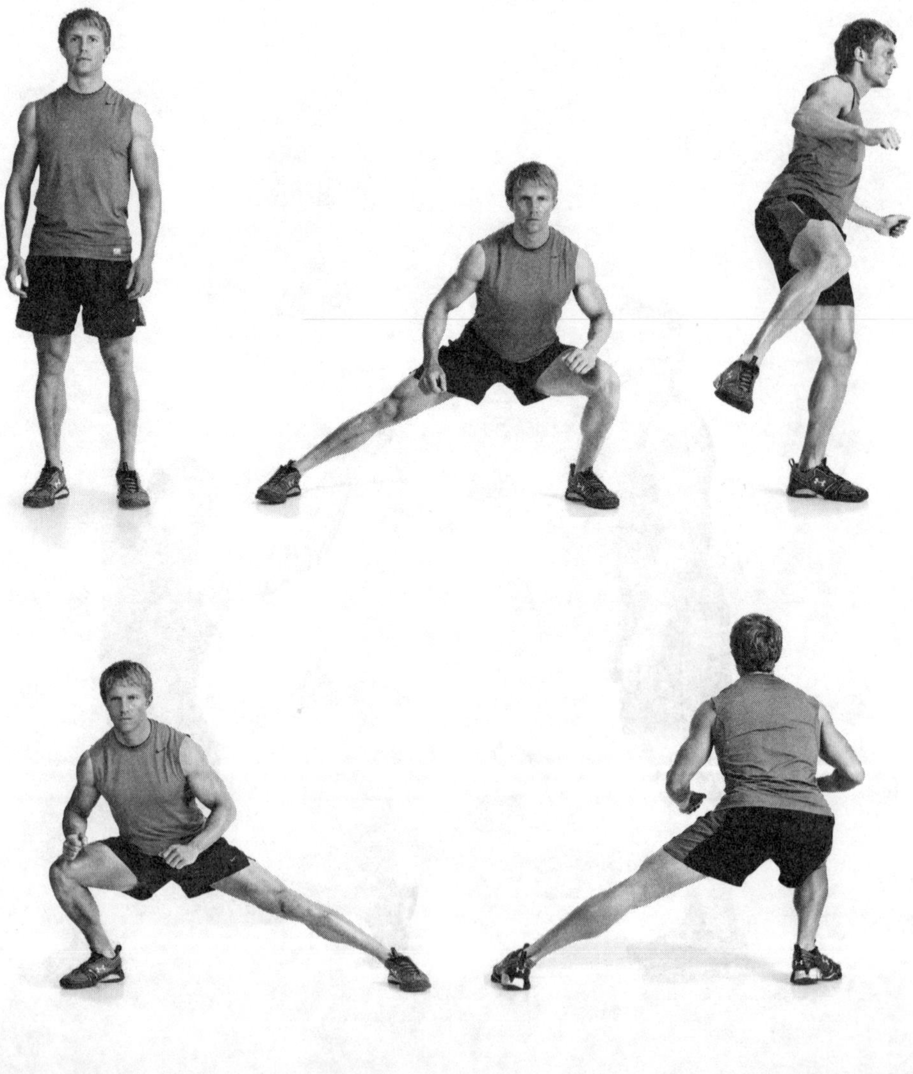

FENTES DE SPIDERMAN – 10 MÈTRES

Départ à 4 pattes, genoux fléchis et décollés, avancer la jambe droite vers la main droite au sol en pliant le coude droit, puis alterner du côté opposé. Orienter le poids du corps en dominante sur les mains.

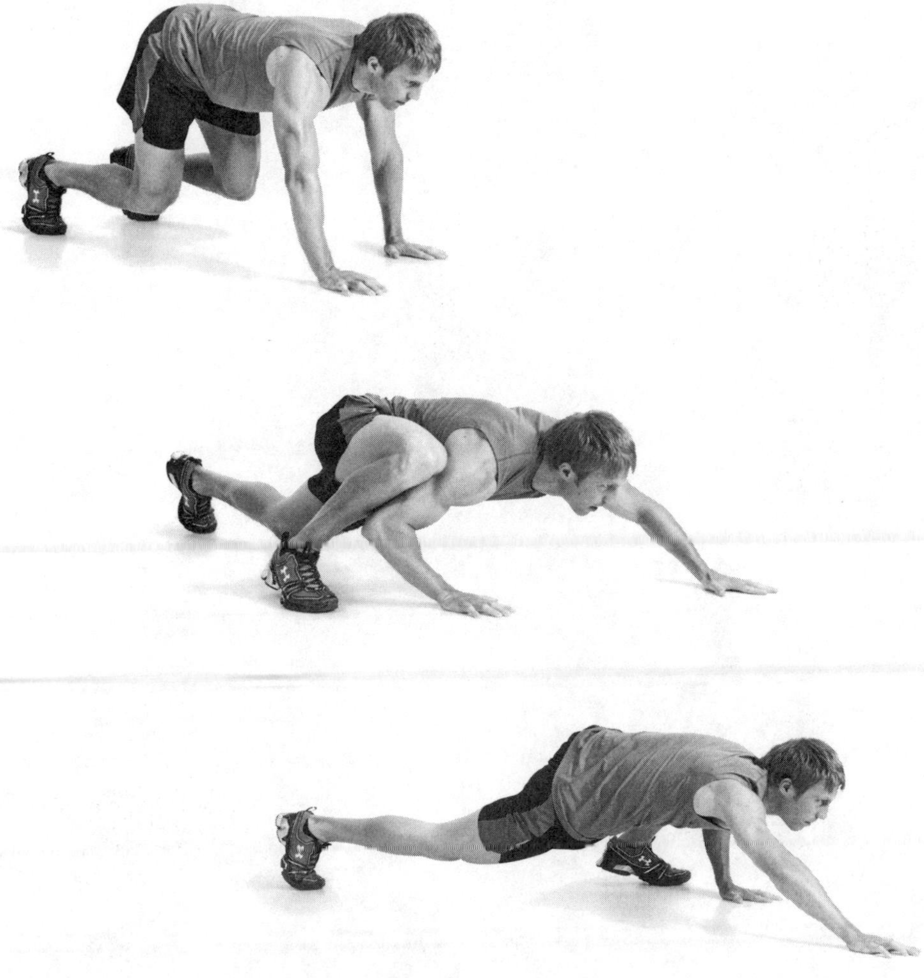

Échauffement dynamique

ACCÉLÉRATIONS AUX ¾ DE LA COURSE— 20 MÈTRES

Commencer la course à allure modérée en accélérant progressivement jusqu'à atteindre la vitesse maximale aux 3/4 de la course pour finir en sprint avec des foulées aussi longues que possible.

5 COMBINAISONS D'EXERCICES

« Me voilà devant une barre chargée à plus de 40 kilos. Je fais les cent pas, les pensées se bousculent dans ma tête, mon cœur s'accélère avant même d'avoir fait quoi que ce soit. Je devrais peut-être plutôt monter sur un tapis et courir quelques intervalles bien intenses à la place. Ou peut-être faire du Tabata. Ou bien mes exercices de musculation habituels. Je reviendrai à la barre ensuite. Bref, je préférerais faire n'importe quoi d'autre que ça. »

LE ROI DE L'ENDURANCE-FORCE

Dans son ouvrage, *The New Toughness Training for Sport*, un de mes livres de chevet, Jim Loehr explique qu'il n'y a pas de progrès sans défi personnel. Autrement dit, si vous ne doutez pas de vous, c'est que votre entraînement n'est probablement pas assez intense.

LE CONCEPT DES COMBINAISONS

Les origines des combinaisons d'exercices sont parfois confuses, mais l'instigateur de cette méthode

est sans conteste Istvan Javorek, ancien coach d'haltérophilie roumain qui a exporté ce concept aux États-Unis. Les combinaisons sont-elles réellement si dures ? Sachez seulement que ce n'est pas pour rien si Javorek est surnommé « Coach Javorkian »[1] par ses athlètes !

Pour concevoir une combinaison d'exercice, il suffit de choisir au moins deux exercices utilisant le même matériel et la même charge (haltères, kettlebell, câble, etc.), puis de définir le nombre de répétitions et de séries ainsi que la charge.

On exécute alors les exercices en alternance. Par exemple, si vous optez pour des squats et des poussés-développés avec haltères en trois séries de dix, vous devrez réaliser dix squats puis dix poussés-développés pour terminer une série et recommencer deux fois.

Il est conseillé de choisir au moins trois exercices par combinaison. Le nombre de répétitions dépend de la charge utilisée.

Quelques règles simples s'imposent :

- Les exercices doivent pouvoir s'enchaîner de façon fluide.
- Ne jamais poser la charge avant la fin d'une série.
- La charge doit être déterminée en fonction de l'exercice le plus difficile. Si, par exemple, la combinaison est un arraché avec élévation, un squat bras tendus, un SDT roumain et un descente-tirage, la charge sera définie par le poids maximal que vous pouvez soulever en squat bras tendus.

Rien n'empêche de choisir une charge plus lourde en fonction du nombre d'exercices.

Mon choix : de 8 à 10 répétitions par set.

Il convient de déterminer le nombre de répétitions optimal par rapport à l'objectif : une stimulation du métabolisme, due au travail en explosivité musculaire qui vous rendra incapable de faire une répétition de plus à la fin de chaque série.

Il faut souvent du temps pour déterminer la charge optimale une fois que les mouvements et la durée d'une série sont bien intégrés.

Il est recommandé d'avancer progressivement avec les combinaisons.

Commencer par un nombre réduit de répétitions et de séries ainsi qu'un temps de récupération plus long.

Plus la condition physique s'améliore, plus on augmente le nombre de

1. Référence à Jack Kevorkian, surnommé « le Docteur de la Mort », médecin américain fervent défenseur de l'euthanasie.

séries et de répétitions, tout en réduisant la durée du repos.

Cette progression sera expliquée en détail plus bas dans le chapitre.

COMBINAISONS DE DÉMARRAGE

Ces combinaisons simples servent à déterminer les paramètres d'entraînement : charge, rythme, nombre de répétitions, récupération, etc., surtout pour qui ne s'est jamais entraîné en fractionné ou en combinaisons.

Ci-dessous, trois variantes selon le niveau de condition physique : avec une barre, des haltères ou un kettlebell. La réussite et le bien-être psychologique passent par la diversité des exercices. N'hésitez pas à varier les plaisirs.

DÉMARRAGE – BARRE	DÉMARRAGE – HALTÈRES	DÉMARRAGE – KETTLEBELL
Squat arrière	Squat avant	Balancements à deux mains
Développé nuque épaules	Développé frontal épaules	Squat sumo

Pour réaliser ces exercices, ou toute autre combinaison présentée dans ce chapitre, souvenez-vous que :

- Une série n'est terminée que lorsque toutes les répétitions ont été effectuées.
- Ne jamais poser la charge avant la fin d'une série.
- Le rythme et la charge sont primordiaux : plus on force, plus on stimule le métabolisme.

COMBINAISONS DE NIVEAU DÉBUTANT

La progression naturelle passe par l'augmentation du nombre d'exercices, donc du volume et de la durée du travail.

DÉBUTANT – BARRE	DÉBUTANT – HALTÈRES	DÉBUTANT – KETTLEBELL
Fentes alternées barre nuque	SDT sumo	Balancements à deux mains
Good morning	Développé frontal épaules	Squat sumo inversé
Développé frontal épaules	Descente-tirage alterné	Développé frontal épaules

COMBINAISONS DE NIVEAU INTERMÉDIAIRE

La progression implique une augmentation considérable de la charge de travail pour chaque série.

Si vous faites 10 répétitions par exercice avec 30 kg, vous aurez soulevé en tout plus de 900 kg par série.

Avec un kettlebell de 10 kg pour la combinaison ci-dessous, cela atteint 700 kg.

INTERMÉDIAIRE – BARRE	INTERMÉDIAIRE – HALTÈRES	INTERMÉDIAIRE – KETTLEBELL
Tirage vertical	Hybride fente avec curl développé	Balancements alternés
Fente croisée	SDT roumain	Épaulé-développé d'un bras
Good morning	Descente-tirage	*Windmill*
Abdos roulés à la barre	Squat sauté	Squat bras tendus (chaque bras)

« Les kettlebells sont d'une efficacité exceptionnelle pour travailler simultanément en filières aérobie et anaérobie. Des exercices classiques de soulevé, comme l'épaulé-jeté ou l'arraché font travailler tout le corps sur plusieurs plans en restant debout. Ils permettent de solliciter l'intégralité des systèmes neuromusculaires et cardio-respiratoires, tout en renforçant les compétences athlétiques indispensables. »

Steve Cotter, directeur de la Fédération internationale de kettlebell et de fitness, www.ikff.com

COMBINAISONS DE NIVEAU AVANCÉ

À ce stade, le volume de travail est très important et même une charge assez légère suffit pour effectuer le travail conséquent de ces nouvelles combinaisons, en suivant le programme hebdomadaire présenté ci-dessous.

AVANCÉ – BARRE	AVANCÉ – HALTÈRES	AVANCÉ – KETTLEBELL
Enroulement d'épaules sauté	Arraché avec élévation	Tirage vertical
Squat épaulé	Hybride squat-développé épaules	Hybride épaulé-développé
Développé frontal épaules		Élévation par antépulsion
Arraché avec élévation	Hybride pompe et tirage	Squat avant
Squat bras tendus	Burpees lestés	
SDT roumain		
Pompes pliométriques		

Effectuée avec une barre de 45 kg, la combinaison à la barre présentée ci-dessus, à raison de dix répétitions par mouvement, correspond à une charge de travail totale de plus de 3 000 kg.

VOLUME DES COMBINAISONS ET PÉRIODE DE RÉCUPÉRATION

L'objectif étant de surcharger progressivement l'entraînement, il convient de multiplier le volume de travail (répétitions, séries), d'augmenter les charges et de diminuer les périodes de repos.

La plupart des programmes d'entraînement s'étalent sur 12 semaines.

Ci-dessous, une progression dans laquelle l'intensité des exercices augmente toutes les deux semaines.

Ces séries et ces temps de récupération ne s'appliquent pas aux combinaisons de démarrage.

Commencez avec les combinaisons de niveau débutant avant de passer aux niveaux intermédiaire et avancé comme proposé dans les tableaux à partir de la page 226.

SEMAINES	SÉRIES X RÉPÉTITIONS	RÉCUPÉRATION
1-2	3 x 6	2 minutes
3-4	3 x 7	2 minutes
5-6	3 x 8	90 secondes
7-8	3 x 9	90 secondes
9-10	3 x 10	75 secondes
11-12	3 x 10	60 secondes

3 jours de travail au poids et deux jours consacrés à l'endurance-force

LUNDI	MARDI	MERCREDI	JEUDI	VENDREDI	SAMEDI	DIMANCHE
Soulevés	Endurance-force	Soulevés	Endurance-force	Soulevés	Repos	Repos

3 jours de travail au poids sans journée consacrée à l'endurance-force

LUNDI	MARDI	MERCREDI	JEUDI	VENDREDI	SAMEDI	DIMANCHE
Combinaisons de soulevés	Repos	Combinaisons de soulevés	Repos	Combinaisons de soulevés	Repos	Repos

4 jours de travail au poids et deux jours consacrés à l'endurance-force

LUNDI	MARDI	MERCREDI	JEUDI	VENDREDI	SAMEDI	DIMANCHE
Soulevés	Soulevés	Endurance-force	Soulevés	Soulevés	Endurance-force	Repos

4 jours de travail au poids sans journée consacrée à l'endurance-force

LUNDI	MARDI	MERCREDI	JEUDI	VENDREDI	SAMEDI	DIMANCHE
Combinaisons de soulevés	Combinaisons de soulevés	Repos	Combinaisons de soulevés	Combinaisons de soulevés	Repos	Repos

LA RÉCUPÉRATION – L'ÉLÉMENT-CLÉ

La capacité de l'organisme à récupérer d'un effort reflète directement la condition physique du sujet.

Elle s'améliore avec le temps et l'entraînement.

La durée d'une série a des répercussions sur la réaction du corps à la fatigue pendant le laps de temps déterminé pour le repos.

Au départ, pour tout athlète, l'idéal est que la durée de récupération soit égale ou supérieure à celle consacrée à la série.

En s'appuyant sur le tableau de la page précédente, il est préférable de ne pas réduire les temps de repos tant que l'organisme n'a pas assez récupéré pour commencer la série suivante. En d'autres termes, il est possible de conserver 2 minutes de pause lorsque le volume de l'entraînement augmente.

Puiser réellement dans les ressources d'énergie, c'est pénétrer dans la notion de *récupération négative* où le temps de repos est plus court que le temps de travail.

Cette récupération courte s'adresse avant tout aux athlètes confirmés.

Elle engendre une fatigue très importante pendant et après chaque série.

La capacité de récupération pendant ce laps de temps très court dépend entièrement du niveau de forme et d'entraînement.

En arrivant à ce stade de la programmation de l'entraînement, il convient donc d'évaluer soigneusement les charges de travail et les combinaisons d'exercices.

COMMENT INTÉGRER LES COMBINAISONS À MON PROGRAMME D'ENTRAÎNEMENT ?

J'aime commencer mes séances de musculation par trois séries d'une combinaison.

Beaucoup de sportifs trouvent que ces exercices sont trop fatigants pour enchaîner avec leur entraînement habituel. Je leur conseille donc de terminer leur séance de musculation avec une combinaison en 3 ou 4 séries. Une autre solution consiste à consacrer un jour ou deux par semaine uniquement à l'endurance-force. Dans ce cas, vous pourrez faire une combinaison entière, voire deux différentes, ainsi qu'une autre forme d'entraînement fractionné.

À vous de choisir les jours consacrés à l'entraînement en endurance-force.

L'augmentation de la fréquence de travail est un facteur essentiel d'amélioration de l'entraînement et de la forme générale.

Une séance de fractionné de 15 minutes sera toujours mieux que rien. La réaction du métabolisme si souvent évoquée permet de relancer l'EPOC, l'excès de consommation d'oxygène post-exercice, que l'expert en musculation Alwyn Cosgrove appelle effet de« postcombustion », terme qui définit parfaitement les états successifs que traverse l'organisme après effort.

Autre matériel et exercices pouvant être utilisés pour les combinaisons			
POULIE	**POIDS DU CORPS 1**	**POIDS DU CORPS 2**	**SANGLES TRX**
Hybride squat et tirage	Squats	Hybride burpee et traction	Tirage horizontal
Woodchop (de chaque côté)	Split jumps	Squats sautés	Squats sautés
Hybride fente et développé épaules	Pompes pliométriques	Pompes pliométriques	Pompes
	Burpees	Lever de jambes	Sauts latéraux
	Escalade au sol		

D'AUTRES OUTILS POUR LES COMBINAISONS

Outre la barre, les haltères et les kettlebells, les combinaisons sont réalisables avec des medicine balls, le poids du corps, la poulie ou encore les sangles TRX.

Le coach Frank Addelia est expert en kettlebell, poulie et TRX. Nous nous retrouvons une fois par semaine pour nous « amuser » à des entraînements « Frank-enstein », comme nous les appelons avec mon adjoint Dan Corbet. Le résultat est un nouvel éventail d'exercices désormais intégrés à l'entraînement en endurance de la force.

Les charges sont souvent limitées, puisque dépendantes du poids de corps.

Ajouter un medicine ball, un gilet lesté ou des haltères à certains exercices contribue à en accroître l'intensité. De nombreux exemples seront exposés dans le chapitre consacré aux séries chronométrées.

UN DERNIER MOT SUR LES CONSÉQUENCES DE L'ENDURANCE-FORCE

Le « prix à payer » pour ces combinaisons si efficaces est leur caractère éprouvant.

On ne peut donc réellement tirer pleinement parti de ce type d'entraînement qu'en acceptant leur niveau d'exigence.

Combinaison de démarrage à la barre

1. SQUAT ARRIÈRE

La barre est posée sur les épaules derrière la nuque, les pieds légèrement plus écartés que la largeur des épaules. En gardant le buste droit, descendre en squat à 90° sans décoller les talons du sol.

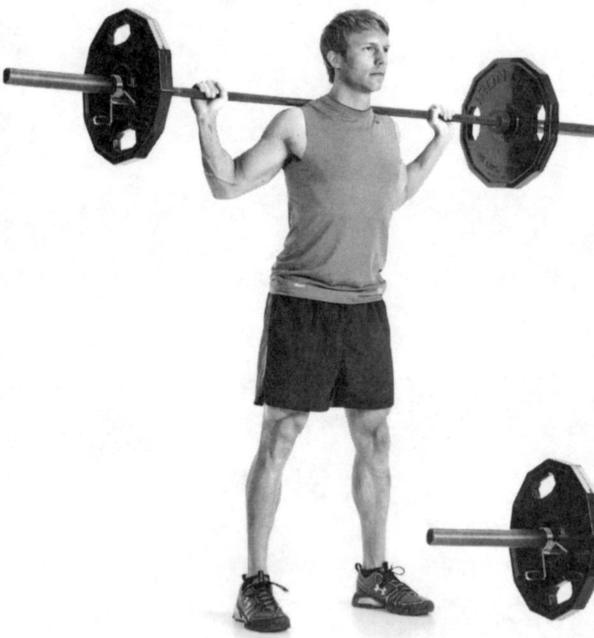

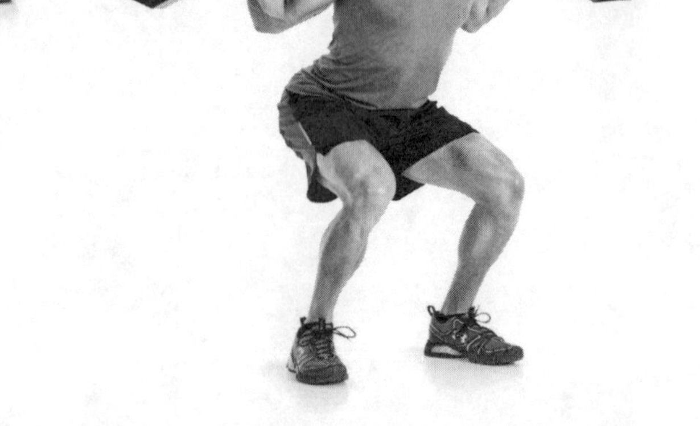

2. DÉVELOPPÉ NUQUE ÉPAULES

Même position de départ que pour l'exercice précédent. Pour la sécurité des articulations des épaules, il est préférable d'effectuer cet exercice avec la barre devant et non derrière la tête. Barre posée sur le haut des épaules, descendre en quart de squat et utiliser l'impulsion des jambes pour soulever la barre au-dessus de la tête. Bras et jambes doivent se tendre exactement en même temps. Plier les genoux en ramenant la barre sur votre nuque ou devant votre menton.

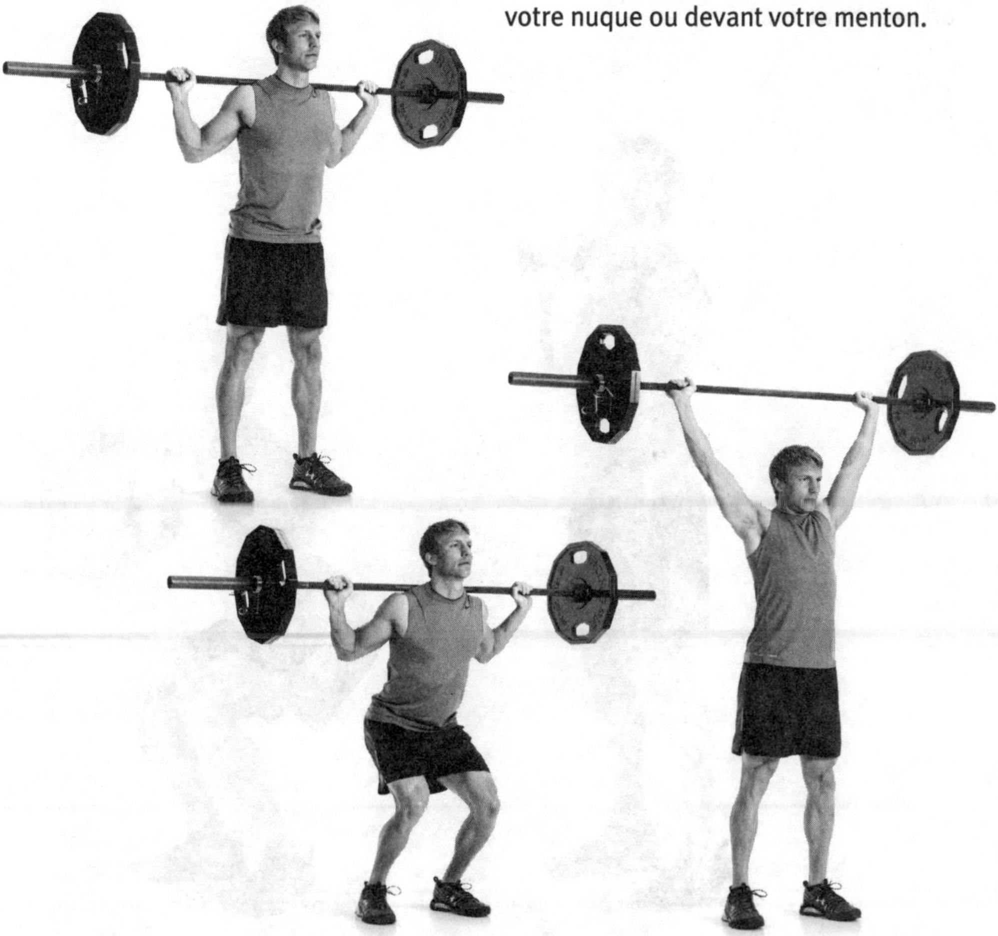

Combinaison de démarrage aux haltères

1. SQUAT AVANT

Position de départ : haltères au niveau des épaules, paumes de mains en vis-à-vis, coudes fléchis et orientés légèrement vers l'avant, pas sur les côtés. Garder le buste droit, descendre en squat à 90° sans décoller les talons du sol et remonter en soufflant.
(Note : si vous n'avez pas d'haltères à bord plat, vous pouvez poser l'extrémité de la barre sur l'avant des épaules, coudes un peu en avant.)

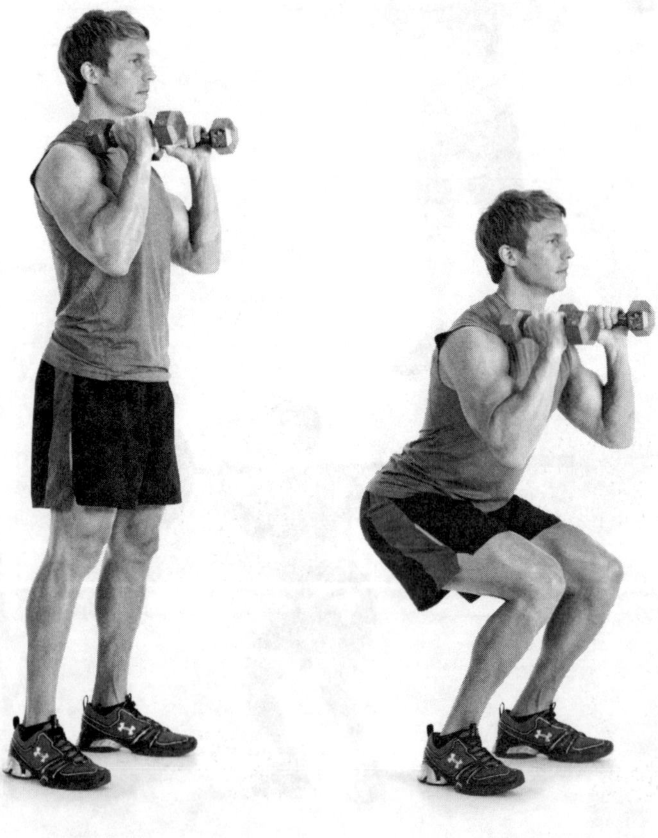

2. DÉVELOPPÉ FRONTAL ÉPAULES

Même position de départ que pour le squat avant. Descendre en quart de squat et utiliser l'impulsion des jambes pour élever les poids au-dessus de la tête. Bras et jambes doivent se tendre exactement en même temps. Plier les genoux en quart de squat pour recommencer.

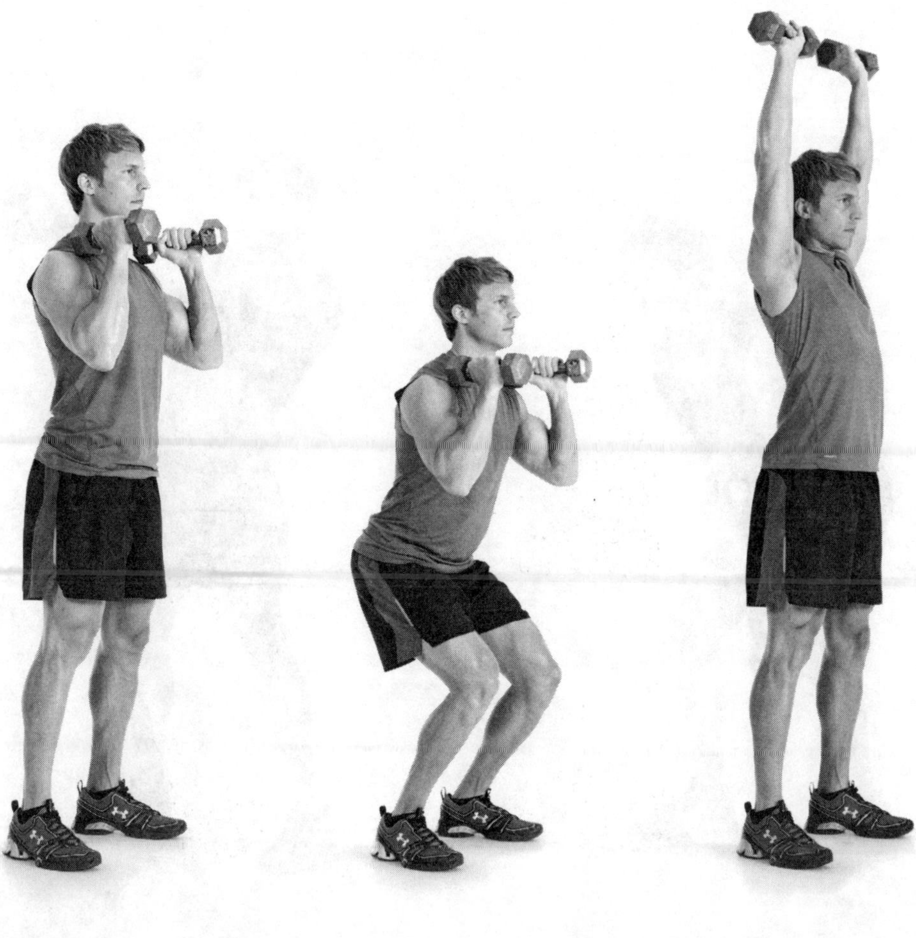

Combinaison de démarrage au kettlebell

1. Balancements à deux mains

Départ en position de squat, kettlebell tenu à deux mains entre les jambes. Plier les genoux, pencher légèrement le buste en avant, les poignets au niveau des cuisses. Utiliser l'impulsion des jambes pour élever la charge au niveau des épaules puis ramener le kettlebell en position de départ.

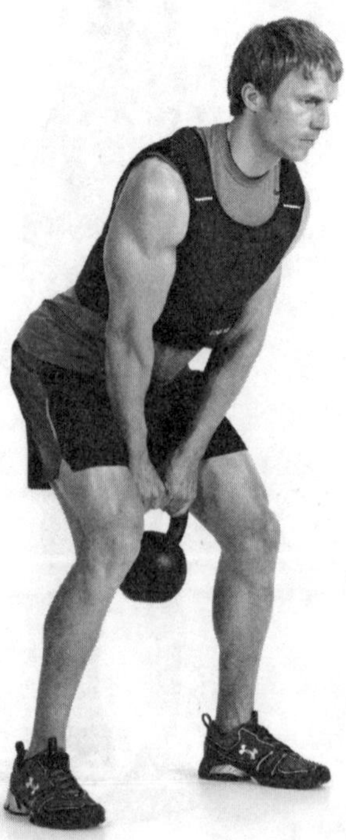

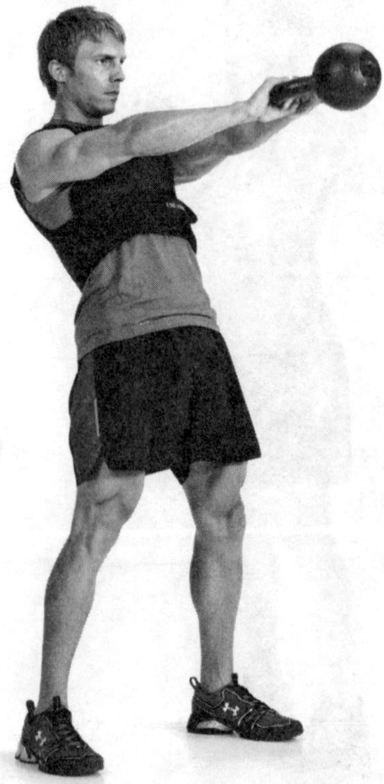

2. SQUAT SUMO

En tenant un kettlebell par la poignée à bras tendu, écart de jambes supérieur à la largeur des épaules, pieds légèrement orientés vers l'extérieur, fléchir les genoux à 90° en gardant le buste droit et les talons au sol.

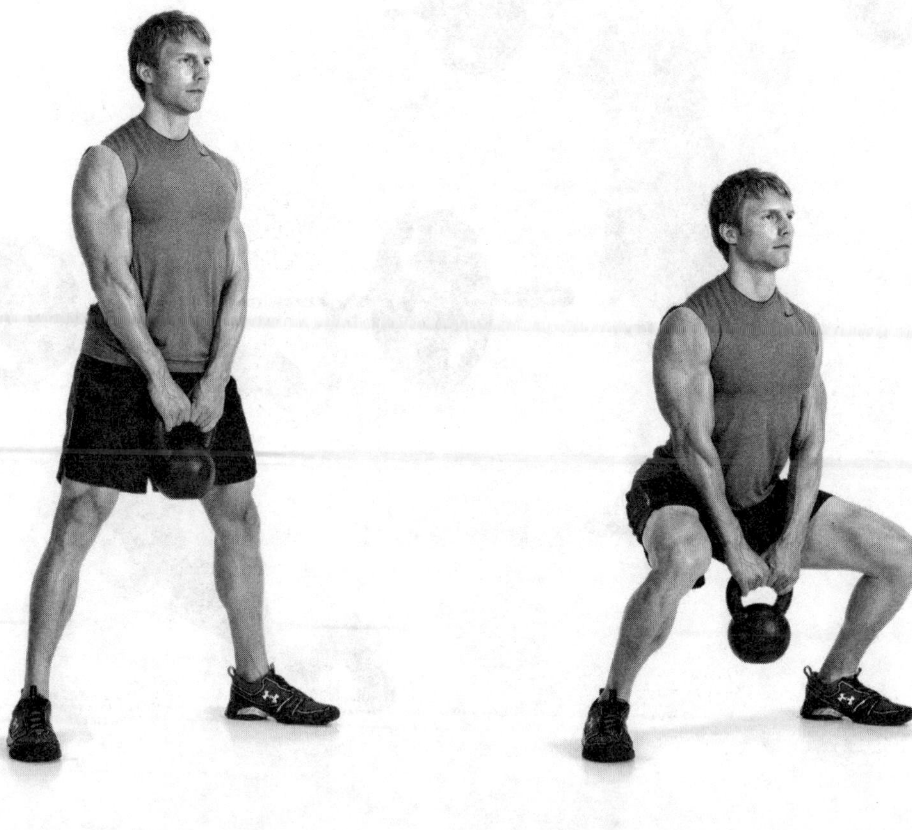

Combinaison débutant à la barre

1. FENTES ALTERNÉES BARRE NUQUE

Barre posée sur le haut des épaules, buste droit, avancer une jambe, poser le pied à plat et fléchir les deux genoux à 90° maximum sans que le genou arrière touche le sol. Aussitôt, pousser fort avec la jambe avant pour revenir en position de départ et alterner du côté opposé.

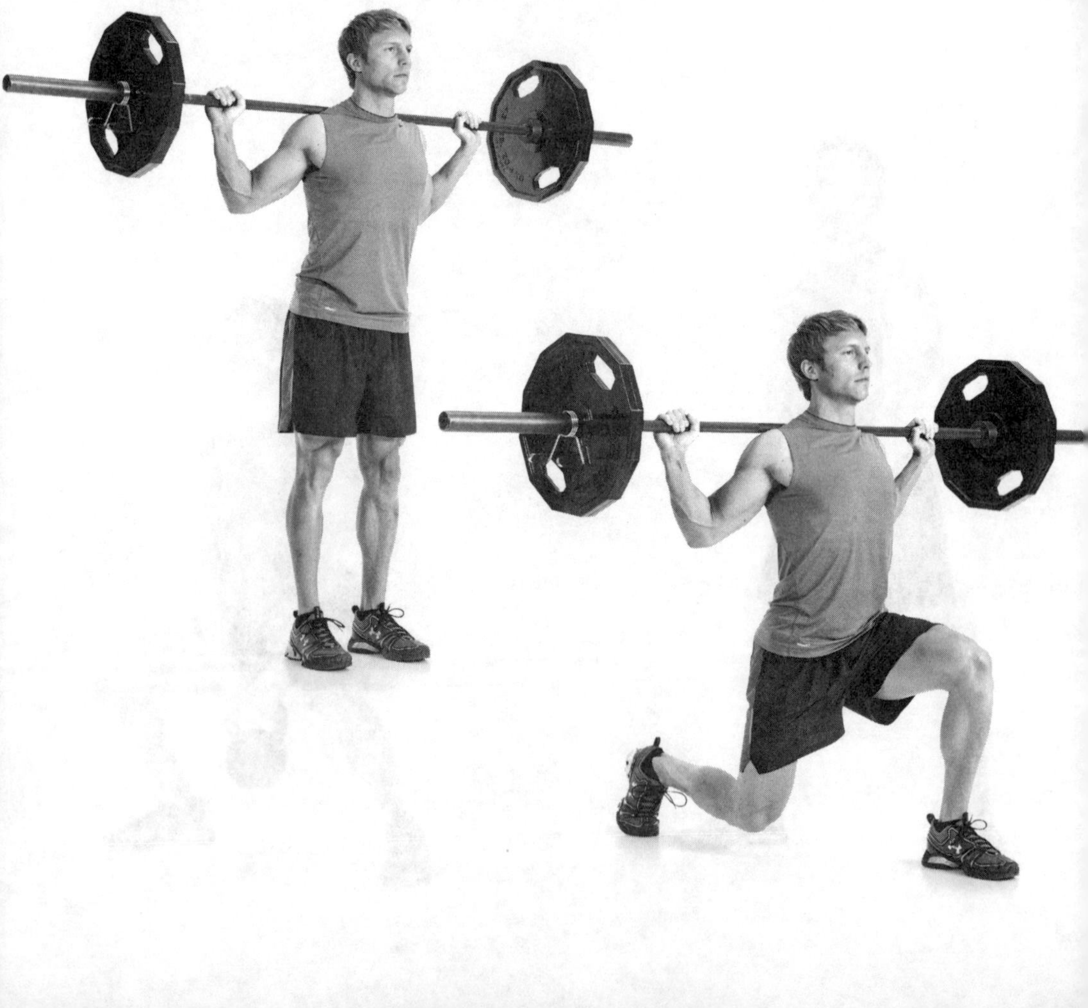

2. GOOD MORNING (FLEXION DU BUSTE EN AVANT)

Barre posée sur les épaules, pieds écartés à la largeur du bassin, genoux très légèrement pliés, pencher le corps en avant grâce à une flexion des hanches de 90° maximum en conservant le dos droit ou très légèrement cambré. Corps gainé, remonter en contractant les fessiers.
(Note : dans cet exercice difficile et risqué, la tête ne doit pas aller plus bas que le niveau du bassin.)

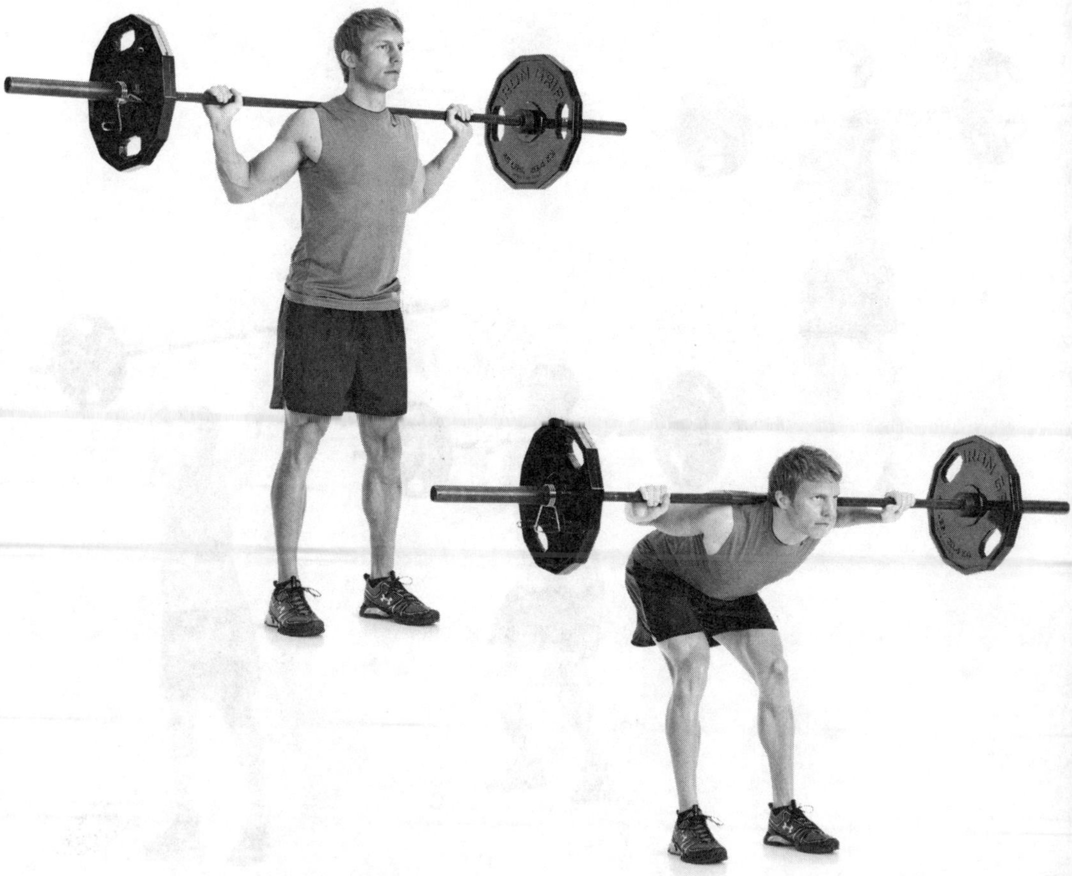

Combinaison débutant à la barre

3. DÉVELOPPÉ FRONTAL ÉPAULES

Barre posée sur l'avant des épaules, descendre en quart de squat et remonter en utilisant l'impulsion des jambes pour élever la charge au-dessus de la tête. Bras et jambes doivent se tendre exactement en même temps. Reculer légèrement le menton quand la barre passe au niveau du visage pour réduire les tensions superflues de chaque côté du cou. Plier les genoux en revenant en position de départ.

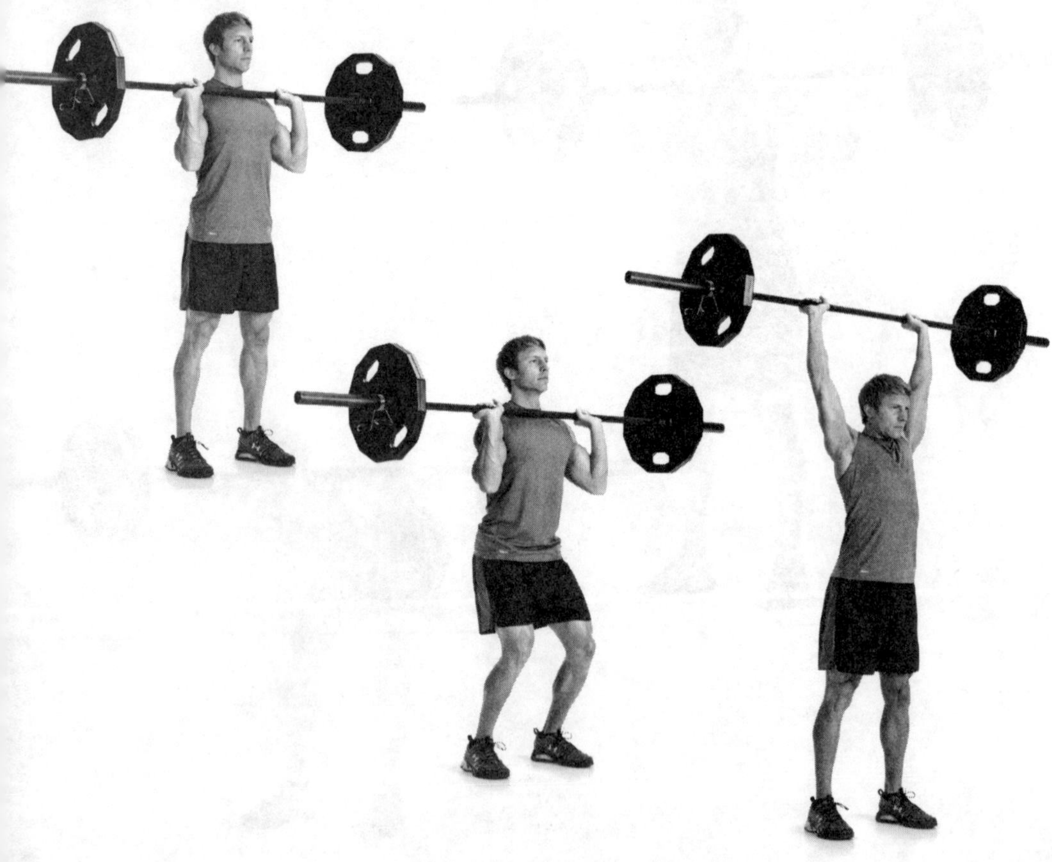

1. SOULEVÉ DE TERRE SUMO

Un haltère dans chaque main devant vous, écart de jambes supérieur à la largeur des épaules, pieds tournés vers l'extérieur, abaisser le bassin en pliant les genoux à 90° maximum en conservant le buste droit et remonter.

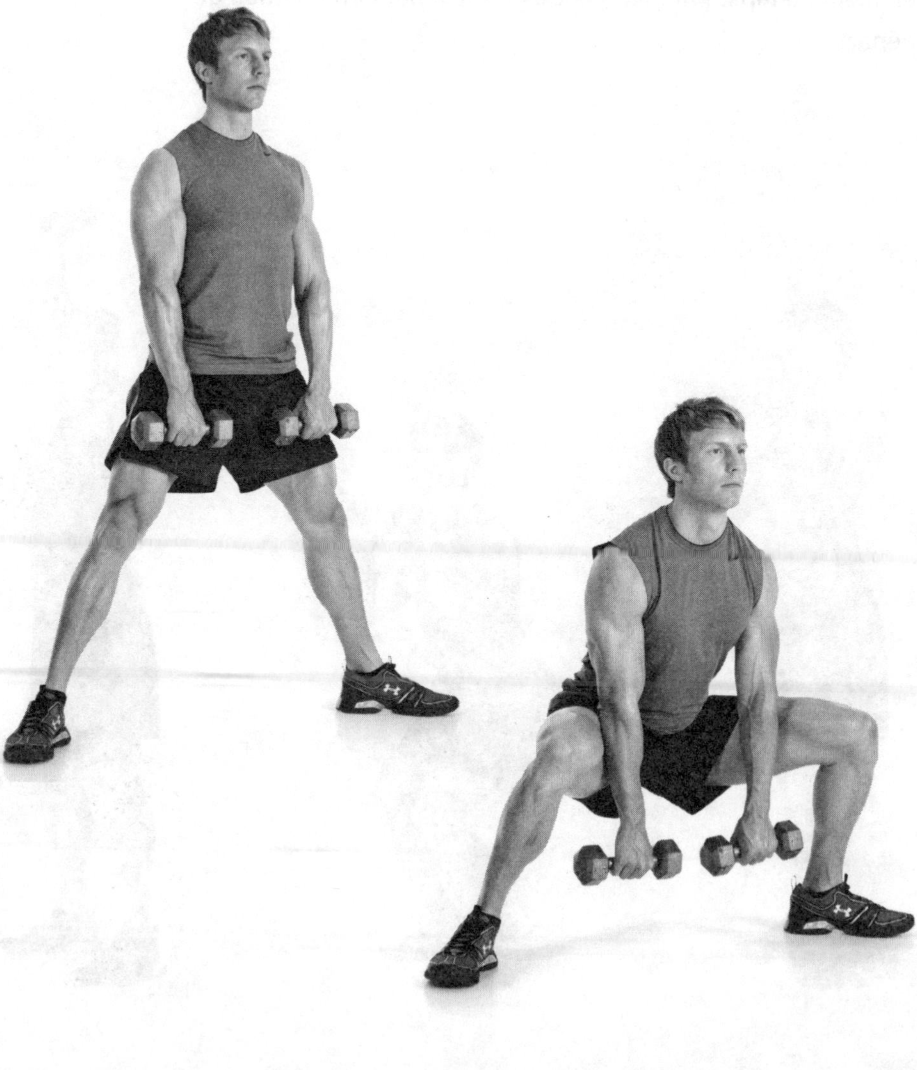

Combinaison débutant aux haltères

2. DÉVELOPPÉ FRONTAL ÉPAULES

En tenant les haltères au niveau des épaules, coudes fléchis un peu en avant, descendre en quart de squat et remonter en utilisant l'impulsion des jambes pour élever les poids au-dessus de la tête. Bras et jambes doivent se tendre exactement en même temps. Plier les genoux en revenant en position de départ.

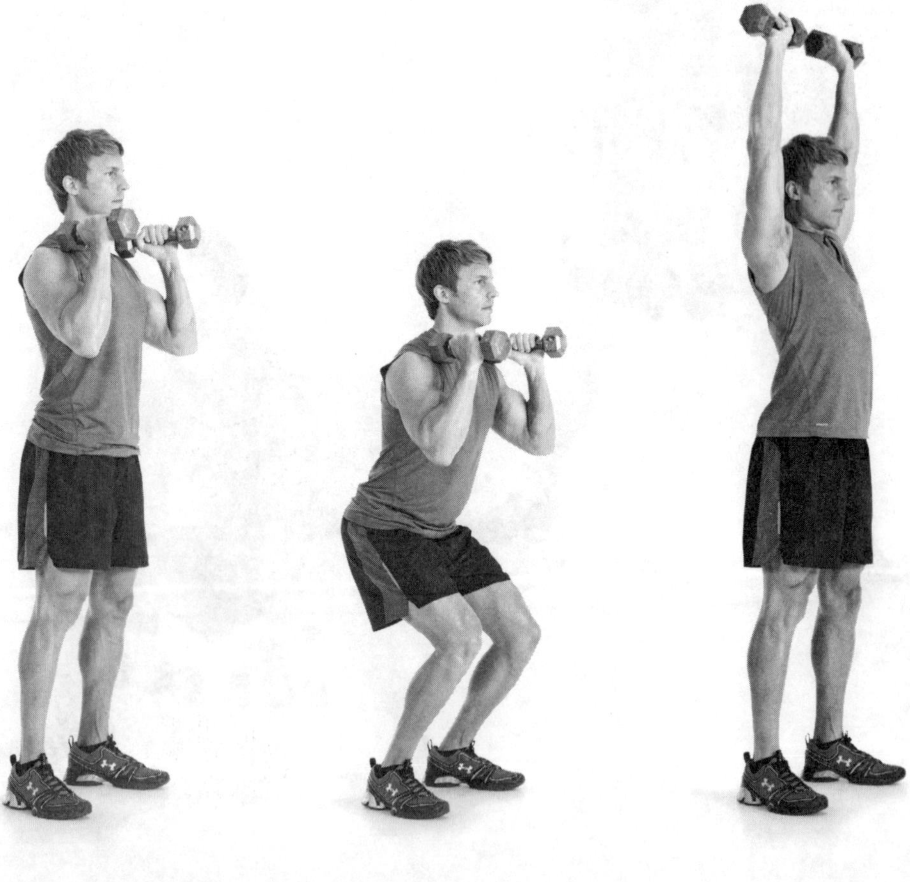

3. DESCENTE-TIRAGE ALTERNÉ

Descendre le buste en avant en gardant le dos droit, le bassin en arrière et les jambes légèrement fléchies. Tirer avec un bras pour amener un haltère au niveau de la hanche. Amorcer la redescente en alternant avec l'autre bras.

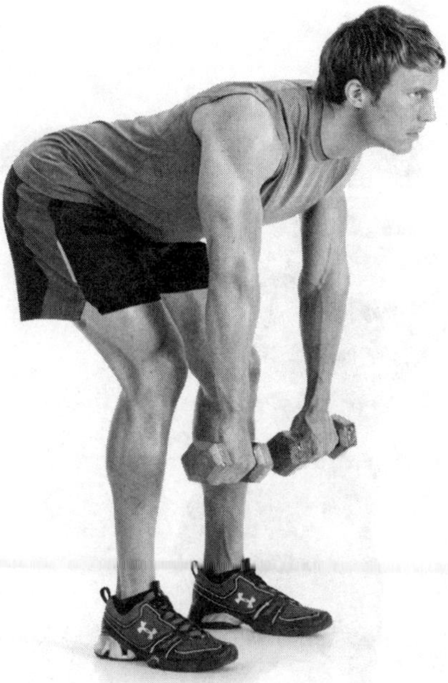

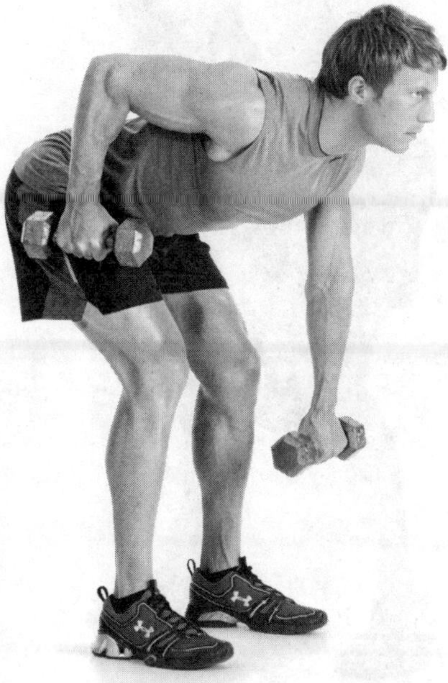

Combinaison débutant au kettlebell

1. BALANCEMENTS À DEUX MAINS

Kettlebell tenu à deux mains entre les jambes écartées à la largeur des épaules, comme présenté ci-dessous, plier les genoux en inclinant légèrement le buste en avant pour que les poignets soient entre les cuisses. Donner une légère impulsion avec les jambes pour soulever le poids devant à hauteur d'épaules, puis freiner la descente du kettlebell en position de départ.

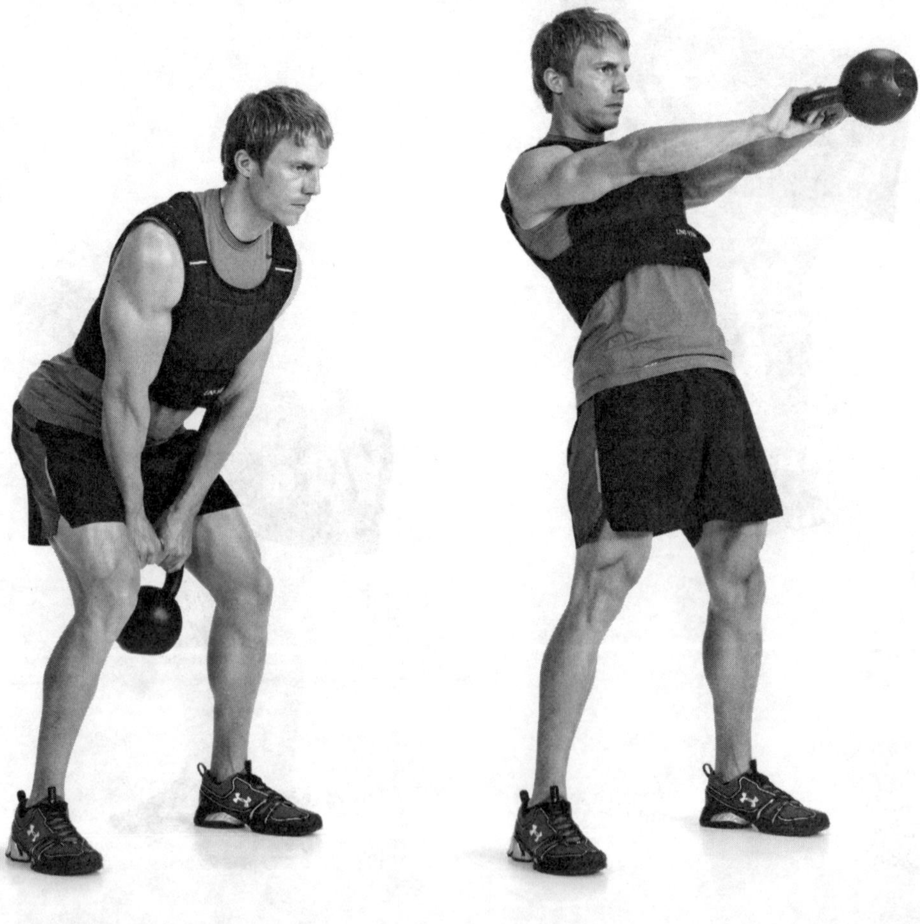

2. SQUAT SUMO INVERSÉ

En tenant un kettlebell à deux mains à l'envers (poignée vers le bas), écarter les jambes à la largeur des épaules, pieds légèrement tournés vers l'extérieur et descendre le bassin en pliant les genoux à 90° maximum, en gardant le corps droit et les pieds posés à plat.

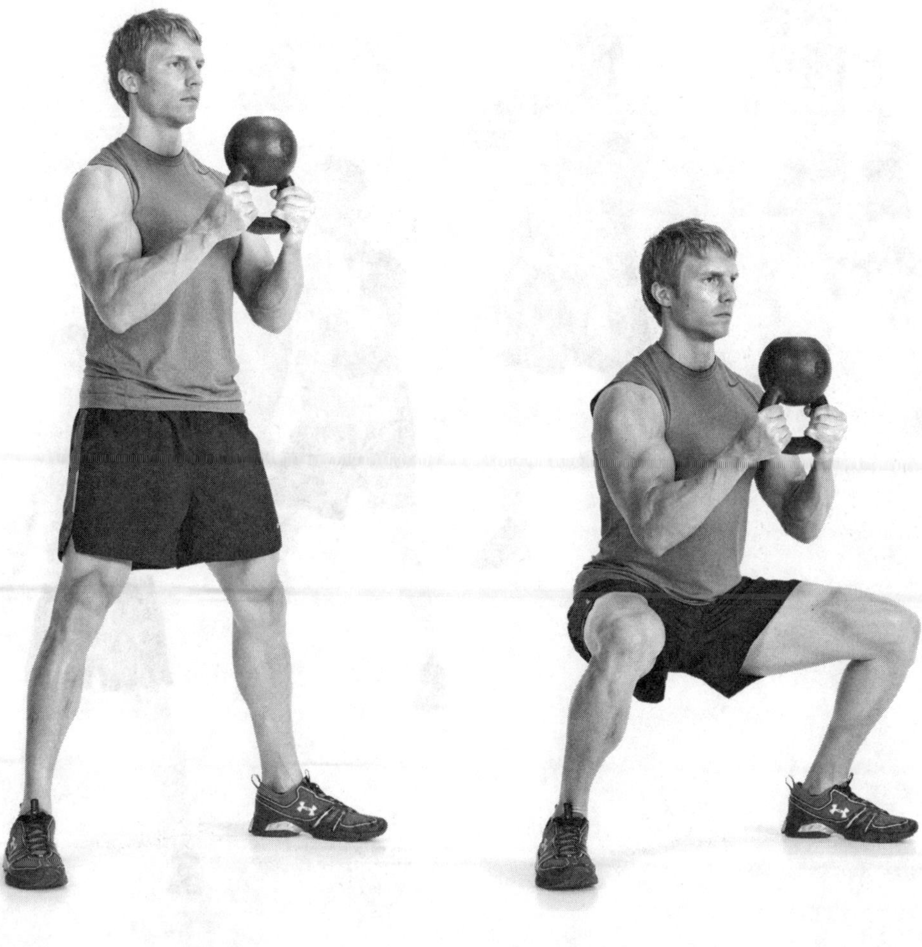

Combinaison débutant au kettlebell

3. DÉVELOPPÉ FRONTAL ÉPAULES

Avec un kettlebell tenu d'une main (poignée vers le haut) descendre en quart de squat et élever le kettlebell à hauteur d'épaule en le faisant pivoter dans le creux du coude, puis monter le bras au-dessus de la tête.

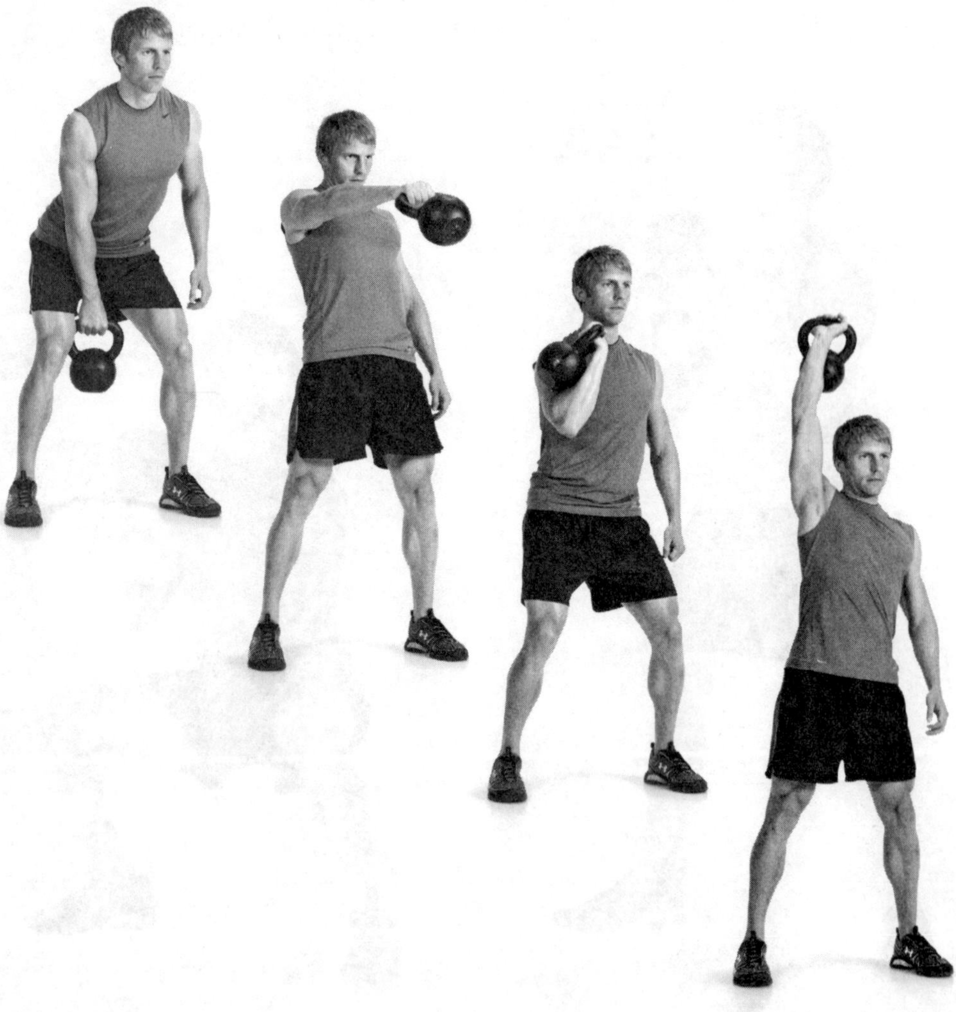

Combinaison intermédiaire à la barre

1. TIRAGE VERTICAL OU *ROWING* VERTICAL

Debout, corps droit, barre tenue en pronation avec les mains écartées à la largeur des épaules, pencher légèrement le buste en avant, tirer avec les bras pour élever la barre à la hauteur des pectoraux en décollant les talons et gardant les jambes tendues. Quand les coudes sont fléchis au niveau des épaules, redescendre lentement la barre jusqu'au sol en lui faisant longer le corps avant de recommencer.

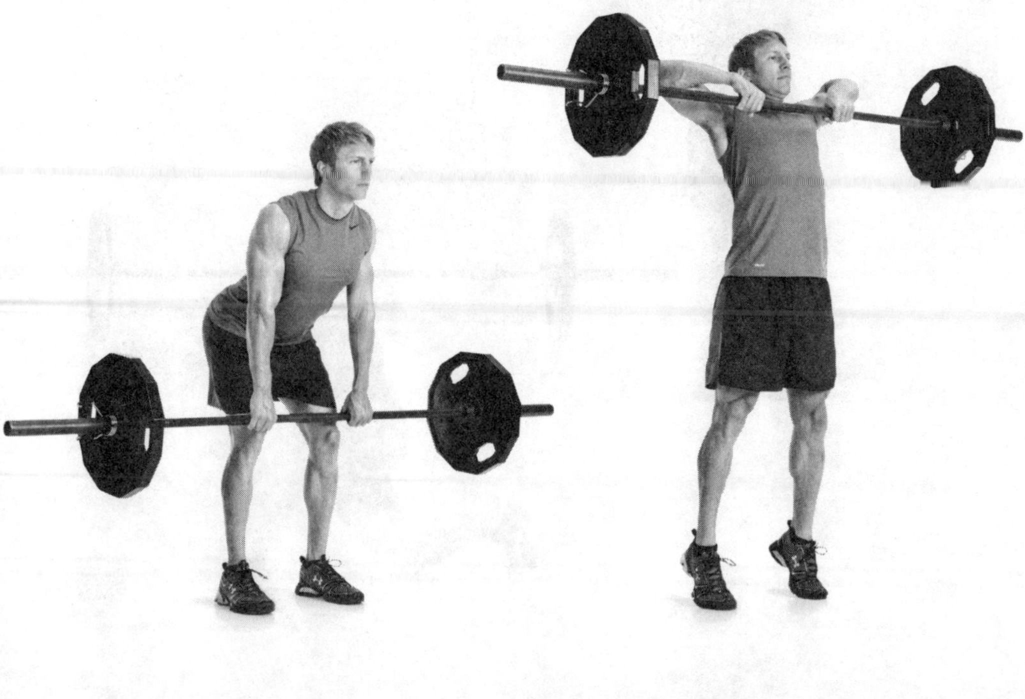

Combinaison intermédiaire à la barre

2. FENTE CROISÉE

Barre sur les épaules (derrière la nuque), debout, corps droit, jambes parallèles. Descendre en fente arrière en plaçant la jambe qui recule derrière le pied avant. Fléchir le genou avant à 90° maximum. Remonter en position de départ et alterner du côté opposé. Garder les deux épaules au même niveau, le pied avant doit toujours pointer vers l'avant, seules les hanches effectuant un léger pivot. Regarder loin devant soi pendant tout l'exercice.

(Note : cet exercice très dangereux est réservé aux professionnels ou aux amateurs de haut niveau.)

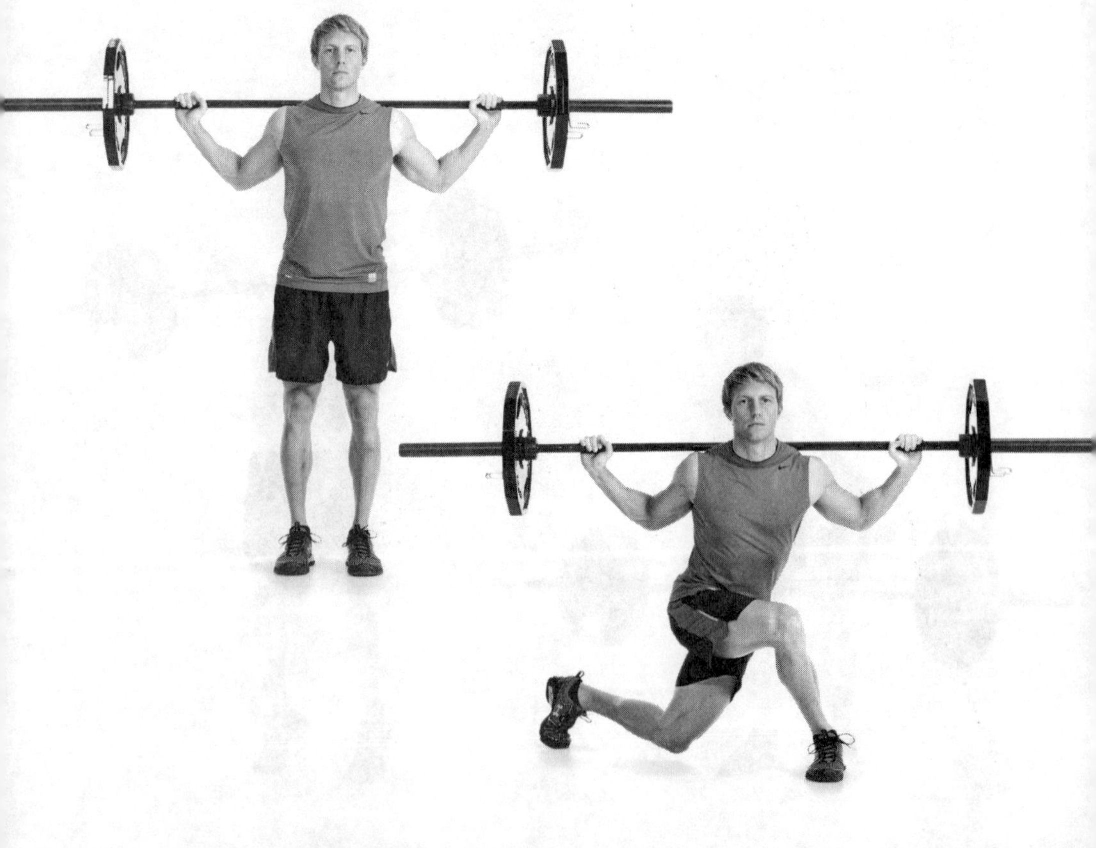

3. *GOOD MORNING* (FLEXION DU BUSTE EN AVANT)

Barre posée sur le haut des épaules, pieds écartés à la largeur des hanches, genoux légèrement fléchis, pencher le corps en avant sans voûter le dos en amenant le bassin en arrière. Stopper quand le corps est horizontal et remonter en serrant les fessiers et en gainant les abdominaux. La tête ne doit jamais descendre plus bas que le bassin.

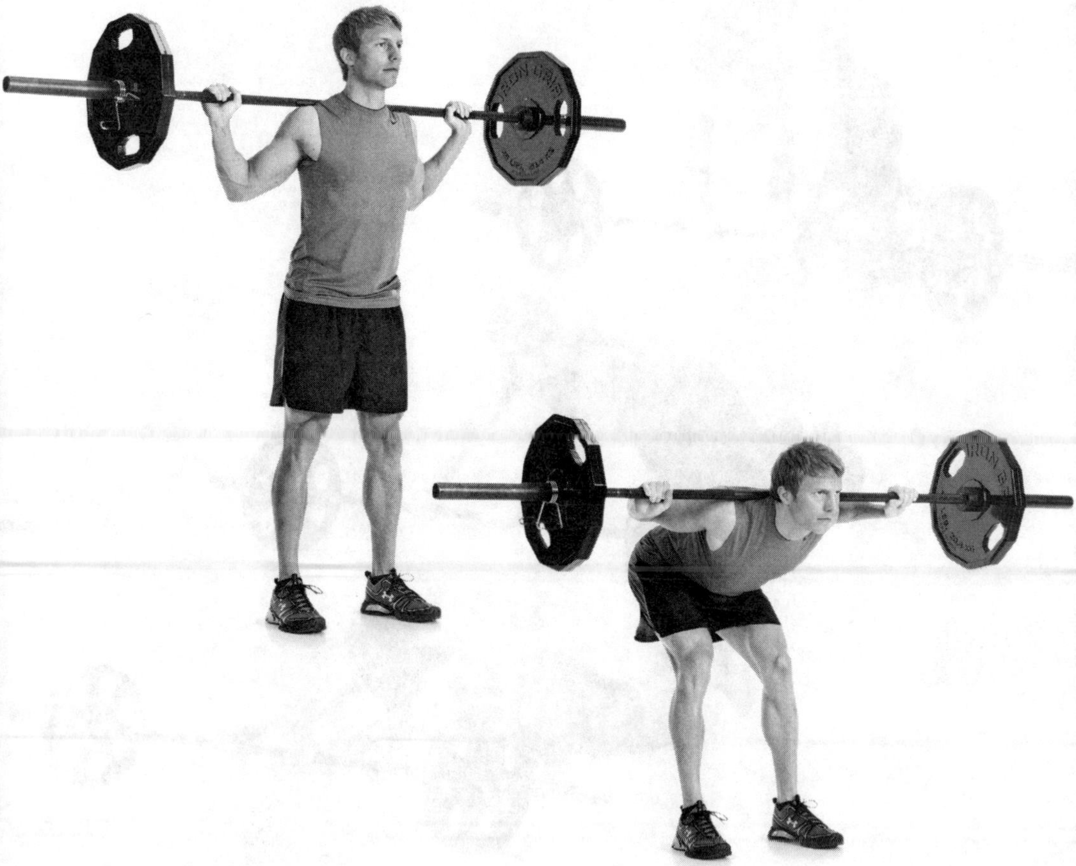

Combinaison intermédiaire à la barre

4. ABDOMINAUX ROULÉS À LA BARRE

À genoux, corps droit, mains écartées à la largeur des épaules en appui sur la barre placée devant. Serrer les fessiers, gainer les abdominaux et faire rouler lentement la barre vers l'avant en gardant les bras tendus pour amener si possible le corps à l'horizontale avant de revenir en position initiale. Veiller à ne pas accentuer la cambrure lombaire.

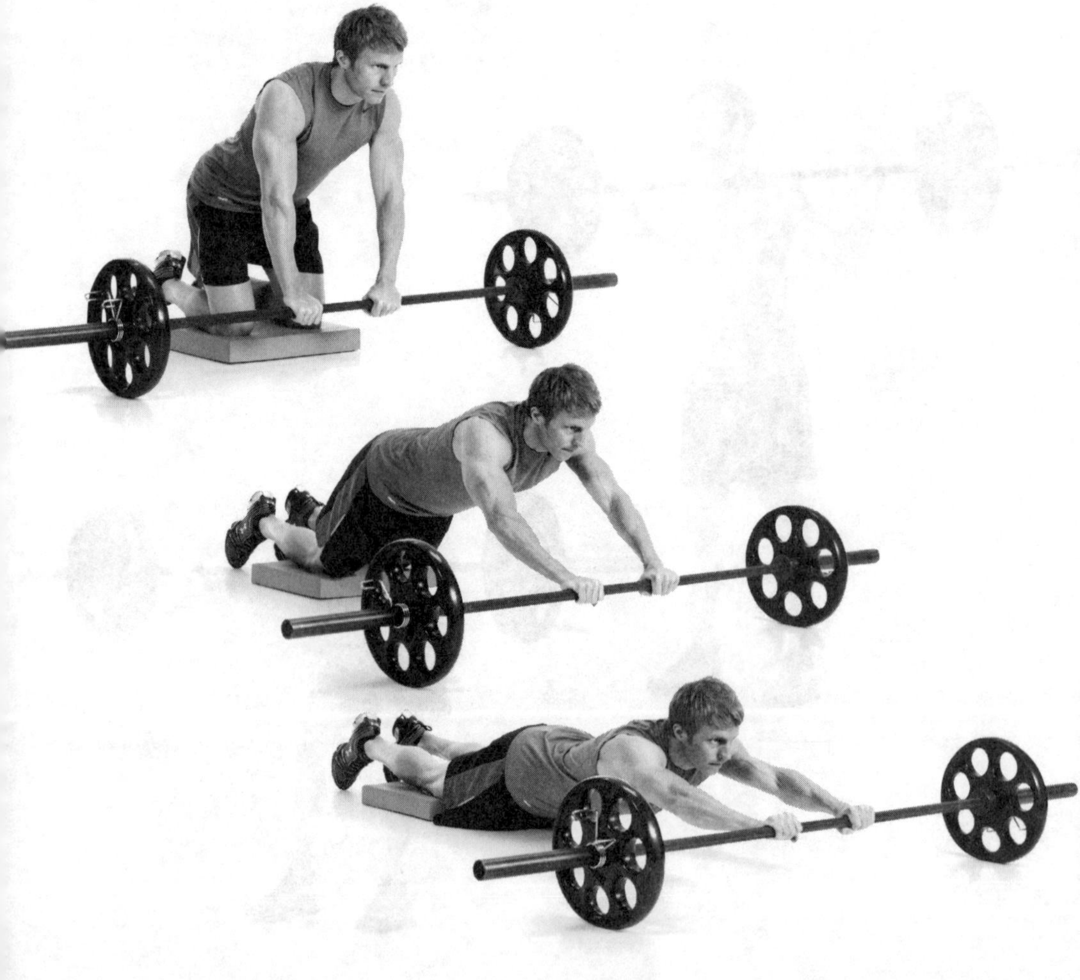

Combinaison intermédiaire aux haltères

1. Fente combinée avec curl biceps et développé épaules

Départ debout, un haltère dans chaque main. Descendre en fente avant, plier les coudes mains en supination, élever les coudes au niveau des épaules, puis les haltères au-dessus de la tête. Les deux genoux fléchissent à 90° maximum. Pousser avec la jambe avant en abaissant les bras pour revenir en position de départ.

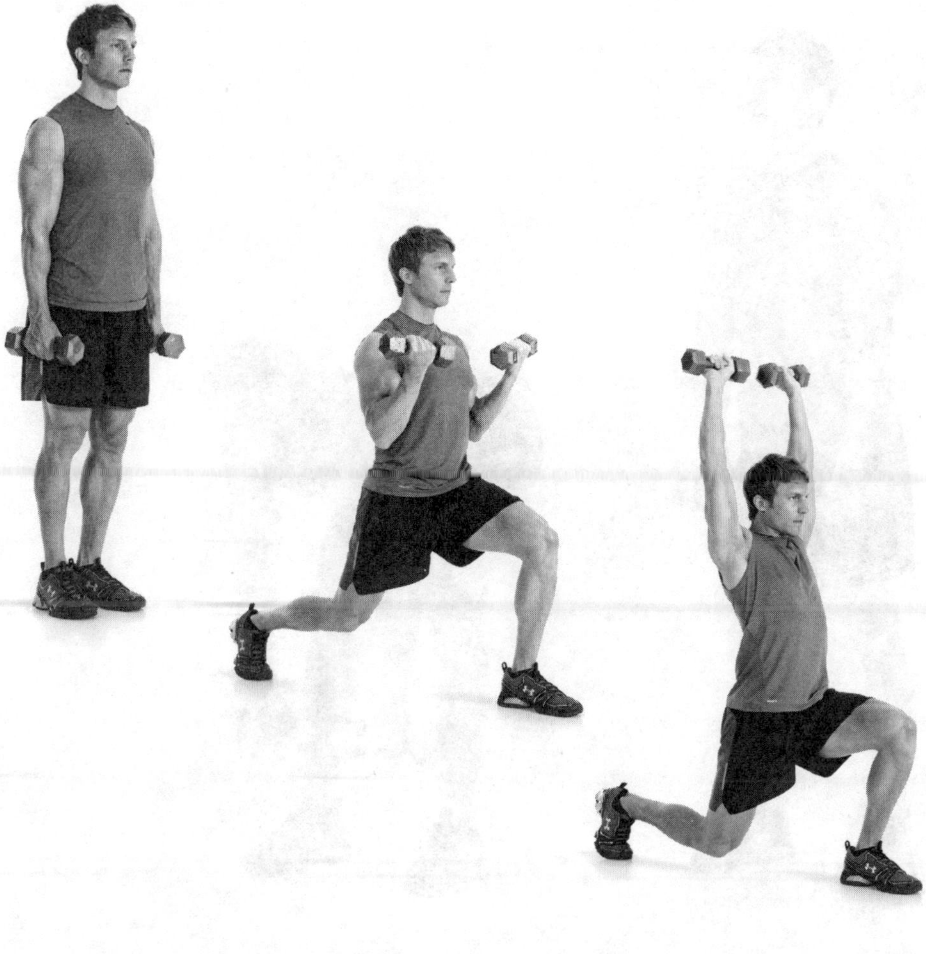

Combinaison intermédiaire aux haltères

2. SOULEVÉ DE TERRE ROUMAIN

Bras le long du corps, haltères en mains, paumes en pronation, jambes parallèles, genoux légèrement fléchis. Pencher le corps en avant sans voûter le dos en amenant le bassin légèrement vers l'arrière pour descendre les poids au niveau des chevilles et remonter en gainant les abdominaux.

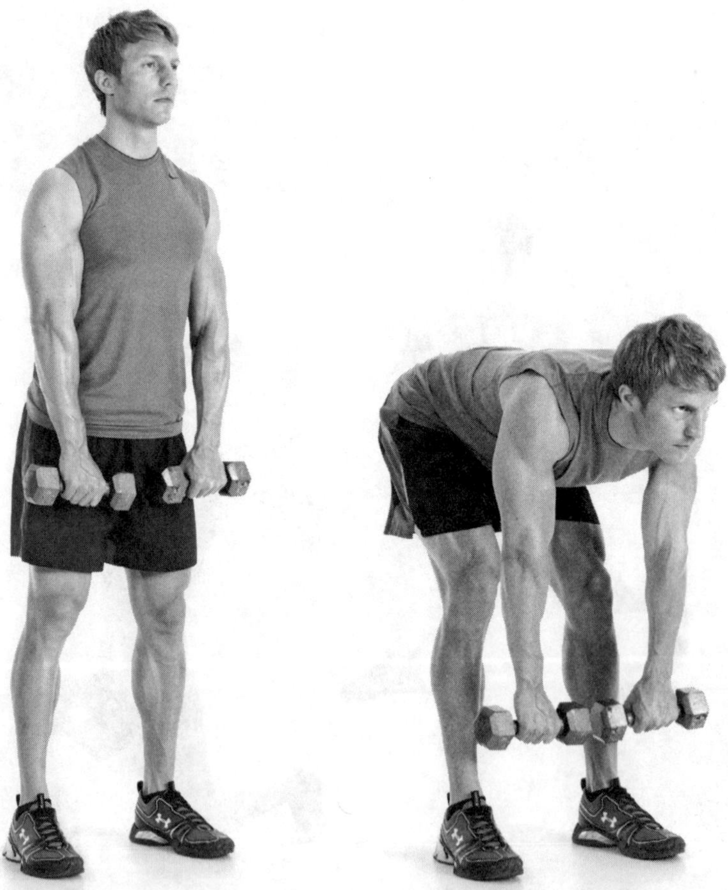

3. DESCENTE-TIRAGE

Corps penché en avant sans voûter le dos, bassin en arrière, genoux légèrement fléchis. Fléchir les deux coudes en même temps pour amener les haltères au niveau des hanches et les redescendre à la hauteur des genoux.

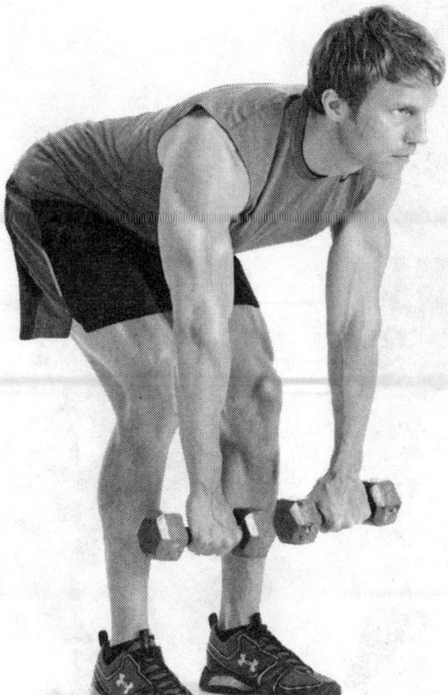

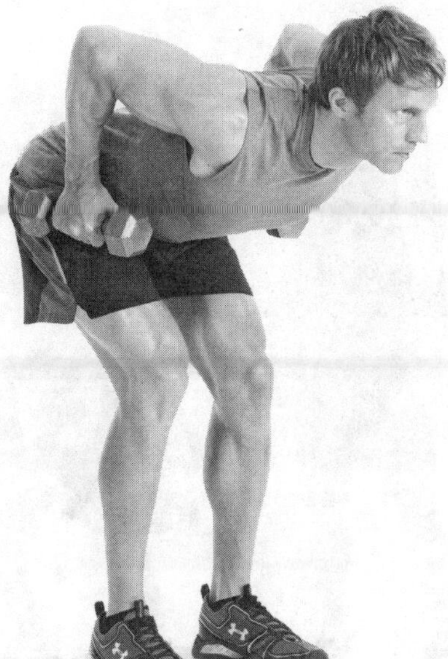

Combinaison intermédiaire aux haltères

4. SQUAT SAUTÉ

Jambes parallèles, haltères en mains, bras le long du corps, descendre en squat et remonter en sautant le plus haut possible. Amortir la réception en pliant genoux, chevilles et hanches pour redescendre en squat sans marquer de pause et recommencer.

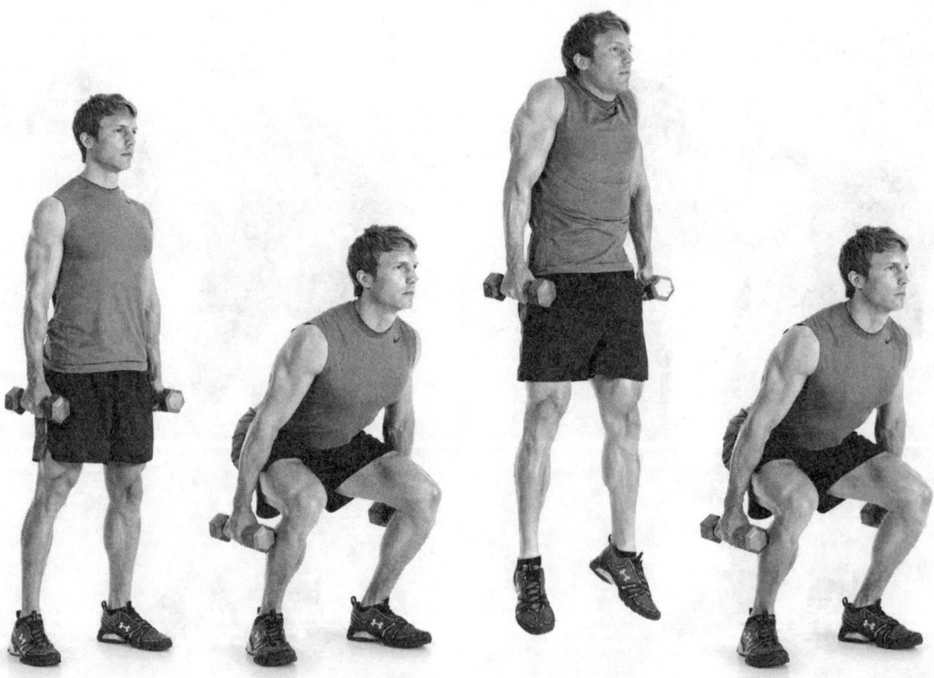

Combinaison intermédiaire au kettlebell

1. BALANCEMENTS ALTERNÉS

Jambes écartées à la largeur des épaules, dos droit, kettlebell tenu d'une main, pencher le corps en avant, amener le bassin vers l'arrière et le poids entre les cuisses. Utiliser l'impulsion des membres inférieurs pour élever la charge au-dessus du corps un peu en avant. À ce niveau, passer le kettlebell dans l'autre main et freiner la descente pour le ramener en position de départ.

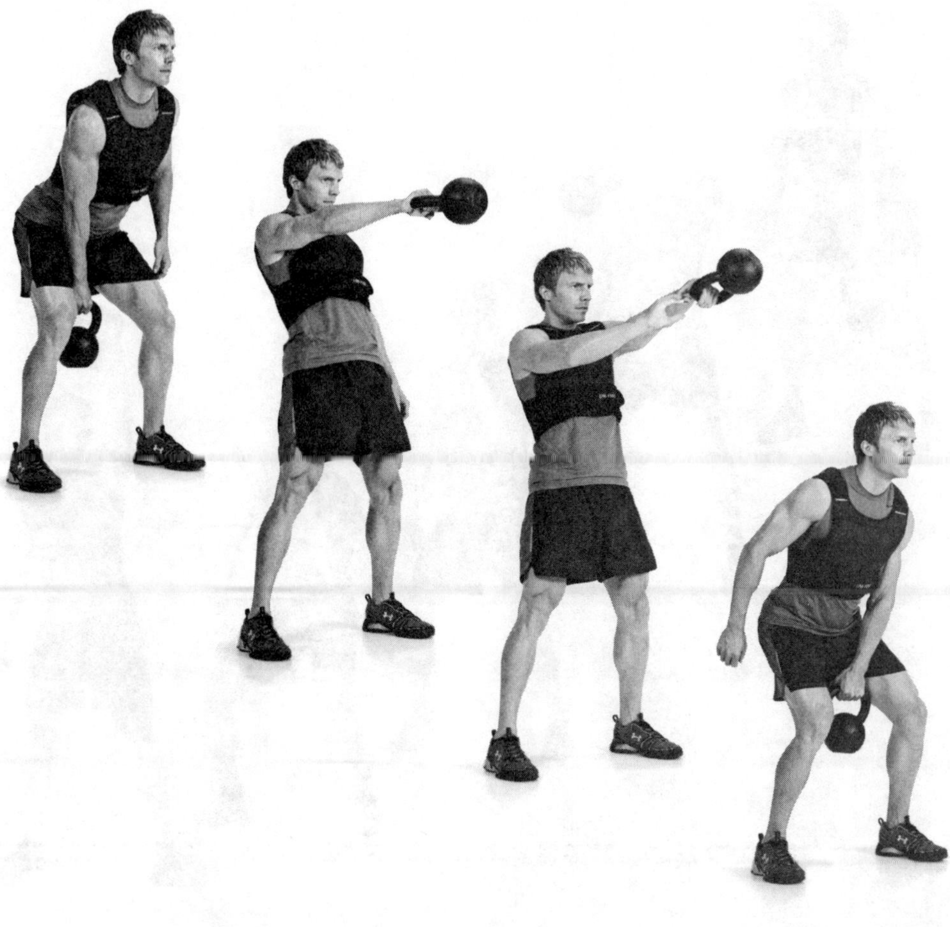

2. ÉPAULÉ-DÉVELOPPÉ D'UN BRAS

Jambes parallèles légèrement fléchies, élever le kettlebell à hauteur d'épaule entre l'avant-bras et le deltoïde antérieur, coude fléchi, un peu en avant. Incliner légèrement le corps du côté du poids, et pousser la charge au-dessus de la tête. Redescendre lentement en position de départ. Faire toutes les répétitions d'un côté avant de passer à l'autre.

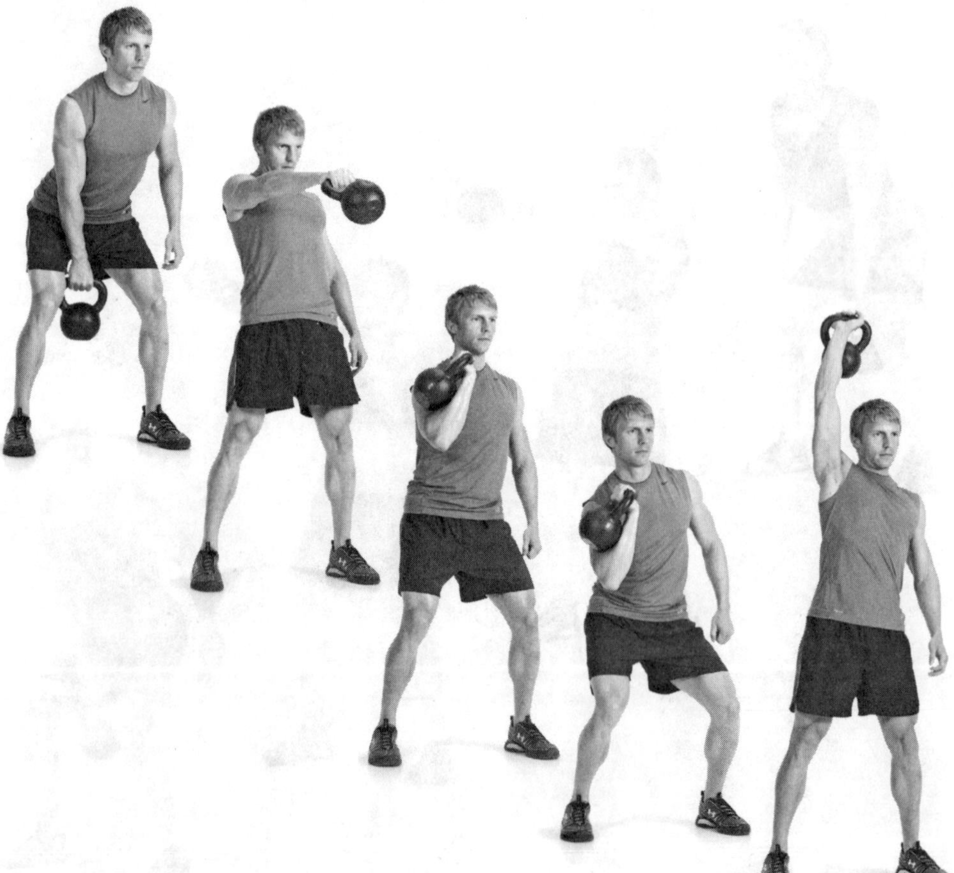

3. *WINDMILL* (MOULIN À VENT)

Départ jambes parallèles, corps droit. Élever le kettlebell au-dessus de la tête, écarter les jambes à une largeur supérieure à celle des épaules, les genoux fixés en légère flexion. Amener le bassin latéralement vers l'arrière côté kettlebell sans quitter la charge des yeux. Descendre pour toucher le sol entre les pieds avec la main libre. Faire toutes les répétitions d'un côté avant de passer à l'autre.

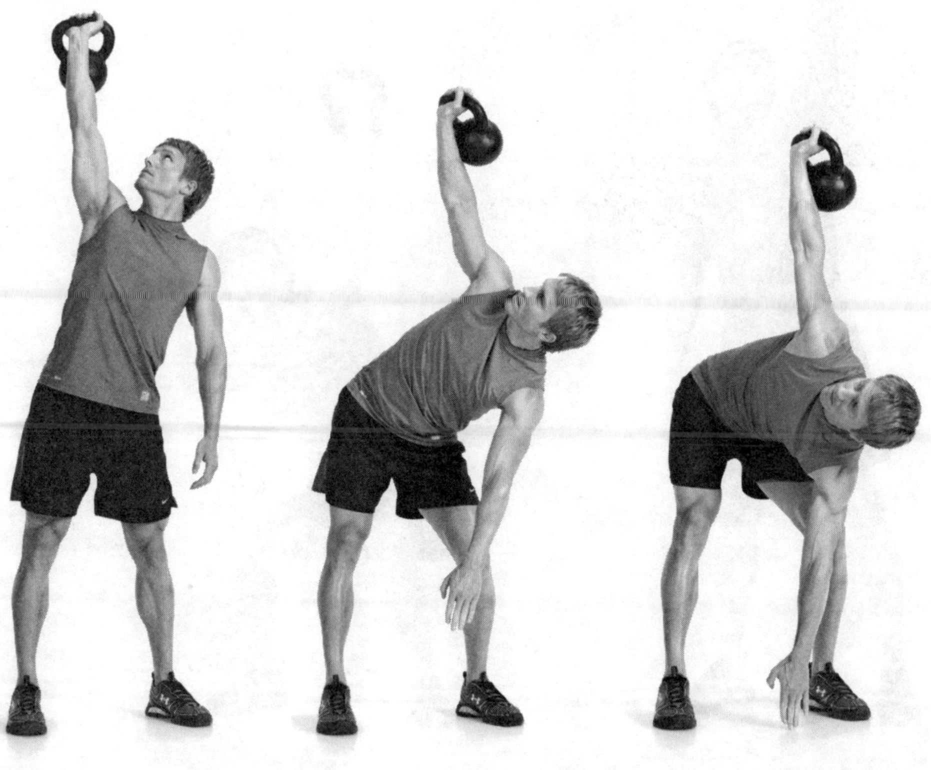

Combinaison intermédiaire au kettlebell

4. SQUAT BRAS TENDUS

Jambes écartées à la largeur des épaules, élever le kettlebell à bras tendus au-dessus de la tête, gainer les abdominaux, descendre en squat à 90° maximum en gardant le bassin en arrière et les pieds à plat et remonter en soufflant. Faire toutes les répétitions d'un côté avant de passer à l'autre.

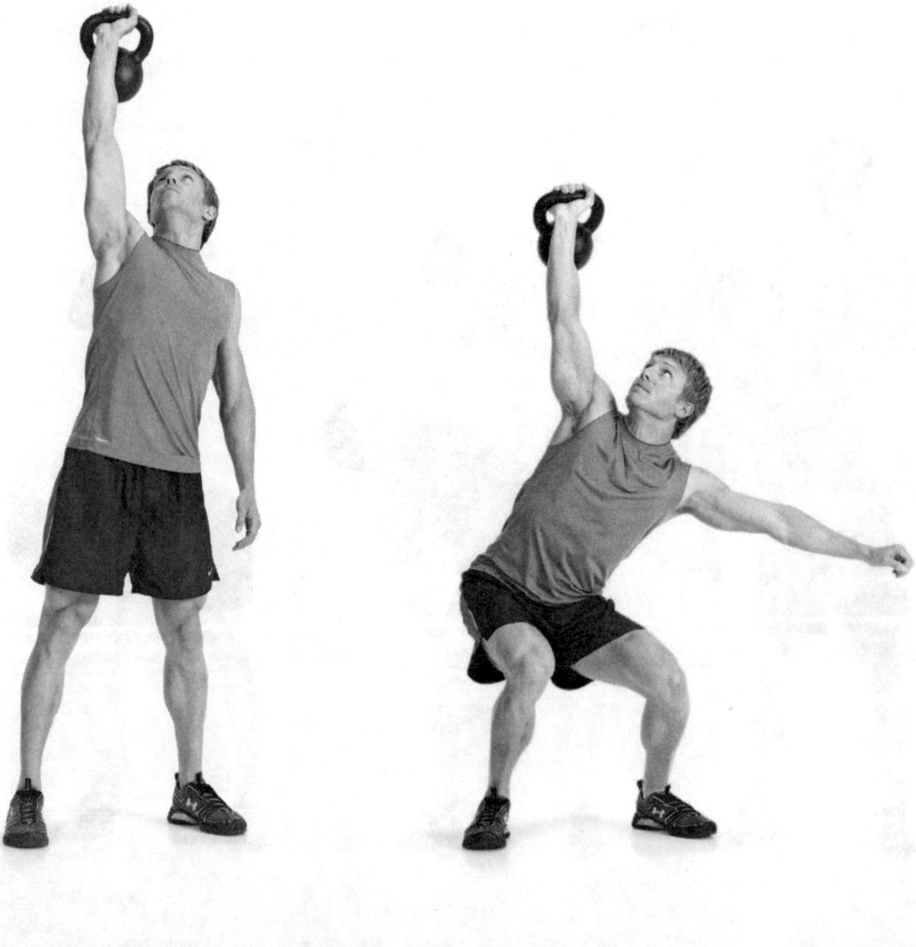

Combinaison avancée à la barre

1. ENROULEMENT D'ÉPAULES SAUTÉ

Corps droit, jambes parallèles, barre tenue en pronation, mains écartées à la largeur des épaules, amorcer un quart de squat et sauter légèrement en enroulant les épaules vers l'arrière. Amortir la réception par une flexion des genoux en quart de squat pour préparer le saut suivant.
(Note : cet exercice très risqué exige un haut niveau technique et une musculature puissante.)

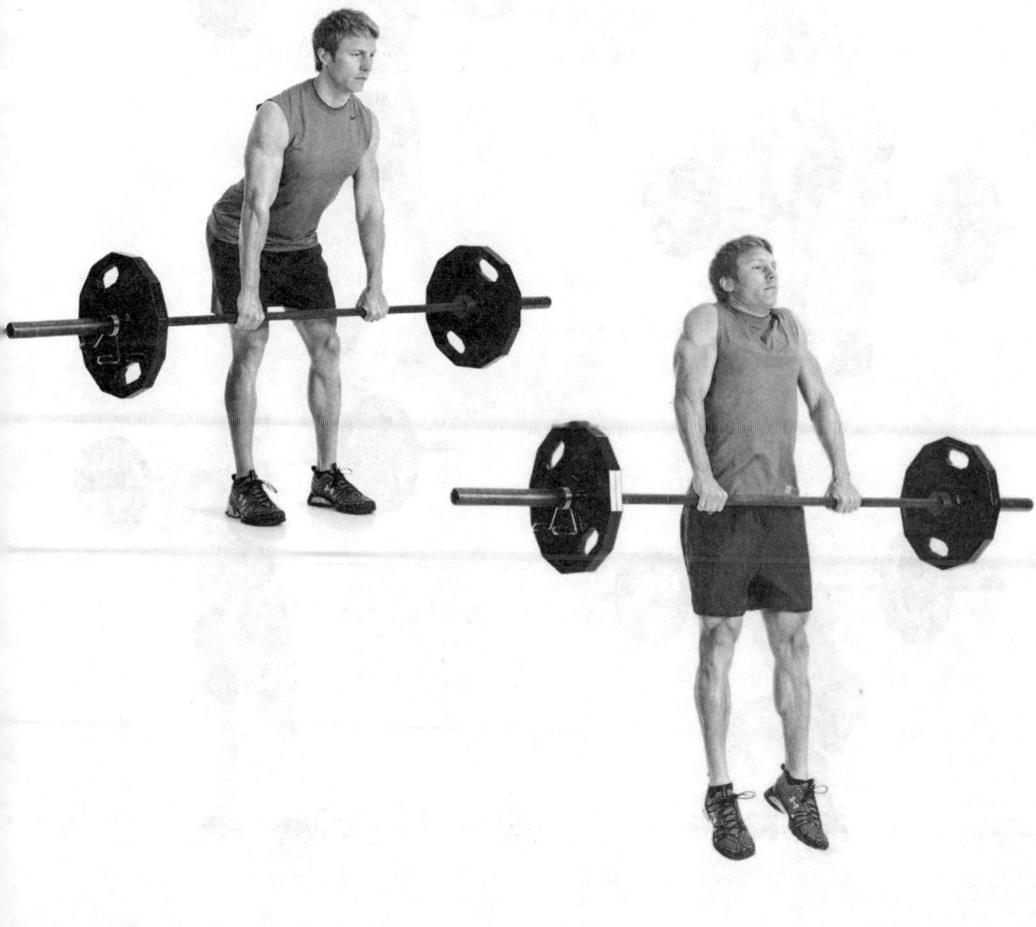

Combinaison avancée à la barre

2. SQUAT ÉPAULÉ

Départ debout, corps droit, mains en pronation écartées à la largeur des épaules. Épauler en pliant les coudes très vite. Passer les coudes sous la barre pour l'immobiliser à hauteur d'épaules tout en descendant en squat, genoux fléchis à 90° maximum. Remonter jambes tendues puis redescendre la barre le long du corps pour revenir en position de départ.

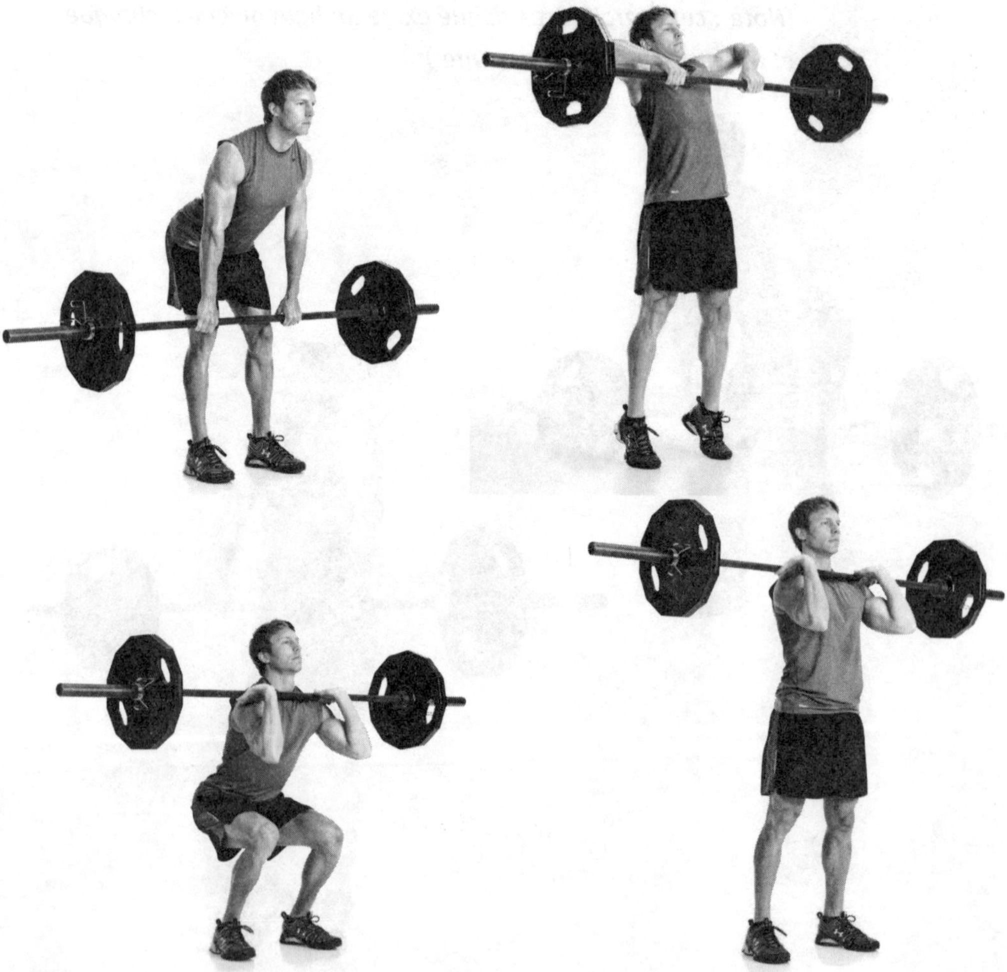

3. DÉVELOPPÉ FRONTAL ÉPAULES

Corps droit, barre tenue en pronation au-dessous du menton, au niveau des clavicules, amorcer un quart de squat et utiliser l'impulsion des jambes pour élever la charge au-dessus de la tête en reculant légèrement le menton. Freiner la redescente en coordonnant bras et jambes et recommencer.

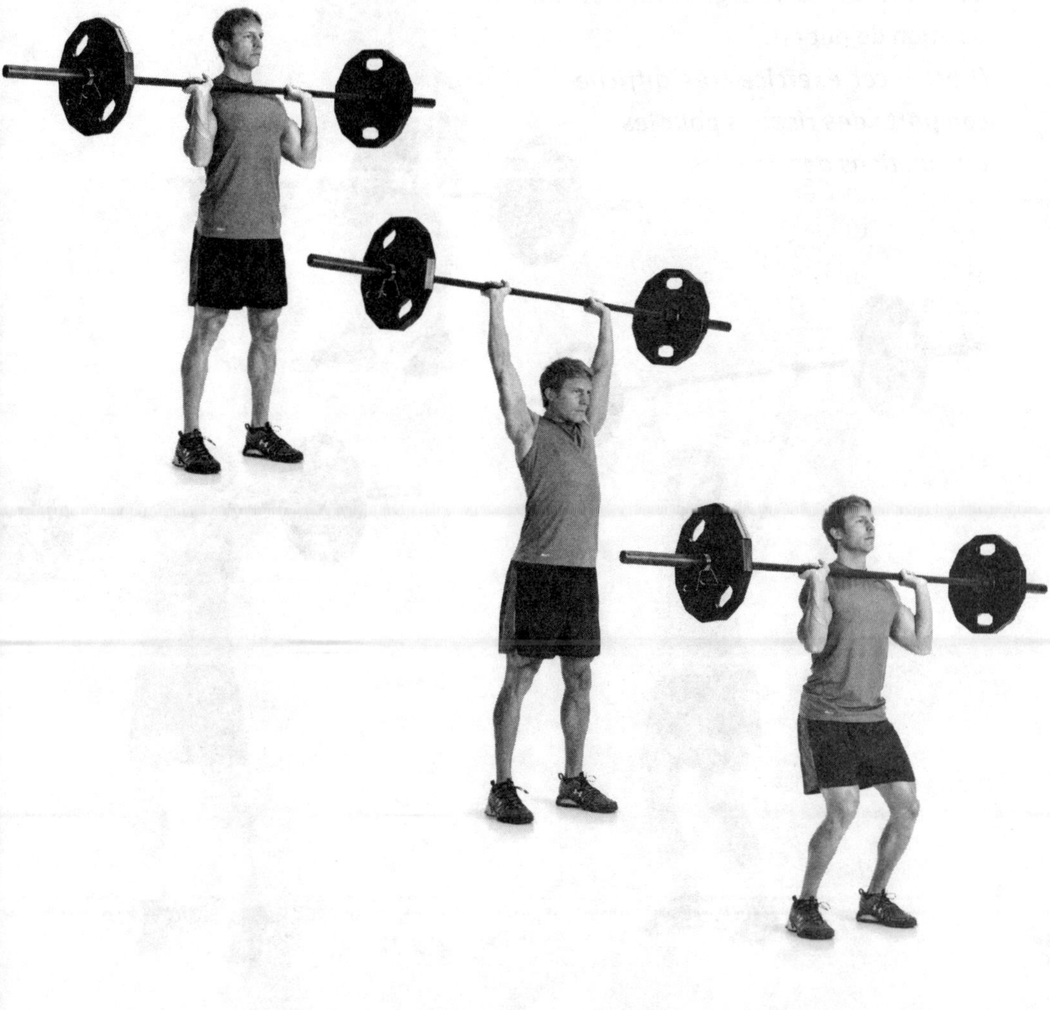

Combinaison avancée à la barre

4. ARRACHÉ AVEC ÉLÉVATION

Corps droit, jambes parallèles, genoux légèrement fléchis, mains écartées en pronation à largeur d'épaules. Gainer les abdominaux, plier les coudes pour élever la barre très vite vers le menton tout en descendant en quart de squat. Utiliser simultanément l'impulsion des jambes pour tendre les bras au-dessus de la tête. Freiner la descente de la charge pour revenir en position de départ.

(Note : cet exercice très difficile comporte des risques pour les articulations des épaules.)

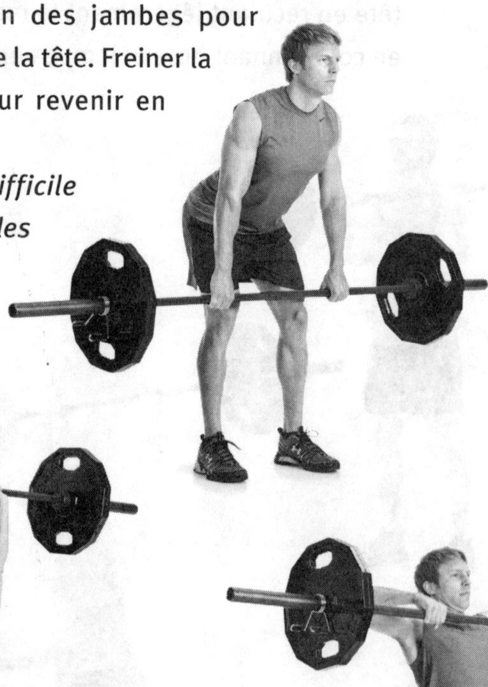

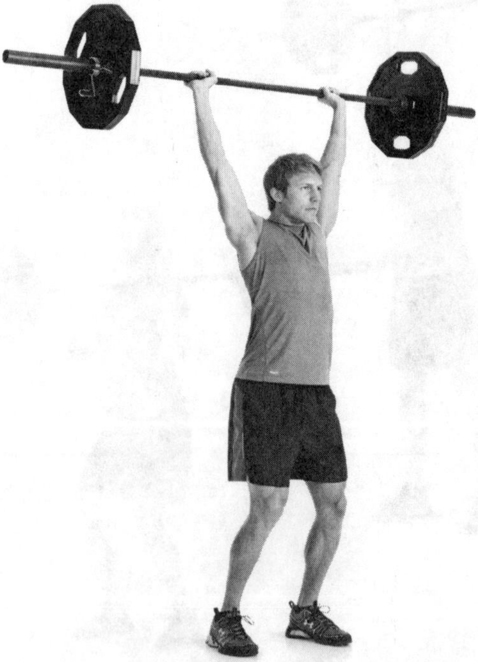

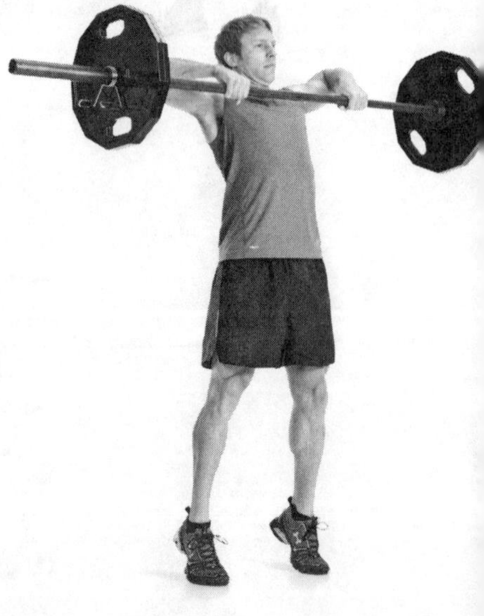

5. SQUAT BRAS TENDUS

Mains écartées à la largeur des épaules soutenant la barre au-dessus de la tête, corps droit gainé par les abdominaux, descendre en squat, genoux fléchis à 90° maximum sans décoller les talons et remonter en expirant.

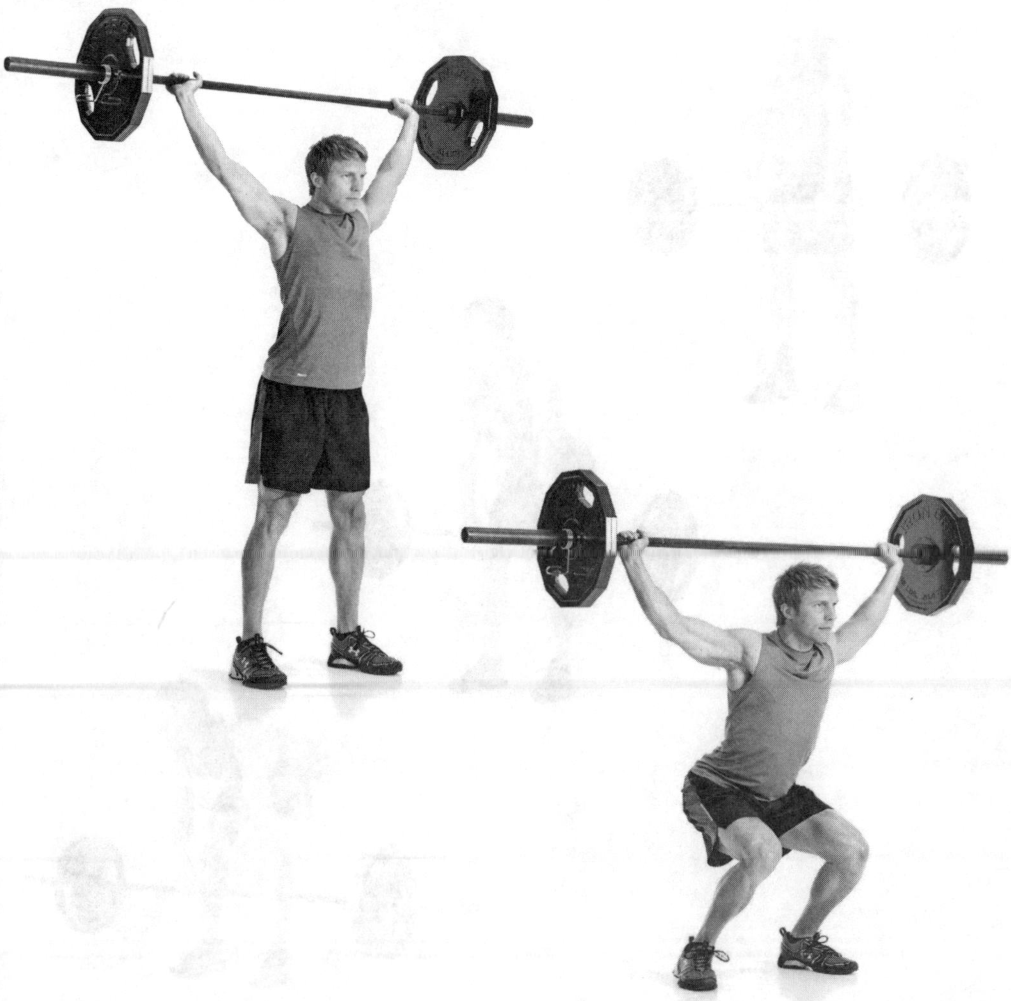

Combinaison avancée à la barre

6. Soulevé de terre roumain

Barre tenue en pronation, mains écartées à la largeur des épaules, jambes parallèles, genoux légèrement fléchis, pencher le corps en avant sans voûter le dos. Descendre la barre à mi-hauteur des tibias et remonter sans accentuer la cambrure.

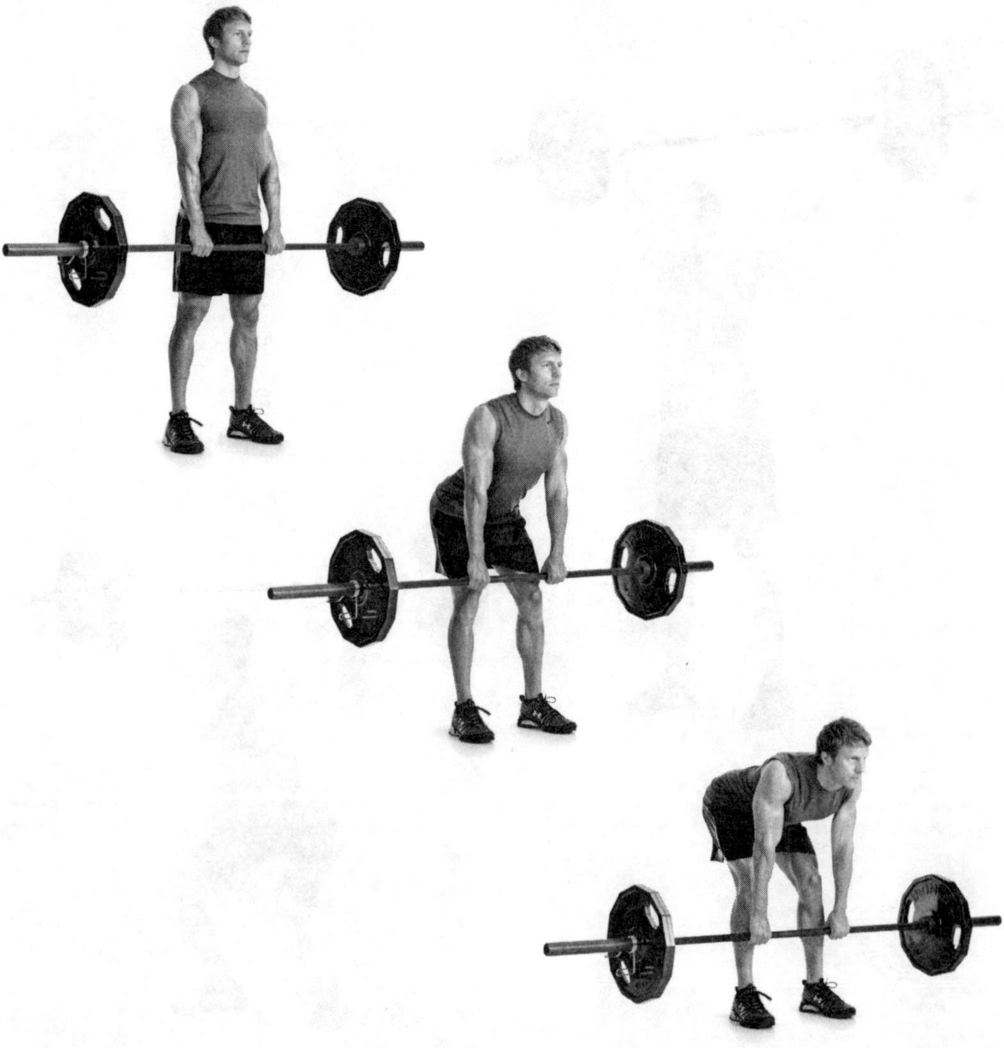

7. Pompes pliométriques ou pompes sautées explosives

En position de pompes, gainer les abdominaux et pousser très fort et vite avec les bras pour que les mains quittent le sol. Amortir la réception en pliant les coudes en demi-flexion maximum pour amorcer immédiatement la répétition suivante.

En progressant, il est possible de claquer les mains, toucher les pectoraux, les oreilles ou les hanches, jusqu'à réussir à claquer les mains dans le dos.

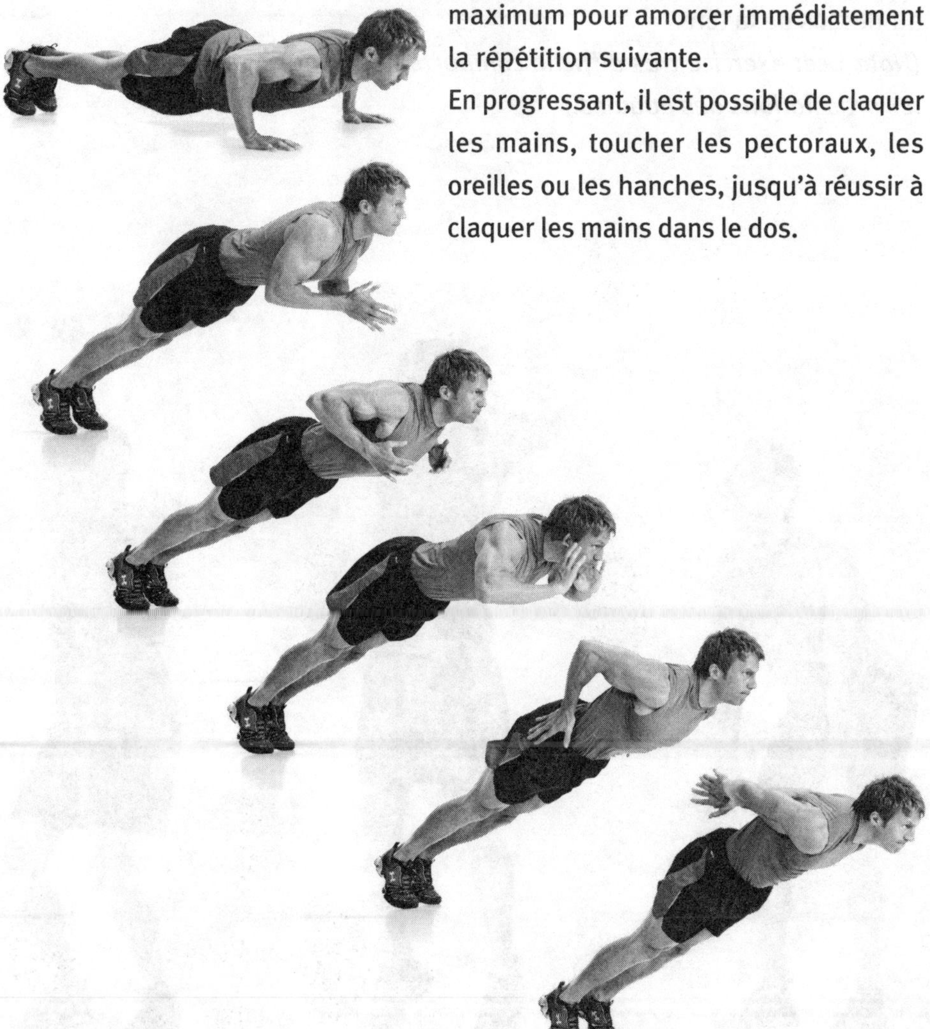

Combinaison avancée aux haltères

1. ARRACHÉ AVEC ÉLÉVATION

Corps droit, jambes parallèles, en pronation, mains à la largeur des épaules, descendre en quart de squat en pliant légèrement les coudes pour élever les haltères à la hauteur du menton et prolonger l'impulsion jusqu'à amener les bras au-dessus de la tête.
(Note : cet exercice très difficile comporte des risques pour les articulations des épaules.)

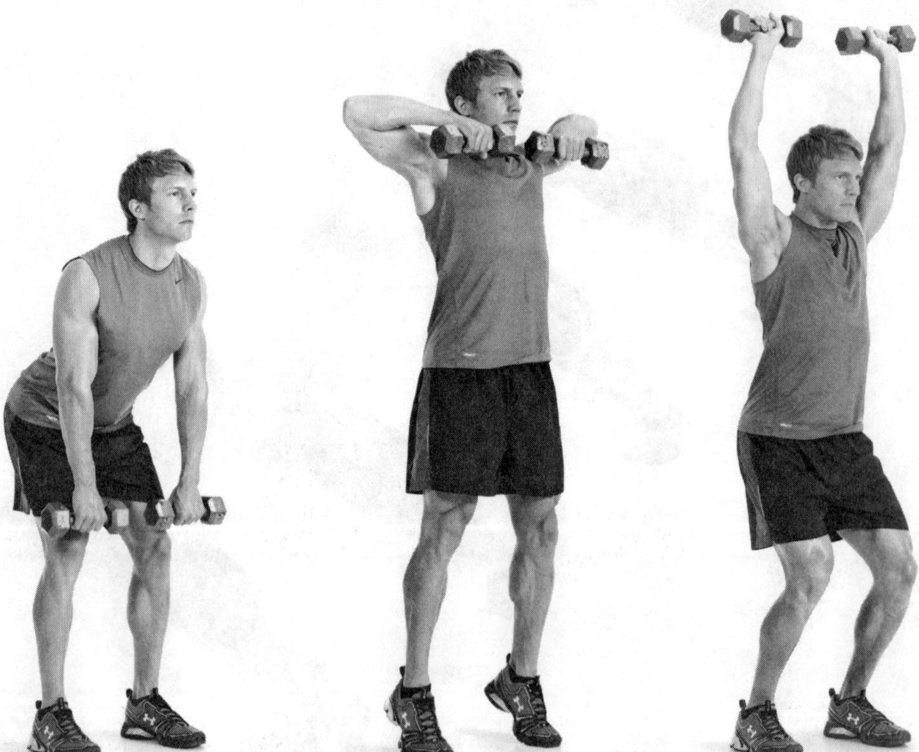

2. COMBINAISON SQUAT/ DÉVELOPPÉ ÉPAULES

Corps droit, haltères tenues à hauteur d'épaules, paumes de mains en vis-à-vis, coudes fléchis orientés légèrement en avant, descendre en squat, genoux fléchis à 90° maximum et remonter en utilisant l'impulsion des jambes pour monter les haltères au-dessus de la tête.

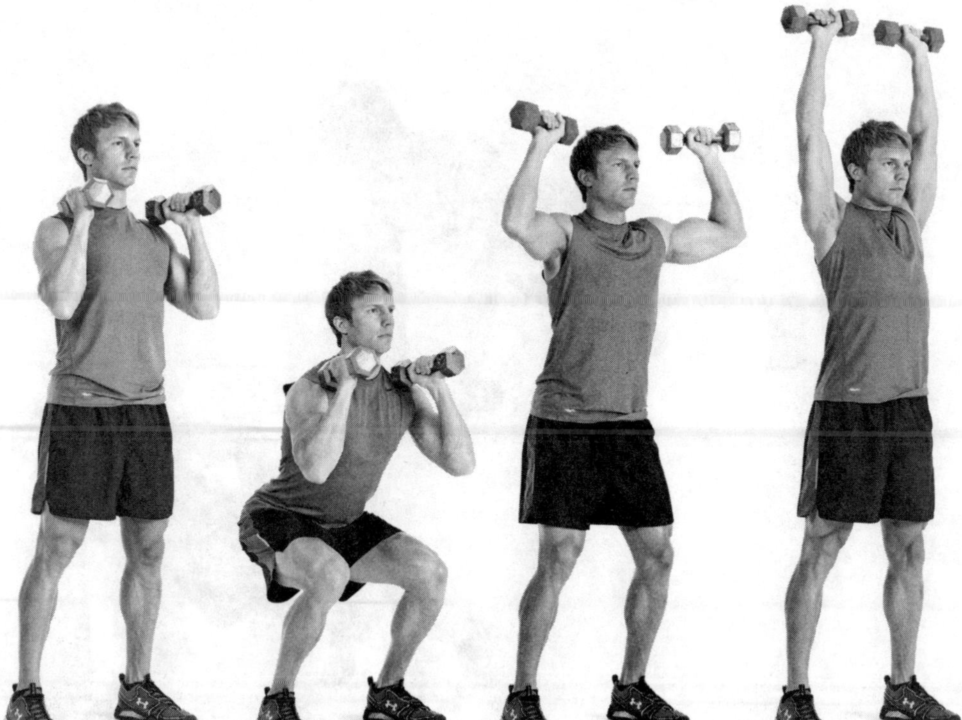

Combinaison avancée aux haltères

3. COMBINAISON POMPE/TIRAGE D'UN BRAS

Départ en position de pompes, mains sur les haltères. Faire une pompe. Une fois remonté, gainer les abdominaux, soulever un haltère pour le monter au niveau des côtes en pliant le coude, tirer un bras vers les côtes, en conservant le corps immobile. Reposer le poids et alterner du côté opposé.

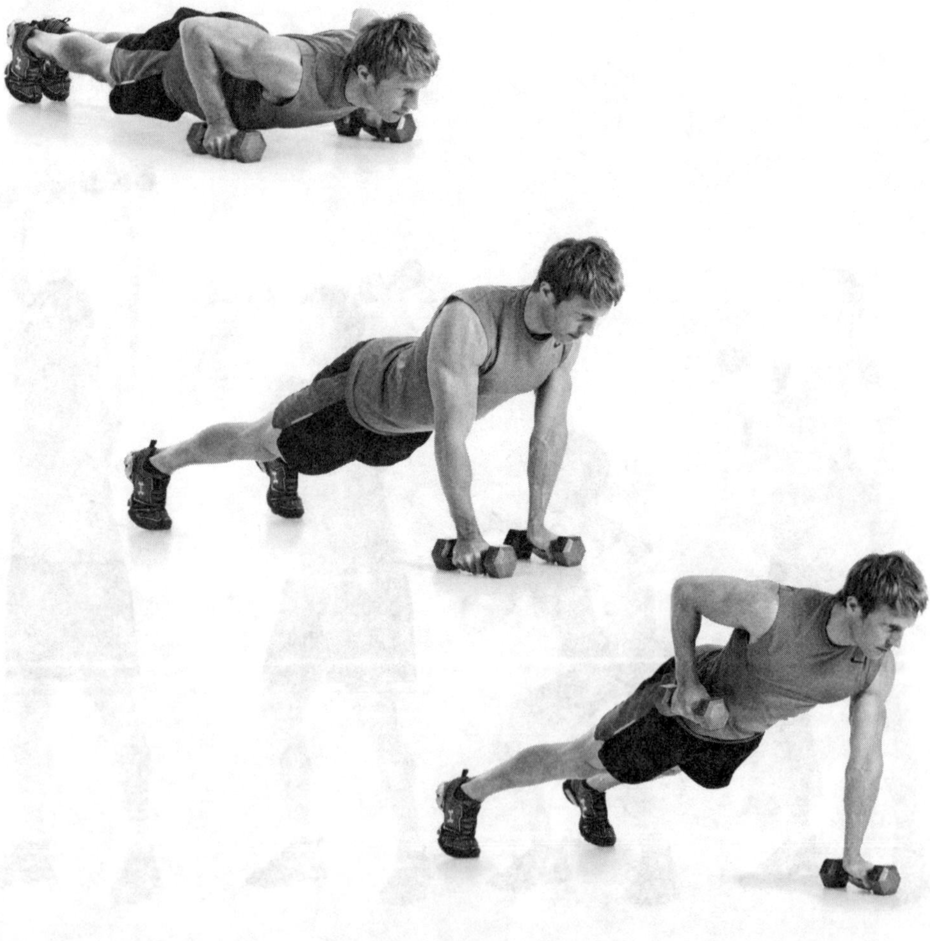

4. BURPEES LESTÉS

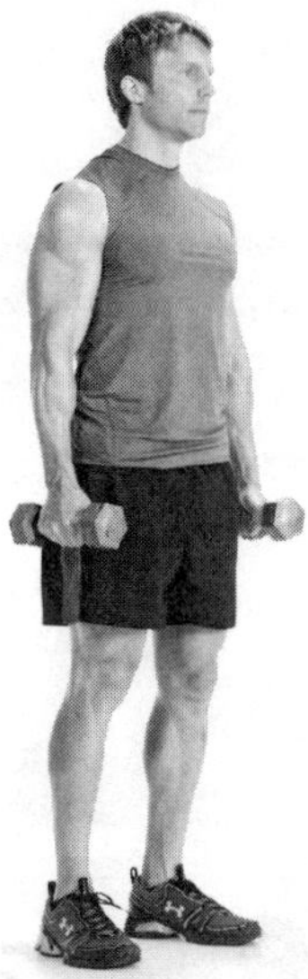

Départ debout, corps droit, un haltère dans chaque main, bras le long du corps. Descendre à demi accroupi sans voûter le dos pour poser les haltères devant les pieds, paumes en vis-à-vis. Pousser fort les jambes en arrière pour se placer en position de pompes, ramener très vite les pieds derrière les mains et sauter en hauteur.

Amortir la réception et recommencer sans marquer de pause.

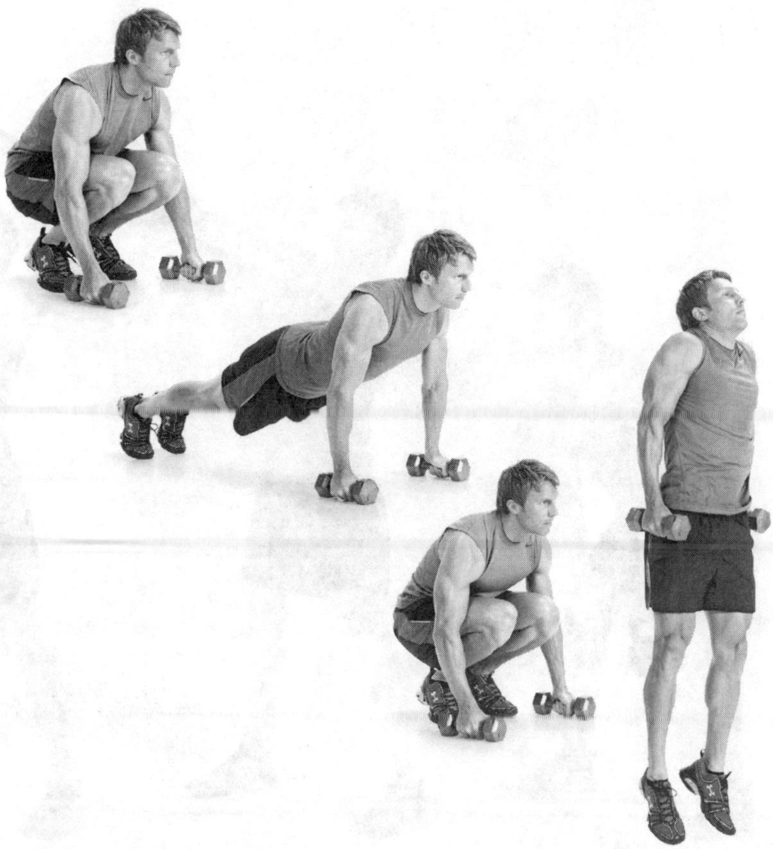

Combinaison avancée au kettlebell

1. ROWING VERTICAL

Corps droit, jambes parallèles, un kettlebell dans chaque main, donner une impulsion avec les bras pour élever les coudes au niveau des épaules et les poids à hauteur de poitrine avant de les redescendre en position initiale.

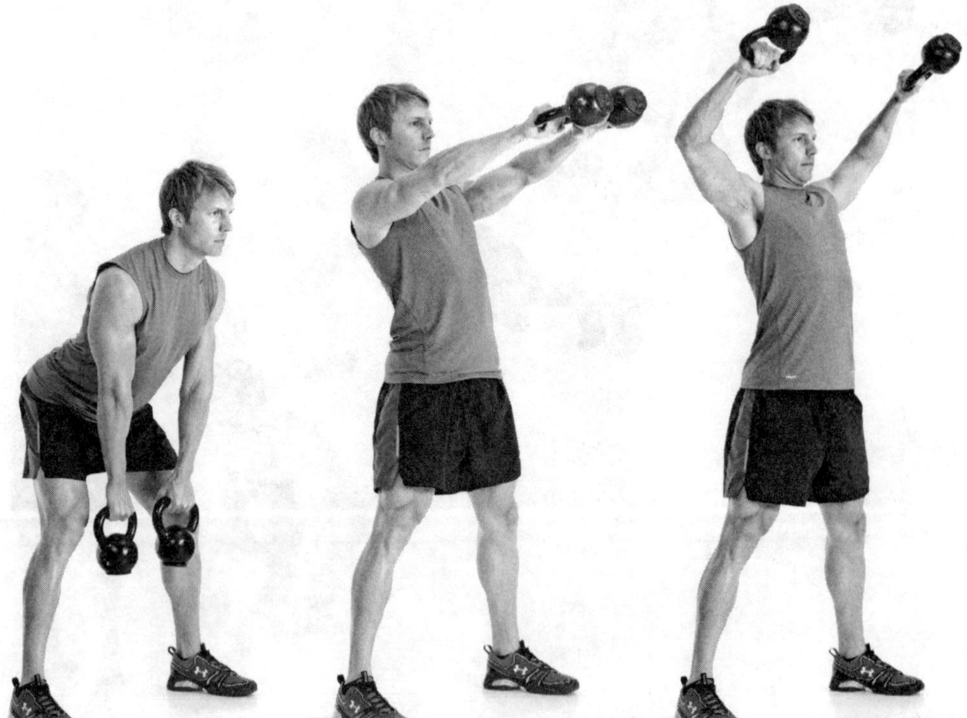

2. COMBINAISON ÉPAULÉ-DÉVELOPPÉ

Jambes parallèles, corps droit , épauler les poids en fléchissant les genoux en quart de squat et utiliser l'impulsion des jambes pour élever les kettlebells au-dessus de la tête sans marquer de pause. Freiner la descente pour revenir en position de départ.

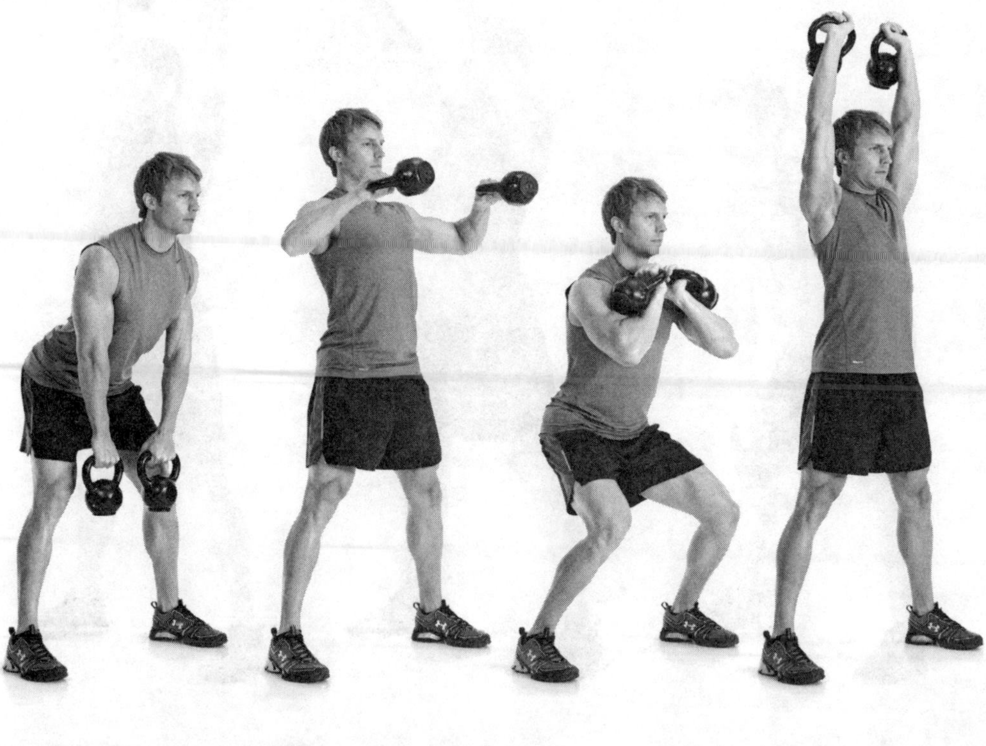

3. ÉLÉVATION PAR ANTÉPULSION

Jambes parallèles, corps droit, bras le long du corps, élever les kettlebells à bras tendus au niveau des épaules. À ce niveau, faire pivoter les kettlebells autour de vos mains pour qu'ils reposent sur vos avant-bras, et monter les bras vers le plafond. Freiner la descente des poids pour revenir en position de départ et recommencer.

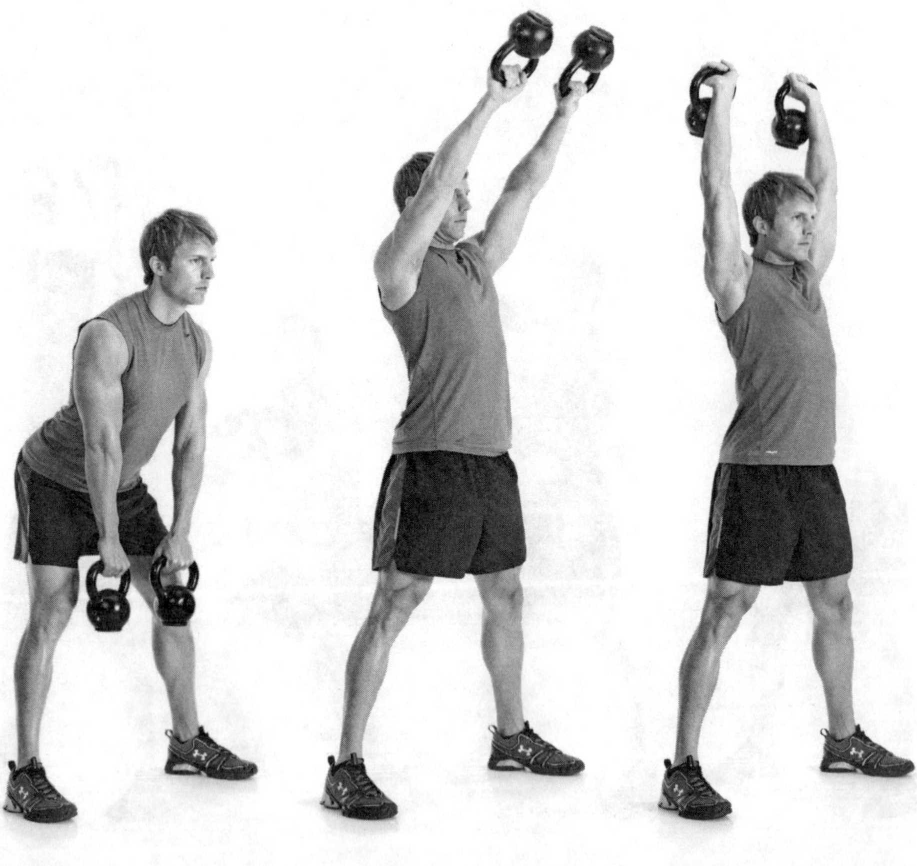

4. SQUAT AVANT

En tenant un kettlebell dans chaque main en position d'épaulé, le poids reposant entre le deltoïde et l'avant-bras, gainer les abdominaux et descendre en squat, genoux fléchis à 90° maximum. Cet exercice peut être effectué d'une seule main, puis en changeant de côté.

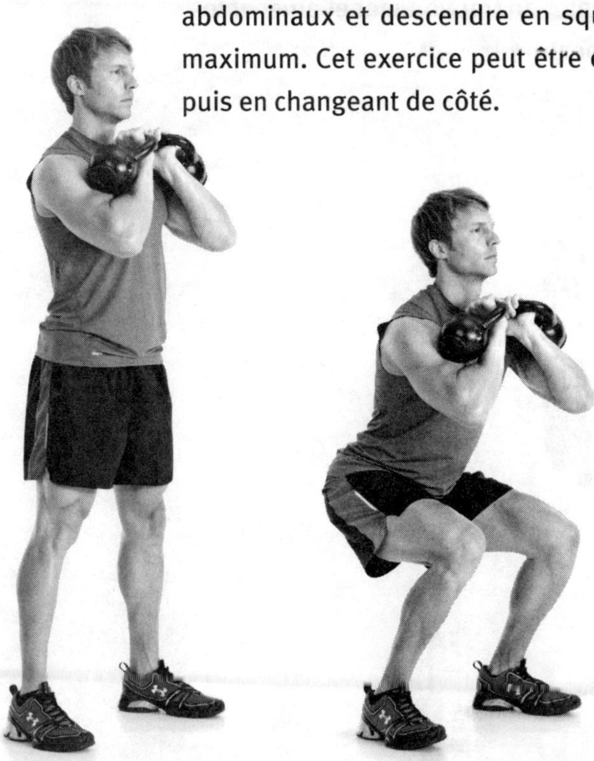

Autres accessoires			
POULIE	**POIDS DU CORPS 1**	**POIDS DU CORPS 2**	**SANGLES TRX**
Combinaison squat et tirage	Squats	Combinaison burpee et traction	Tirage horizontal
Woodchop (de chaque côté)	Fentes sautées	Squats sautés	Squats sautés
Combinaison fente et développé épaules	Pompes pliométriques	Pompes pliométriques	Pompes
	Burpees	Lever de jambes	Sauts latéraux
	Escalade au sol		

Autres accessoires – Poulie

1. COMBINAISON SQUAT/TIRAGE

Une poignée dans chaque main, bras en avant vers le haut, descendre en squat, genoux fléchis à 90° maximum en gardant les bras tendus. Remonter en tractionnant et amener les mains de chaque côté des pectoraux.

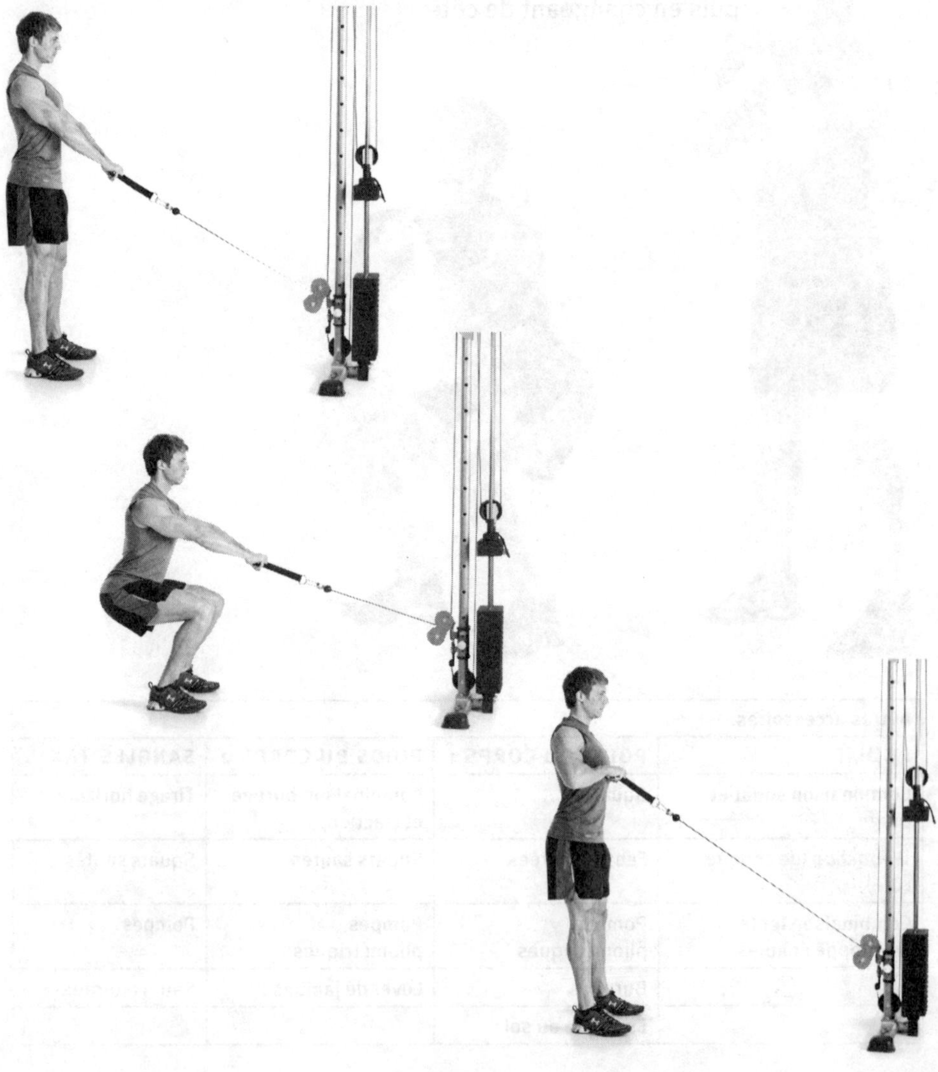

2. *WOODCHOP* (MOUVEMENT DIT DU BÛCHERON)

À la poulie réglée position haute ou basse, pieds décalés, poignée en main, tirer sur le câble en faisant pivoter les épaules et les hanches jusqu'à tourner le dos à la poulie, ainsi que la pointe du pied arrière pour un mouvement aussi ample que possible et alterner du côté opposé.

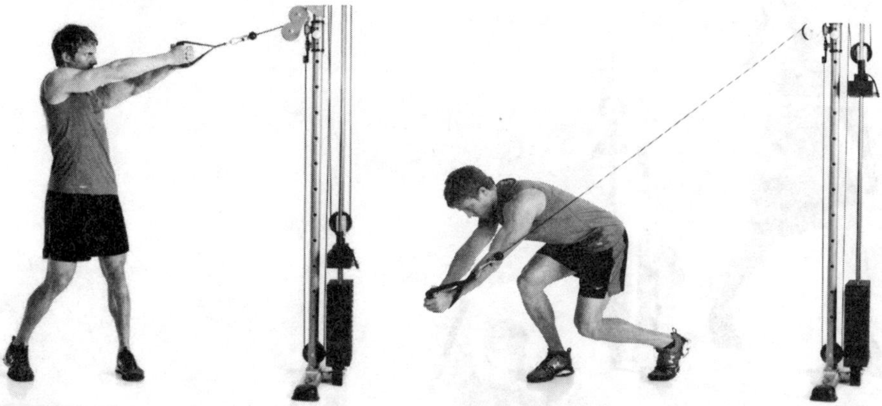

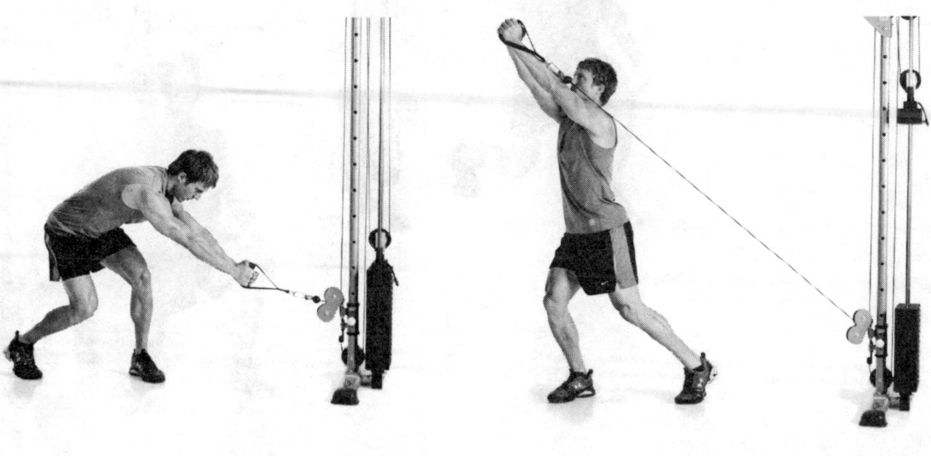

Autres accessoires – Poulie

3. COMBINAISON FENTE/ DÉVELOPPÉ ÉPAULES

À la poulie basse, coude fléchi, poignée tenue d'une main à la hauteur de l'épaule, descendre la jambe opposée en fente avant ou arrière (au choix) en dépliant le bras pour tirer sur le câble du bas vers le haut. Enchaîner toutes les répétitions avant d'alterner de l'autre côté.

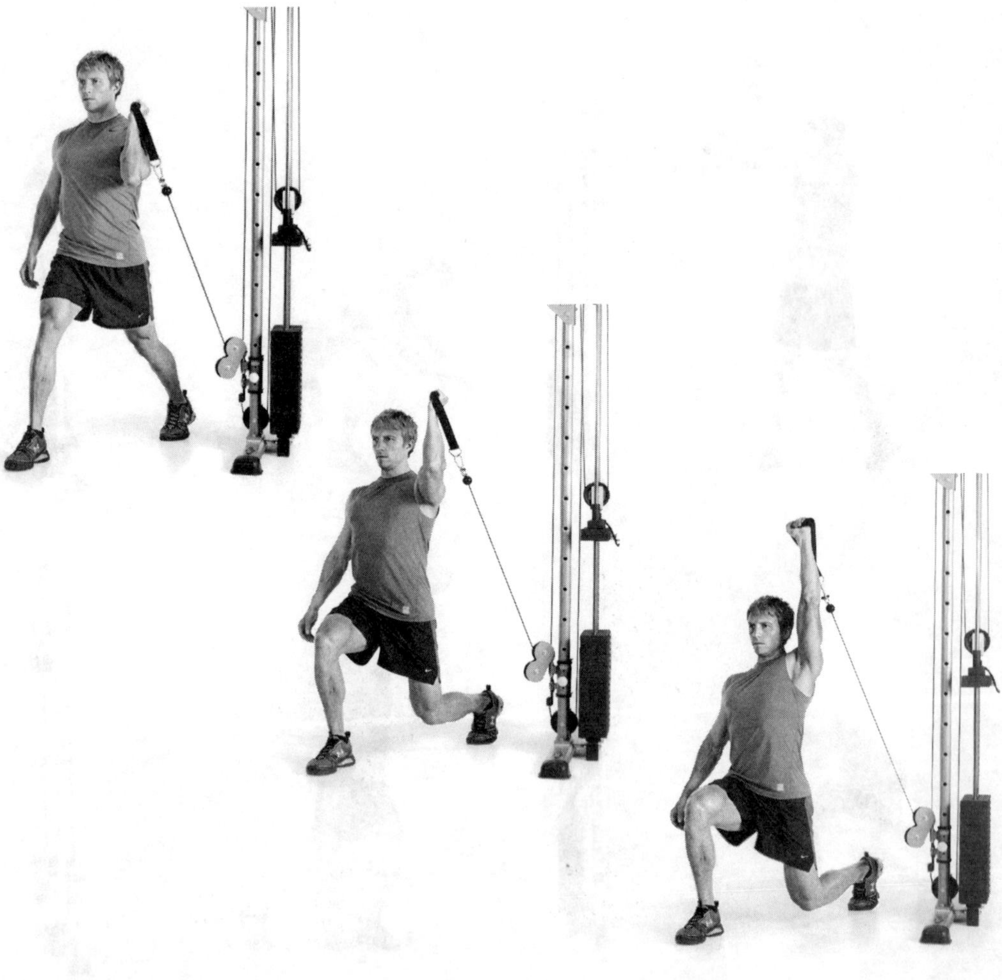

Autres accessoires – Poids du corps n° 1

1. SQUATS

Jambes plus écartées que la largeur des épaules, pieds à plat, avancer les bras en descendant en squat, genoux fléchis à 90° maximum et remonter.

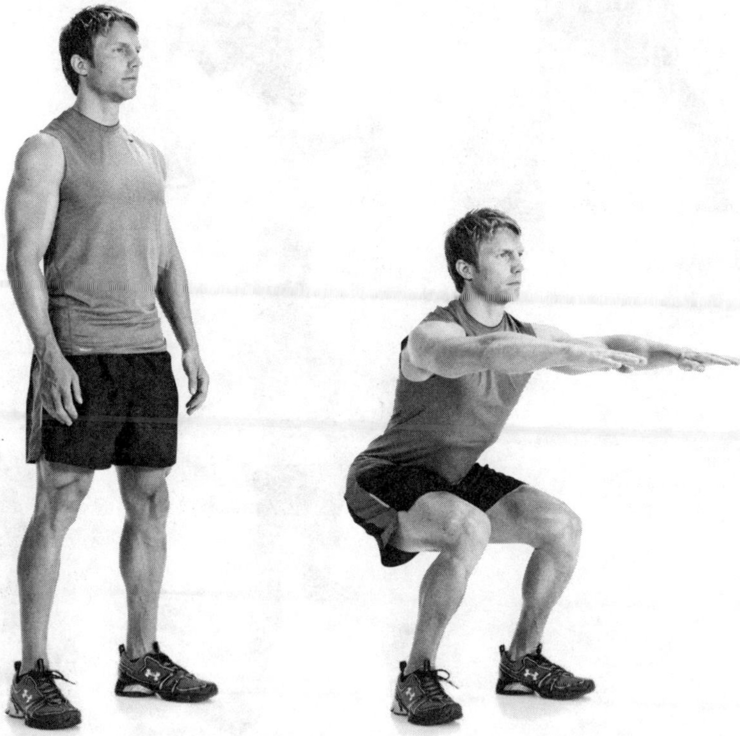

2. Fentes sautées croisées

Départ en position de fentes. Descendre en pliant les genoux à 90° maximum, remonter et sauter aussi haut que possible en inversant le croisement des jambes quand les pieds sont en l'air. Amortir la réception en pliant les genoux de même et recommencer sans marquer de pause.

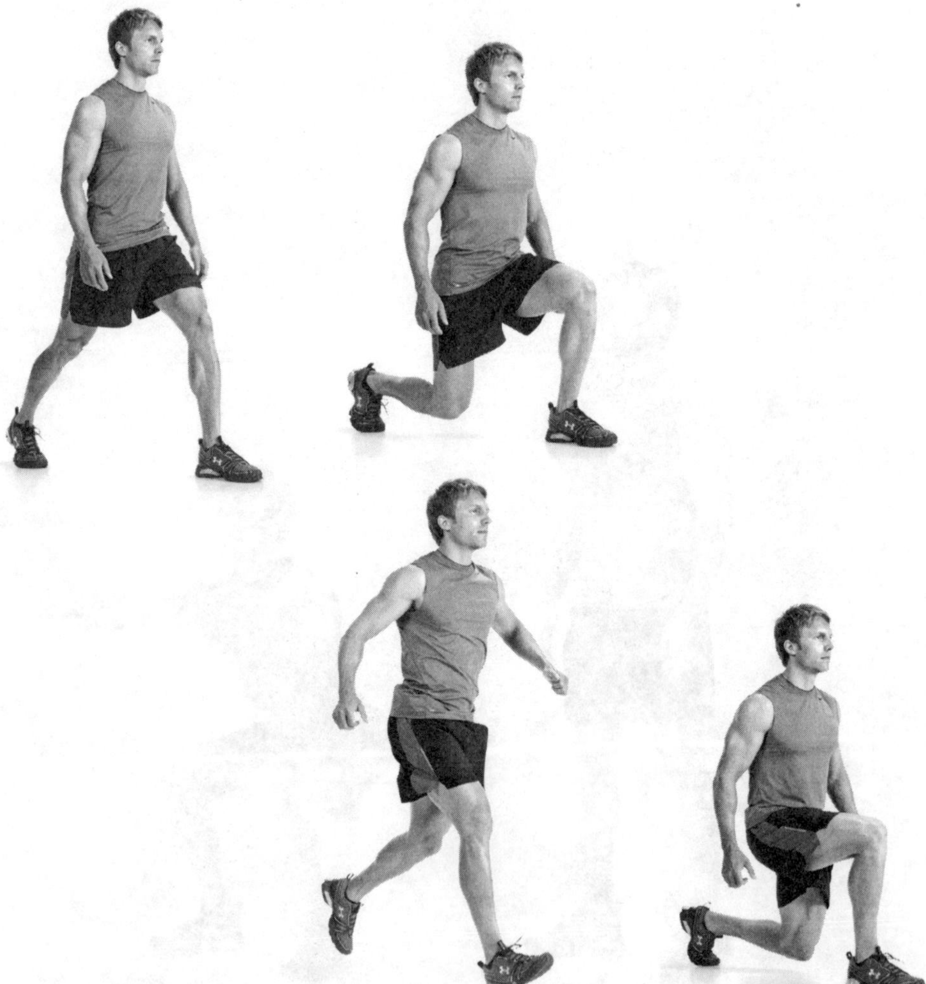

3. Pompes pliométriques ou pompes sautées explosives

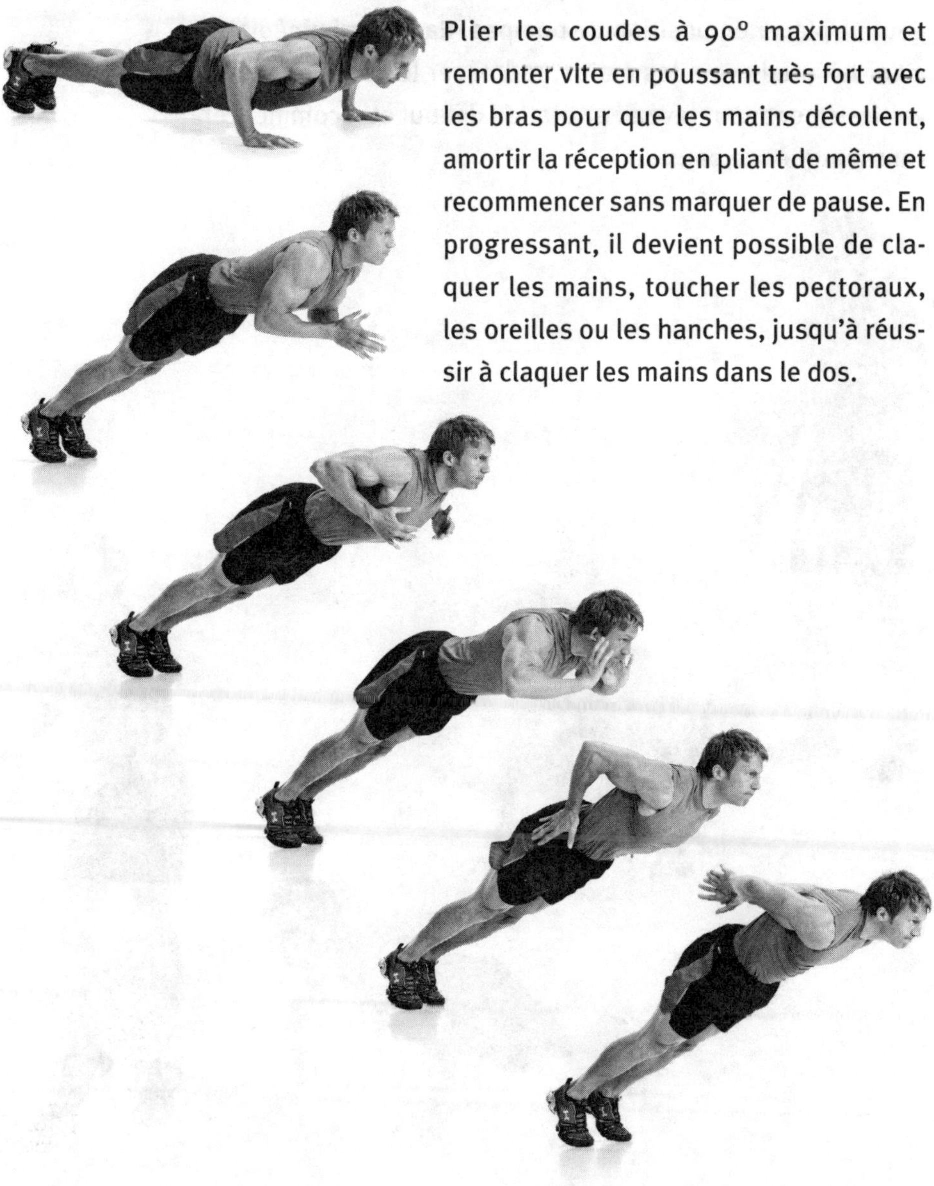

Plier les coudes à 90° maximum et remonter vite en poussant très fort avec les bras pour que les mains décollent, amortir la réception en pliant de même et recommencer sans marquer de pause. En progressant, il devient possible de claquer les mains, toucher les pectoraux, les oreilles ou les hanches, jusqu'à réussir à claquer les mains dans le dos.

4. BURPEES

Départ debout. Descendre accroupi sans voûter le dos, poser les mains devant les pieds et pousser les jambes en arrière pour se placer en position de pompes. Ramener immédiatement les pieds vers les mains, redresser le corps et sauter verticalement pour revenir en station debout et recommencer sans marquer de pause.

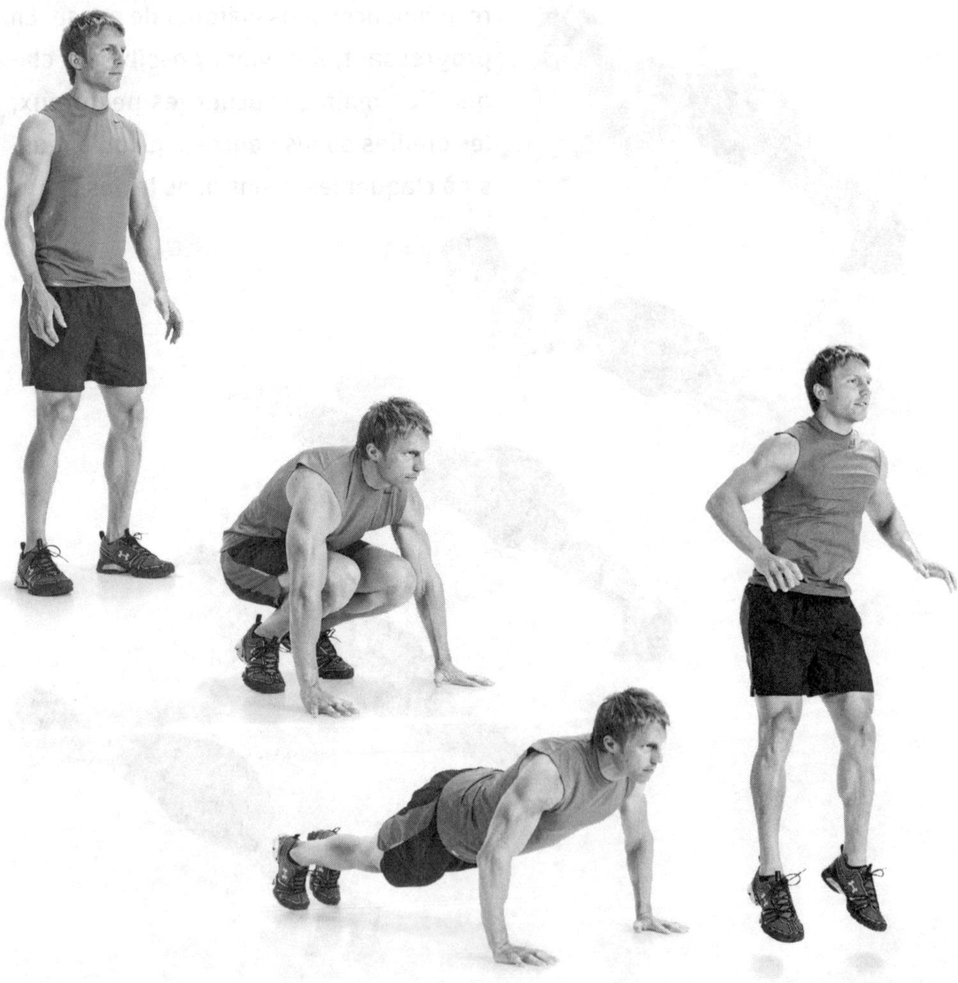

5. Escalade au sol ou *Mountain Climbers*

Départ en position de pompes. Décoller un pied et fléchir le genou pour l'amener vers le coude correspondant afin d'être en équilibre sur les bras et une jambe. Revenir en position de départ et alterner du côté opposé. Il doit toujours y avoir un pied en contact avec le sol.

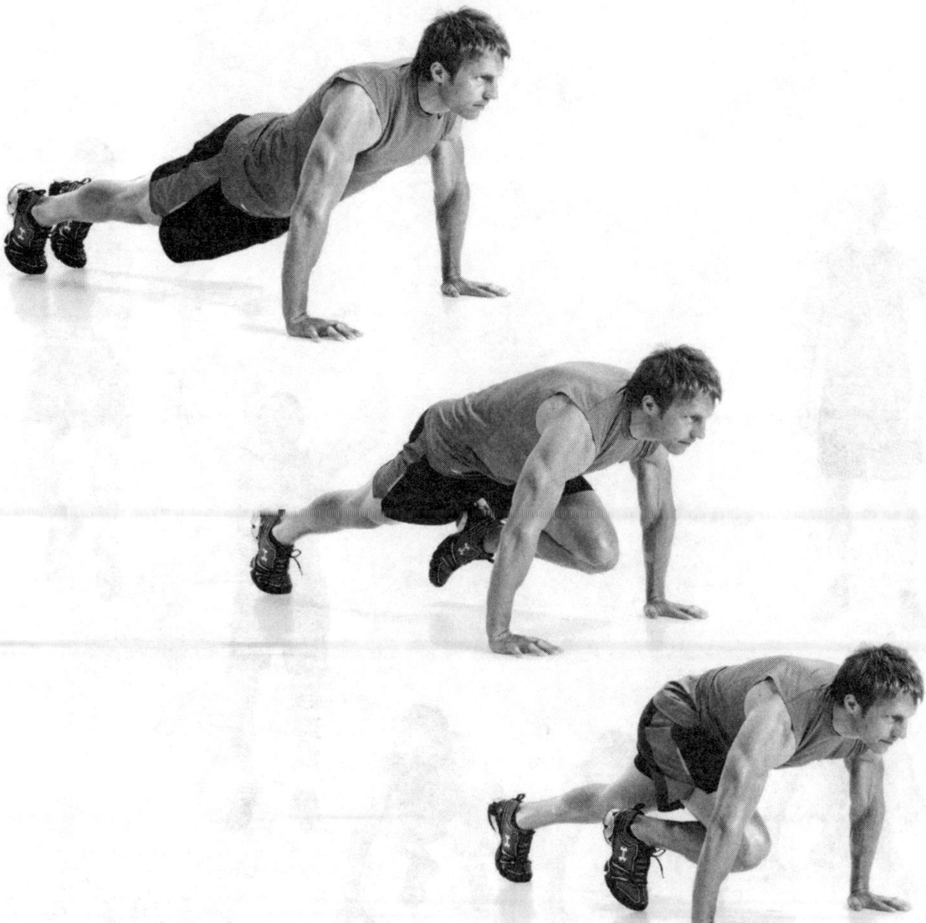

Autres accessoires – Poids du corps n° 2

1. COMBINAISON BURPEE/TRACTION

Exécuter un burpee classique sous une barre de traction à environ 2 mètres du sol. Revenu debout, sauter pour attraper la barre, faire une traction, freiner la descente, revenir au sol et recommencer.

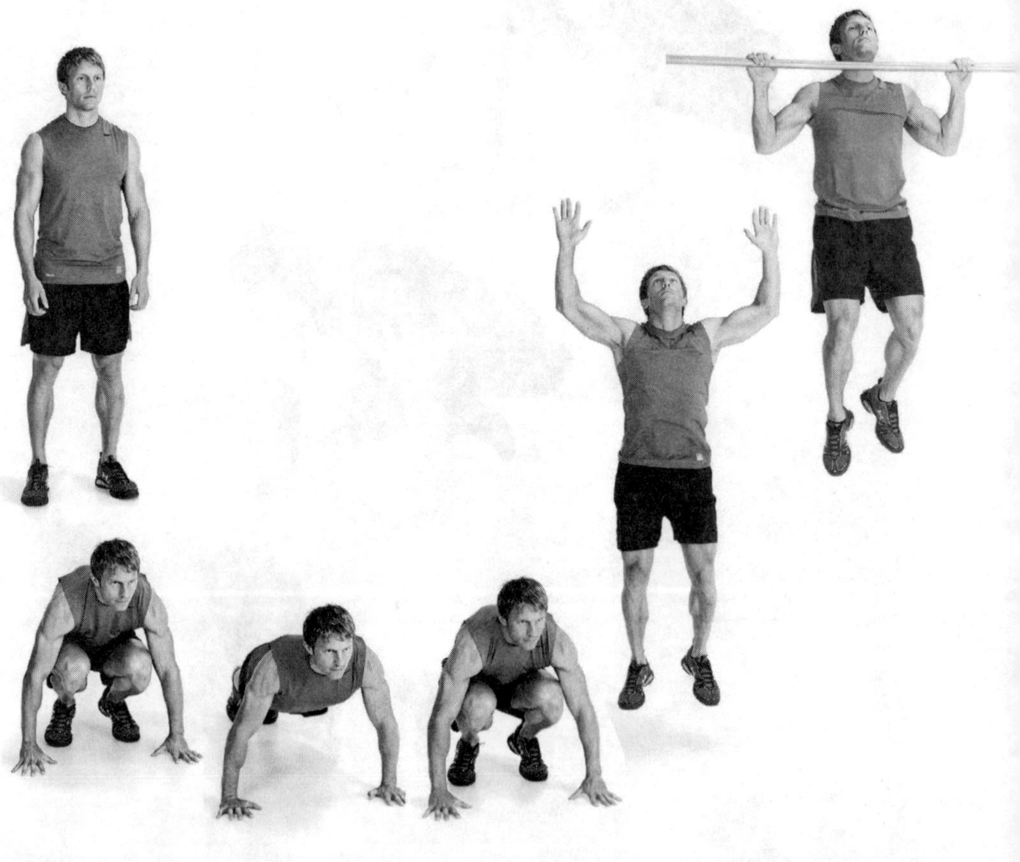

2. SQUATS SAUTÉS

Mains au niveau des oreilles, jambes parallèles, descendre en squat à 90° maximum et sauter aussi haut que possible. Amortir la réception en pliant les genoux et recommencer sans marquer de pause.

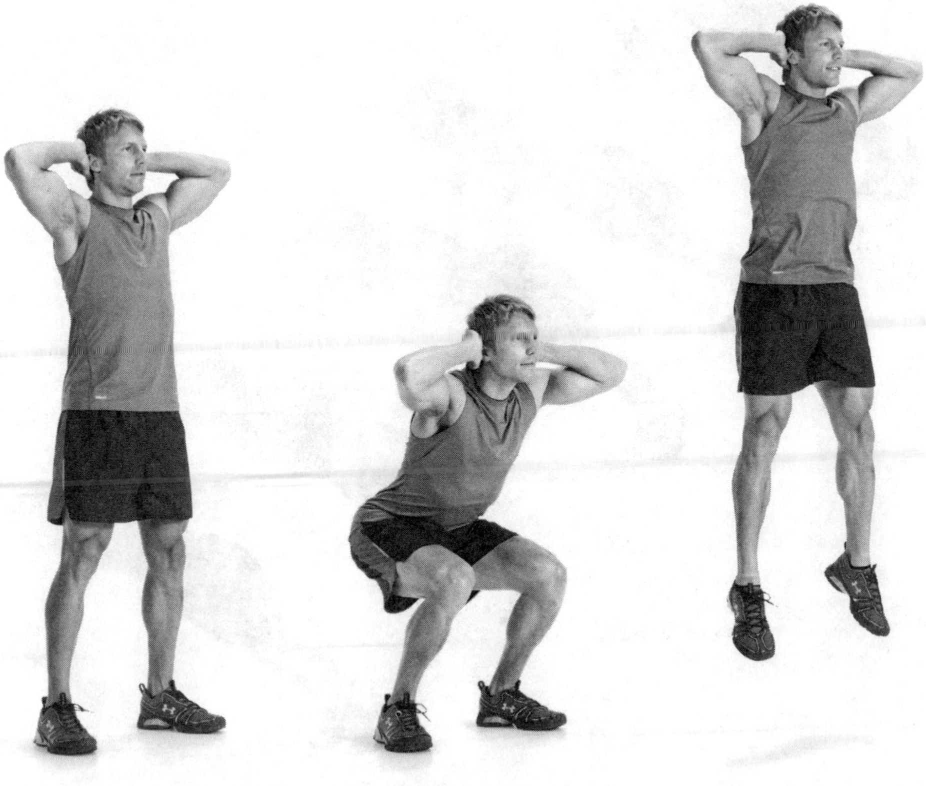

Autres accessoires – Poids du corps n° 2

3. POMPES PLIOMÉTRIQUES OU POMPES SAUTÉES EXPLOSIVES

Mains écartées à la largeur des épaules, plier les coudes à 90° maximum et pousser très vite avec les bras pour que les mains quittent le sol, amortir la réception en repliant les coudes de même et recommencer sans marquer de pause. En progressant, il devient possible de claquer les mains, toucher les pectoraux, les oreilles, les hanches jusqu'à réussir à claquer les mains dans le dos.

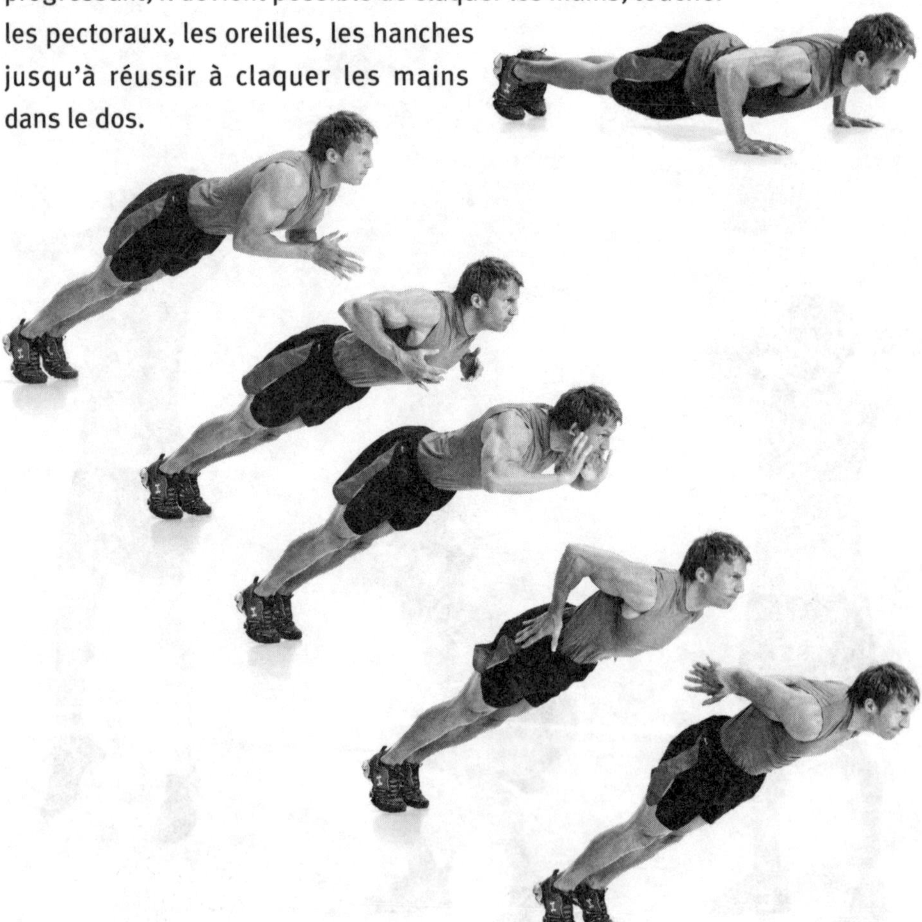

4. ÉLÉVATION DE JAMBES EN SUSPENSION

Suspendu en pronation à une barre de traction, monter les genoux fléchis aussi haut que possible en essayant de toucher la barre avec les tibias.

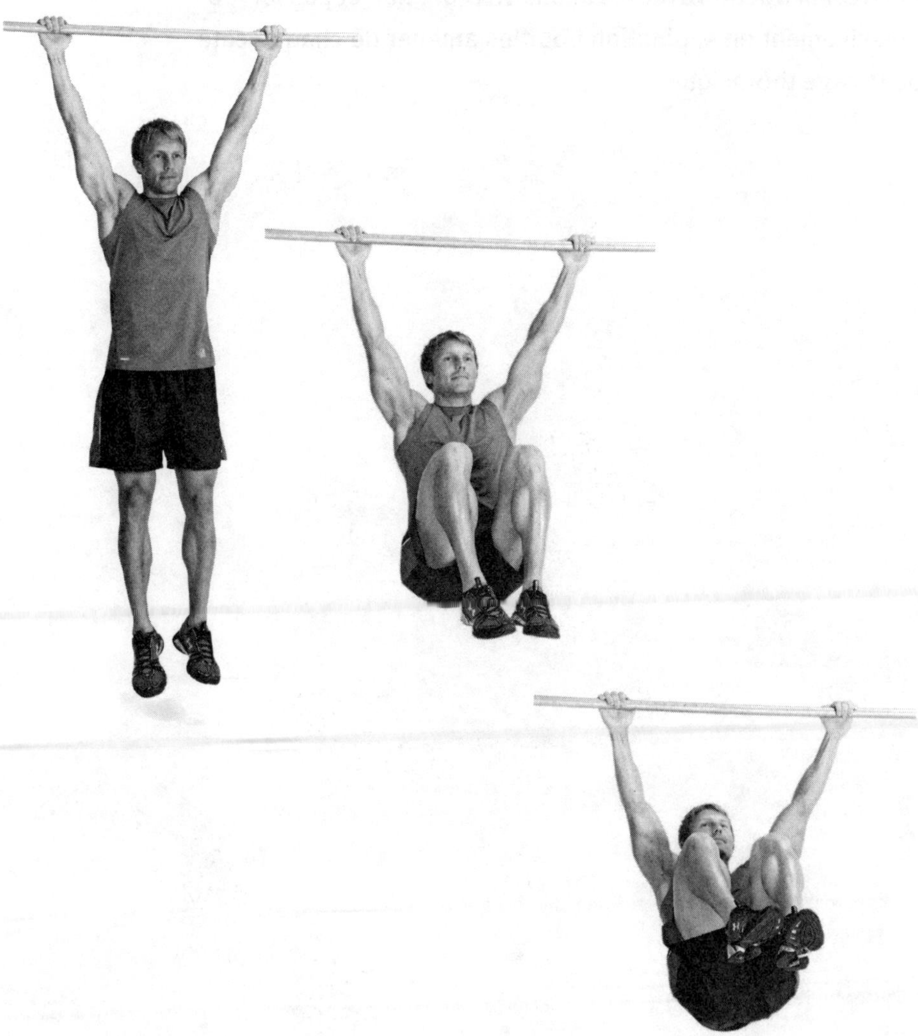

Autres accessoires – Sangles TRX

1. TIRAGE HORIZONTAL

Position de départ : accroché aux sangles, bras en extension, corps gainé légèrement oblique, pieds au sol. Réglez la hauteur de fixation et la longueur des sangles par rapport à votre taille et à votre force.
Amorcer la traction avec les mains en pronation et passer progressivement en supination pour les amener de chaque côté de la cage thoracique.

2. SQUATS SAUTÉS

Poignées tenues à bout de bras devant le corps, sangles tendues, descendre en squat, genoux fléchis à 90° maximum et sauter le plus haut possible. Amortir la réception en pliant les genoux et recommencer sans marquer de pause.

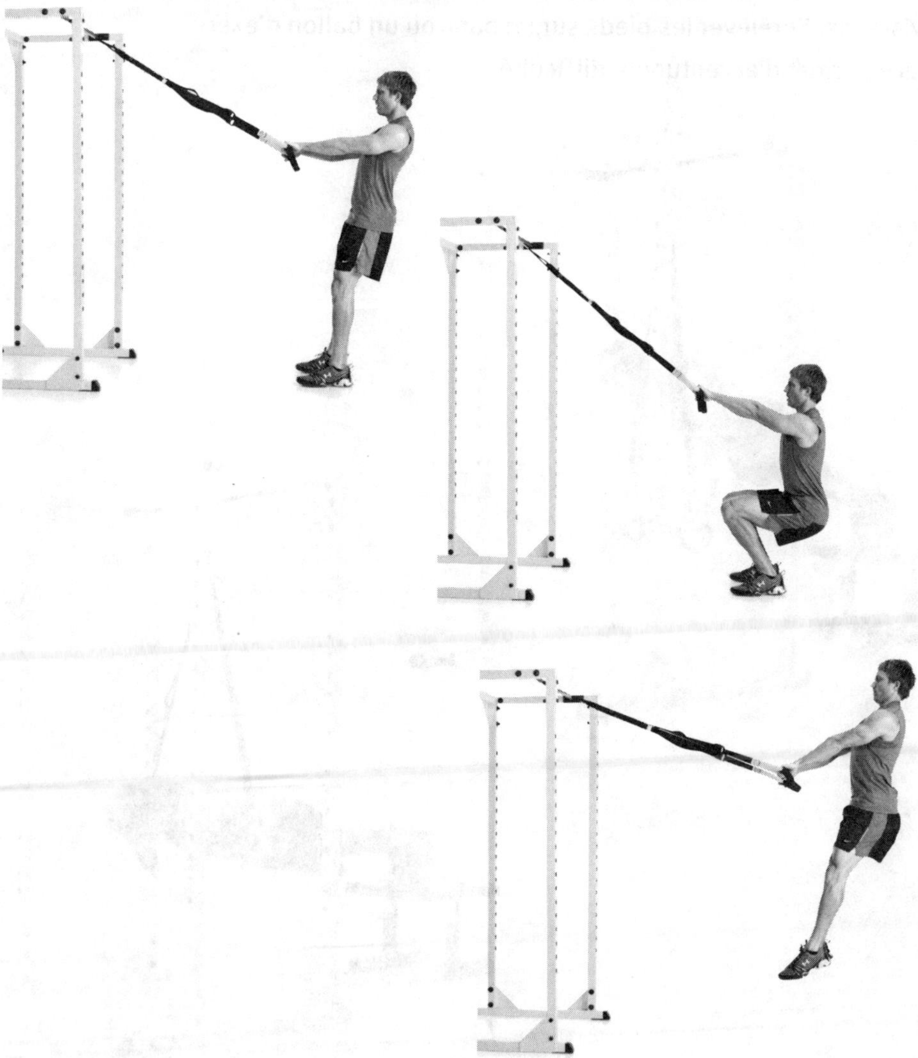

3. Pompes

Départ en position de pompes, sangles devant les épaules, bras parallèles, paumes de mains en vis-à-vis. Écarter les bras en pliant les coudes à 90° maximum et descendre en pompe en faisant pivoter les mains en pronation, pouces en vis-à-vis. Surélever les pieds sur un banc ou un ballon d'exercice permet d'accentuer la difficulté.

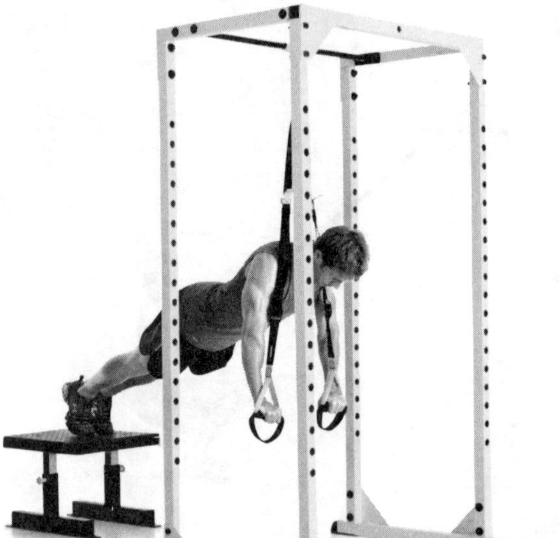

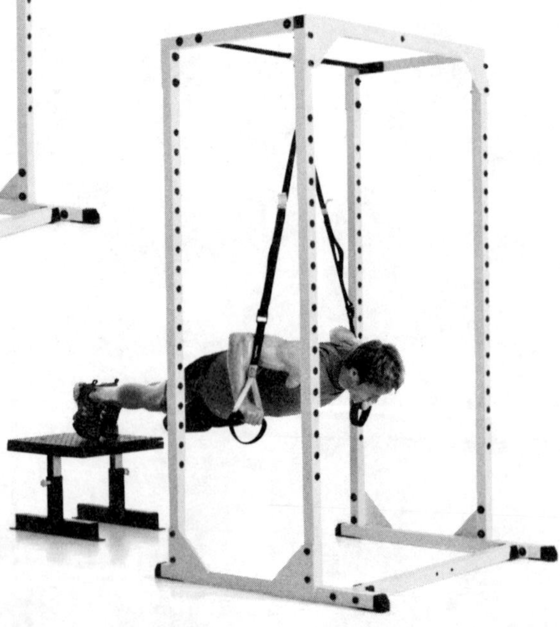

4. SAUTS LATÉRAUX

Mains sur les poignées, sangles tendues, bras en extension à hauteur de poitrine, jambes serrées. Pour sauter de la droite vers la gauche, prendre appui sur le pied droit, décoller le pied gauche en pliant le genou, faire un squat sur la jambe droite et sauter vers la gauche avec réception sur le pied gauche, jambe droite fléchie décollée du sol. Alterner du côté opposé sans marquer de pause.

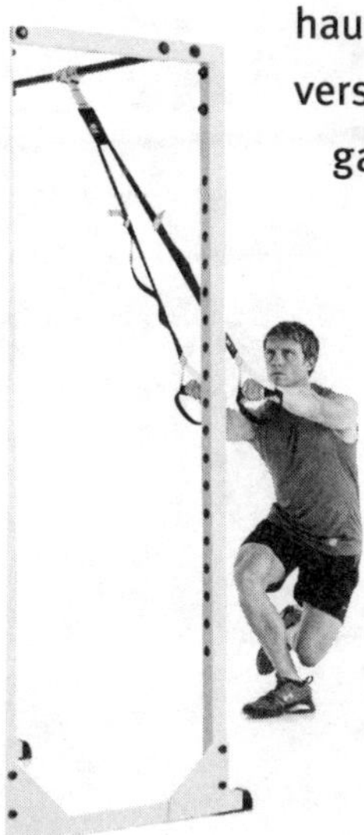

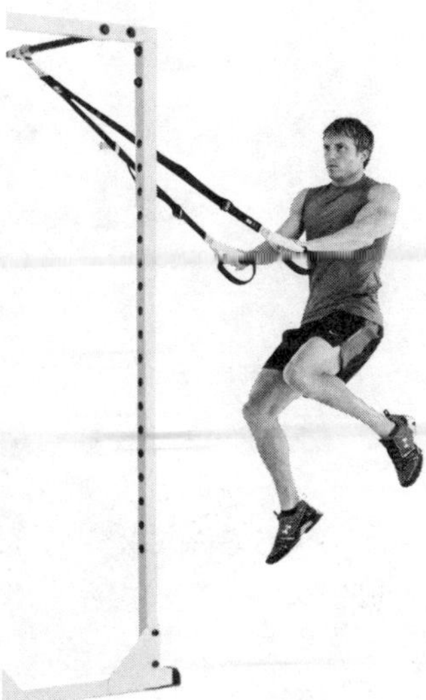

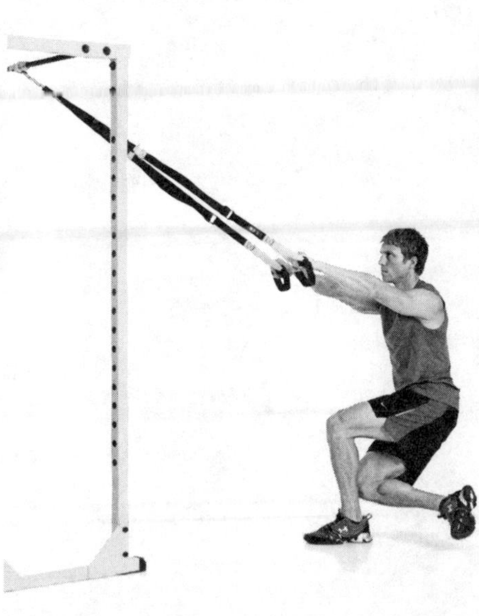

6

SÉRIES CHRONOMÉTRÉES

« Choisis cinq exercices, prends la charge avec laquelle tu peux faire 10 répétitions maximum et tourne en circuit pendant 15 minutes, en essayant de faire le plus de séries possible. » Cela me semblait plutôt facile lorsqu'Alwyn Cosgrove m'a proposé cet entraînement d'intensité maximale. J'ai opté pour un circuit développé couché aux haltères, squats, sit-ups au Swiss-ball lesté, tractions lestées et burpees aux haltères. Quinze minutes plus tard, je n'étais plus qu'une loque, assis dans un coin, transpirant comme si je venais de courir un marathon. Je me demandais ce qui venait de me passer dessus et comment je pouvais être aussi fatigué, aussi vite. Je venais de faire en moyenne une série de 8 répétitions par minute et avais soulevé plus de 7 000 kg en 15 minutes !

L'ENTRAÎNEMENT D'INTENSITÉ MAXIMALE

L'entraînement d'intensité maximale (*Density Training*) combine à la perfection le travail en filière d'enduro-résistance énergétique et la musculation tout en n'intégrant aucun temps de repos.

Cette méthode est plus axée sur la musculation pure que celle des combinaisons, bien que les résultats soient similaires sur le plan de la stimulation du métabolisme. Si je n'avais le temps de faire qu'une seule méthode, je choisirai sans hésiter l'entraînement d'intensité maximale. Si l'utilisation de charges place cet entraînement dans la catégorie prise de force et hypertrophie musculaire, le rythme est si intense qu'il renforce également la capacité de travail.

PRÉPARATION DU CIRCUIT

Je dois les concepts de mon entraînement d'intensité maximale à mon ami Charles Staley, inventeur de l'entraînement d'intensité progressive (*Escalating Density Training*). Cette méthode consiste à faire un maximum de travail en un temps limité.

Il est ainsi très facile de quantifier les efforts fournis et donc de suivre sa progression, aussi lente soit-elle.

Voici les règles de base préconisées :

- Choisir cinq exercices, un dans chaque catégorie du tableau ci-contre.
- Choisir un poids qui correspond à 10 ou 12 répétitions maximales (RM) pour chaque exercice.
- Enchaîner les exercices en marquant le moins de pause possible.
- Réaliser le circuit aussi vite que possible avec les temps de repos les plus courts possibles, le but final étant que chaque série dure une minute en moyenne.

Si vous faites plus d'une série par minute, chargez plus lourd. Si vous êtes trop loin de ce temps, les poids sont trop lourds et il vaut mieux les alléger.

L'entraînement progressif permet de déterminer la charge optimale.

LISTE D'EXERCICES EN INTENSITÉ

Le menu de l'entraînement d'intensité maximale comporte cinq catégories : explosivité, dominante genoux, développé haut du corps, tirage haut du corps et muscles profonds.

Il est assez facile de déterminer le poids à utiliser pour les exercices sollicitant la zone des genoux et le haut du corps.

Pour les mouvements explosifs, il convient de choisir une charge qui soit suffisamment fatigante sur 8 répétitions, mais pas au point d'empêcher de déployer toute la puissance musculaire.

Les exercices pour les muscles profonds sont plus efficaces si effectués à la charge appropriée et avec le nombre de répétitions adé-

LISTES D'EXERCICES POUR L'ENTRAÎNEMENT D'INTENSITÉ MAXIMALE				
EXPLOSIVITÉ	**DOMINANTE GENOUX**	**DÉVELOPPÉ HAUT DU CORPS**	**TIRAGE HAUT DU CORPS**	**MUSCLES PROFONDS**
Squats sautés	Squats barre frontale	Fentes	Tractions en pronation	Rowing d'un bras en gainage oblique
Saut d'obstacle départ assis	Squats barre nuque	Développé couché	Tractions en supination	Pompes Spiderman
Balancements alternés au kettlebell	Squats bras tendus	Développé incliné	Tractions latérales	Rotations contrôlées à la barre verticale
Arraché au kettlebell	Fentes bulgares	Développé alterné aux haltères	Rowing inversé	Sit-up à la barre
Enroulement d'épaules sauté	Fentes croisées	Développé haltères à un bras	Tractions au TRX	*Woodchop* à la poulie basse
Épaulé simple avec squat	Squats à une jambe	Développé frontal épaules	Rowing inversé à un bras	*Woodchop* à la poulie haute
Arraché avec élévation		Poussé-épaulé	Descente-tirage	Rotations contrôlées aux poulies
Burpee aux haltères		Développé frontal épaules aux haltères	Tirage au visage à la poulie haute	Abdos roulés
Fentes bulgares sautées		Dips		*Windmill*
		Pompes suspendues		

quat. En d'autres termes, des exercices comme la planche sont moins intéressants pour ces circuits, car ils risquent de « casser » le rythme.

Pour un entraînement d'intensité maximale, sélectionner un exercice de chaque catégorie et définir le poids soulevé.

Commencer par des séances de 10, 15 ou 20 minutes pour déterminer le nombre de séries réalisables dans ce laps de temps.

> « Maîtriser la durée d'entraînement permet d'en mieux suivre la progression. »
>
> *Charles Staley, auteur et créateur de l'Escalating Density Training (EDT)*

EXPLOSIVITÉ	DOMINANTE GENOUX/HANCHES	DÉVELOPPÉ HAUT DU CORPS	TIRAGE HAUT DU CORPS	MUSCLES PROFONDS
Saut d'obstacle départ assis avec haltères*	Squats d'une jambe*	Développé incliné aux haltères	Tractions en supination avec gilet lesté*	Abdos roulés avec élastique*
Burpees aux haltères	Squats bras tendus	Développé frontal épaules	Tirage d'un bras en position de pompes	*Woodchop* à la poulie haute
Enroulement d'épaules sauté	Fentes croisées	Développé haltères à un bras	Tirage au visage à la poulie haute	Sit-up au medicine ball
Fentes bulgares sautées	SDT roumain aux haltères sur une jambe	Dips avec gilet lesté*	Tractions latérales	Sit-up à la barre

* Les exercices marqués d'un astérisque prennent plus de temps à réaliser.

Définir l'ordre d'enchaînement des exercices et le respecter pendant toute la séance.

Prendre le temps de récupération nécessaire sans oublier que l'objectif est de parvenir à une moyenne d'une série par minute et que les exercices asymétriques comme les fentes sont plus longs à effectuer.

Noter le nombre de séries, de répétitions ou de circuits (un circuit correspond à une séquence de cinq exercices) et adapter les charges en fonction du nombre de séries effectuées dans le temps imparti.

À ceux qui pratiquent plusieurs entraînements d'intensité maximale par semaine, il est conseillé d'alterner les séances à dominante genoux et hanches.

DOMINANTE HANCHES
SDT roumain
Good morning
Extension arrière de la jambe
SDT roumain aux haltères sur une jambe
Good morning assis
Leg curl au ballon
Leg curl au Valslide

Les exercices indiqués en page 115 sont plus longs à réaliser, puisque vous devez effectuer toutes les répétitions de chaque côté. Il est donc préférable de limiter le nombre de ce type d'exercice dans un entraînement d'intensité maximale en n'en intégrant pas plus de deux par séance.

LES 4 COMBINAISONS PRÉFÉRÉES DE COACH DOS

Elles pimentent l'entraînement par l'ajout de gilets lestés, d'haltères ou d'élastiques sur certains exercices.

SÉRIES CHRONOMÉTRÉES AVEC RÉCUPÉRATION PROLONGÉE

Une autre variante de l'endurance-force en séries chronométrées consiste à s'accorder des périodes de récupération plus longues pour fournir un effort plus intense lors du travail.

Le fractionné 30/60 fait travailler le corps pendant 90 secondes d'affilée (rappel : l'organisme continue à travailler pendant la récupération).

Au fur et à mesure de la progression, il sera possible d'établir des intervalles de travail plus longs et de récupération plus courte.

Ci-dessous, un exemple de circuits à récupération prolongée.

Réaliser le premier exercice en 30 secondes, prendre une pause de 60 secondes et passer au mouvement suivant.

Le nombre total de circuits dépend de la condition physique et de la pertinence du choix des exercices et des charges.

SÉRIES CHRONOMÉTRÉES : 30 SECONDES DE TRAVAIL/ 60 SECONDES DE RÉCUPÉRATION

EXEMPLE DE CIRCUIT N° 1 – DÉBUTANT	EXEMPLE DE CIRCUIT N° 1 – AVANCÉ
1. Fentes inversées	1. Fentes (pause de 3 secondes en bas)
2. Pompes	2. Fentes avec l'autre jambe
3. Planche ventrale en appuis alternés	3. Pompes (pause de 3 secondes en bas)
4. Fentes sautées	4. Planche avec transfert de poids
	5. Squats sautés (pause de 3 secondes en bas)

LE FRACTIONNÉ 30/30

Aussi simple qu'efficace, il est applicable à des séances de 10, 15 ou 20 minutes, soit 15 séries de 30 secondes de travail et 30 de repos pour une séance de 15 minutes.

Cette méthode assez proche de l'entraînement d'intensité maximale est davantage axée sur le rythme que sur la charge.

En circuit d'intensité maximale, il est possible de prendre autant de repos que nécessaire, mais en 30/30, les charges étant plus légères, l'objectif est de réussir de plus en plus de répétitions par série au fil de la progression.

Exemples de séances au kettlebell, à la barre et au poids du corps.

EXERCICES CONSEILLÉS EN FRACTIONNÉ 30/30

KETTLEBELL	BARRE LIBRE	POIDS DU CORPS
Balancements alternés	Enroulement d'épaules sauté	Burpees
Arraché (chaque côté)	Développé frontal épaules	Fentes alternées
Windmill (chaque côté)	Good morning	Pompes
Squats (chaque côté)	Descente-tirage	Escalade au sol
Développé frontal épaules (chaque côté)	Squats avant	Squats sautés
Squat sumo sauté		
10 minutes = un circuit	10 minutes = deux circuits	10 minutes = deux circuits
20 minutes = quatre circuits	20 minutes = quatre circuits	20 minutes = quatre circuits

Sélectionner au préalable la charge optimale afin de pouvoir effectuer des phases de travail continues de 30 secondes.

LE FRACTIONNÉ 40/20

C'est la variante la plus ardue des entraînements fractionnés chronométrés.

Ce protocole permet d'instaurer une période de récupération négative : l'intervalle d'effort est plus long que celui du repos. Cela améliore les capacités de travail et de récupération, de façon plus efficace que le 30/30.

Afin de pouvoir terminer les séries programmées, le rythme devra être un peu plus lent, puisque le temps de repos sera plus court.

Principale difficulté : sortir de la zone de confort, tout en restant capable d'aller au bout des 40 secondes d'effort.

SÉRIES CHRONOMÉTRÉES : 40 SECONDES DE TRAVAIL/ 20 SECONDES DE RÉCUPÉRATION		
EXEMPLE N° 1	**EXEMPLE N° 2**	**EXEMPLE N° 3**
Pompes dynamiques aux Valslide	Pompes dynamiques au TRX	Fentes sautées au medicine ball
Balancements au kettlebell	Sauts à 180 degrés au TRX	Pompes au medicine ball
Abdos glissés aux Valslide	Rowing au TRX	Sit-ups jambe tendue au medicine ball
Balancements alternés au kettlebell	Squats sautés à une jambe au TRX	Squats bras tendus au medicine ball
Poussée de traîneau aux Valslide	Superman au TRX	Burpees au medicine ball

SÉRIES CHRONOMÉTRÉES AVEC RÉCUPÉRATION PROLONGÉE

Une autre variante de l'endurance-force en séries chronométrées consiste à s'accorder des périodes de récupération plus longues pour fournir un effort plus intense.

Le 30/90, fait travailler le corps pendant 2 minutes (rappel : à ce niveau d'intensité, l'organisme continue à travailler pendant la récupération).

Au fur et à mesure de la progression, les intervalles de travail pourront être plus longs et la récupération plus courte.

Exemple de circuit à récupération prolongée : premier exercice de 30 secondes, pause de 90 secondes avant de passer à l'exercice suivant. Le nombre total de tours de circuit dépend de la condition physique et de la pertinence du choix d'exercices et de charges.

SÉRIES CHRONOMÉTRÉES : 30 SECONDES DE TRAVAIL/ 90 SECONDES DE RÉCUPÉRATION	
EXEMPLE DE CIRCUIT N° 1 – DÉBUTANT	**EXEMPLE DE CIRCUIT N° 1 – AVANCÉ**
1. Fentes inversées	1. Fentes (pause de 3 secondes en bas)
2. Pompes	2. Fentes avec l'autre jambe
3. Planche ventrale en appuis alternés	3. Pompes (pause de 3 secondes en bas)
4. Fentes sautées	4. Planche avec transfert de poids
	5. Squats sautés (pause de 3 secondes en bas)

DERNIÈRE APPROCHE DU CONCEPT DE SÉRIES CHRONOMÉTRÉES

Il est également envisageable de fixer un nombre de répétitions plutôt qu'une durée.

L'objectif du « 24s » est de faire le plus vite possible 24 répétitions par exercice.

Exemple de séquence pour le 24s. La qualité d'exécution gestuelle entre en ligne de compte : amplitude, posture, cadence, respiration, etc.

Dans l'exemple ci-dessous, le groupe musculaire choisi étant sollicité par plusieurs exercices successifs, la fatigue sera extrême. Il est possible de commencer avec des séries de 10, puis passer à 12, 15 et ainsi de suite, jusqu'à pouvoir en faire 24 sans s'arrêter.

24S
Squats
Squats sautés
Fentes (chaque jambe)
Fentes sautées

Les « compte à rebours », circuits à répétitions déterminées, associent squats sautés et pompes sautées et consistent à faire un nombre de répétitions dégressif à chaque série.

Exemple : 10 pompes sautées, suivies de 10 squats sautés, puis 10 secondes de récupération. Recommencer avec 9 répétitions et ainsi de suite jusqu'à une seule répétition.

Pour accentuer la difficulté, supprimer la récupération en arrivant à 5 répétitions.

Il est également possible de s'inspirer des circuits présentés en page précédente (ou de tout autre circuit) et choisir un nombre de répétitions de départ. Se chronométrer aide à mieux suivre la progression.

COMPTE À REBOURS	POMPES SAUTÉES	SQUATS SAUTÉS	RÉCUPÉRATION
Série 1	10	10	10 secondes
Série 2	9	9	10 secondes
Série 3	8	8	10 secondes
Série 4	7	7	10 secondes
Série 5	6	6	10 secondes
Série 6	5	5	Pas de repos
Série 7	4	4	Pas de repos
Série 8	3	3	Pas de repos
Série 9	2	2	Pas de repos
Série 10	1	1	Terminé !

COMMENT INTÉGRER LES SÉRIES CHRONOMÉTRÉES AU PROGRAMME ?

Une séance de 20 minutes doit suffire. Il est possible de remplacer une séance de musculation classique par un 30/30.

Fractionné 20/10
Choisir deux exercices pour le bas du corps et deux autres pour le haut. Exemple :
20 burpees
10 pompes
20 squats sautés
10 rowings inversés
Recommencer cinq fois.

Au final : 100 burpees, 100 squats sautés, 50 pompes et 50 rowings inversés.

« Bilan : un rythme cardiaque optimal et un métabolisme stimulé. Si vous êtes un sportif confirmé, vous pouvez faire ces mêmes exercices avec une charge additionnelle (gilet lesté, haltères, barre, kettlebell, sacs de sable ou autre). »

Brijesh Patel, coach principal de musculation, Université de Quinnipiac

Des activités aussi courtes que les 24s ou les comptes à rebours peuvent être facilement placées à la fin d'un entraînement en tant que « finisseurs ».

INTRODUCTION À LA MÉTHODE TABATA

Cette méthode s'applique aussi au concept d'intervalles chronométrés.

La grande différence entre un entraînement Tabata et les sessions d'intensité maximale (ainsi que le fractionné 30/30) décrits concerne les périodes de repos.

Le Tabata s'appuie uniquement sur une récupération négative, où le repos est plus court que l'effort.

Plus la séance avance, plus les répétitions sont difficiles.

Il est donc préférable d'utiliser une charge réduite, voire seulement le poids du corps en faisant du Tabata.

Le chapitre suivant présentera en détail cette méthode et ses évolutions possibles.

Voici trois exemples de séquences avec charge (kettlebell, haltères, barre) pour le Tabata.

Effectuer huit séries de 20 secondes à intensité maximale, suivies de 10 secondes de repos, pendant 4 minutes.

Nous signalons que la méthode Tabata et tous les entraînements d'intensité maximale peuvent entraîner des risques cardiaques, articulaires et tendineux en cas de pratique sans préparation spécifique.

KETTLEBELL	BARRE	HALTÈRES
Balancements à deux mains	Squats barre frontale + Développé frontal épaules	Squats sumo + curl et développé

Le poids choisi doit pouvoir être soulevé sans pause pendant toute la série.

Objectif de chaque exercice : aller aussi vite que possible, 12 à 15 répétitions par série.

L'effort fourni étant extrêmement intense, je conseille de travailler au poids du corps (voir la liste d'exercices au chapitre suivant).

« J'adore utiliser les vélos AirDyne pour mes entraînements Tabata.
Si vous cherchez une « stimulation maximale du métabolisme avec un minimum d'interruption du travail musculaire », comme le préconise Alwyn Cosgrove, les Tabata à l'AirDyne sont ce qui se fait de mieux.
Essayez ce programme :
Six circuits en Tabata 20/10 (2 minutes 50)
Récupération de 3 minutes
Recommencez avec six circuits supplémentaires de 20/10
Essayez à chaque fois de dépasser le niveau 10 et de parcourir 1,5 km. Vous n'aurez jamais rien fait d'aussi dur. »

Mike Boyle, spécialiste mondial en musculation et conditionnement physique

SQUATS SAUTÉS

Barre sur les épaules, corps droit, jambes parallèles, descendre en squat à 90°, sauter aussi haut que possible en maintenant la barre sur les épaules pour éviter qu'elle ne rebondisse et ne crée une déstabilisation. Amortir la réception en pliant les genoux pour enchaîner avec le saut suivant sans marquer de pause.

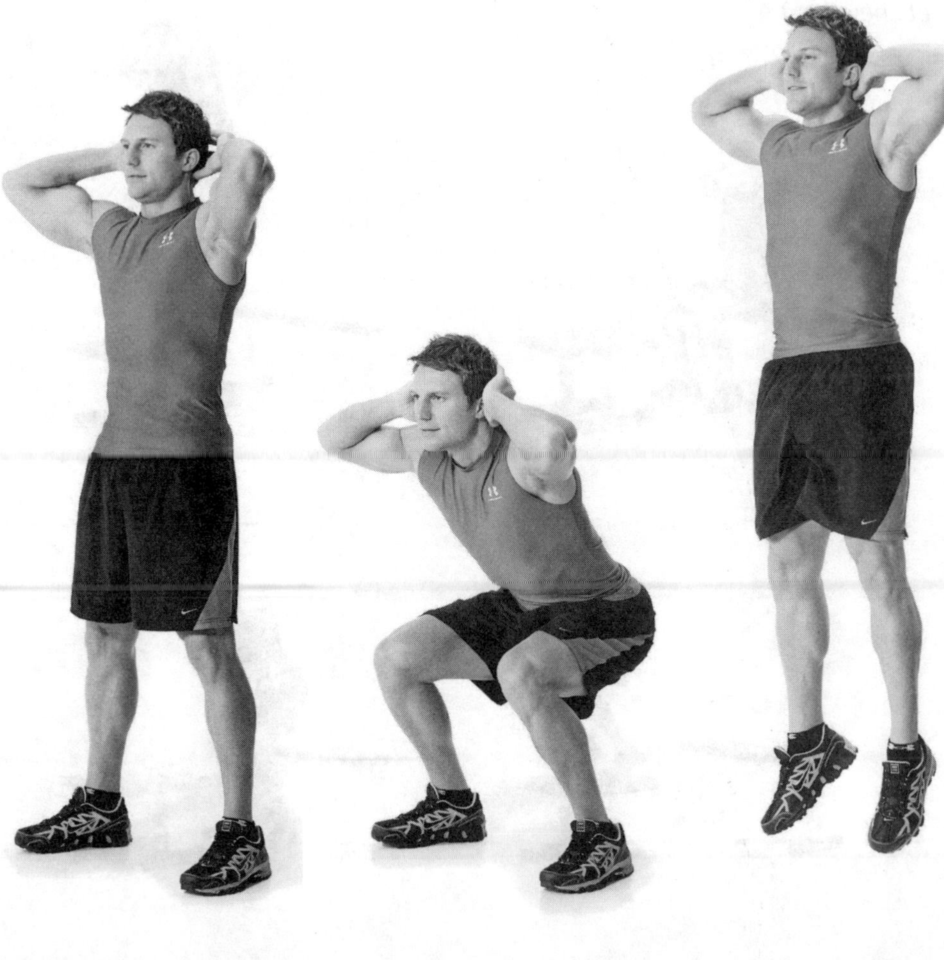

Entraînement d'intensité maximale – Exercices explosifs

SAUT D'OBSTACLE DÉPART ASSIS

Départ assis sur un banc face à une boîte solide, mains derrière la tête ou sur les épaules. Sauter aussi vite que possible sur la boite sans élan ni se voûter. Redescendre en position de départ sur le banc pour préparer le saut suivant. Partir d'un banc plus bas, d'un step ou d'un medicine ball accentue la difficulté ; tenir des haltères sur les épaules ou porter un gilet lesté également.
(Note : cet exercice est très risqué pour les lombaires, genoux et chevilles.)

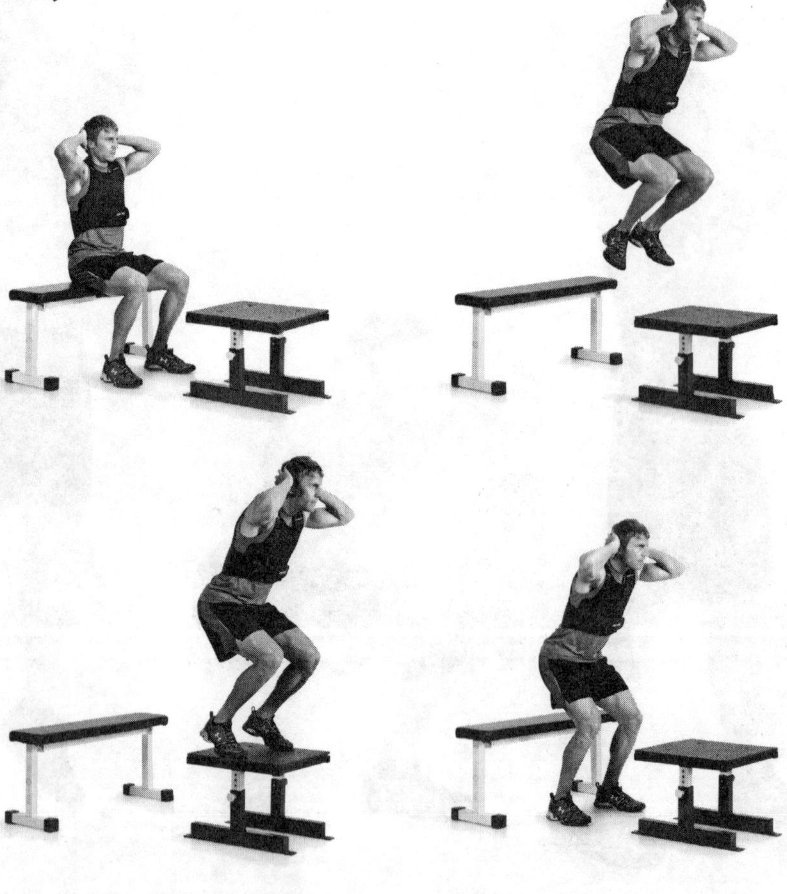

BALANCEMENTS ALTERNÉS AU KETTLEBELL

Kettlebell tenu d'une main, jambes écartées à la largeur des épaules, plier les genoux en quart de squat et pencher le corps en avant sans voûter le dos, bassin légèrement en arrière. Amener le poids entre les cuisses, utiliser l'impulsion des jambes pour l'élever devant, à la hauteur du visage. À ce niveau, changer de main et freiner la descente pour revenir en position de départ.

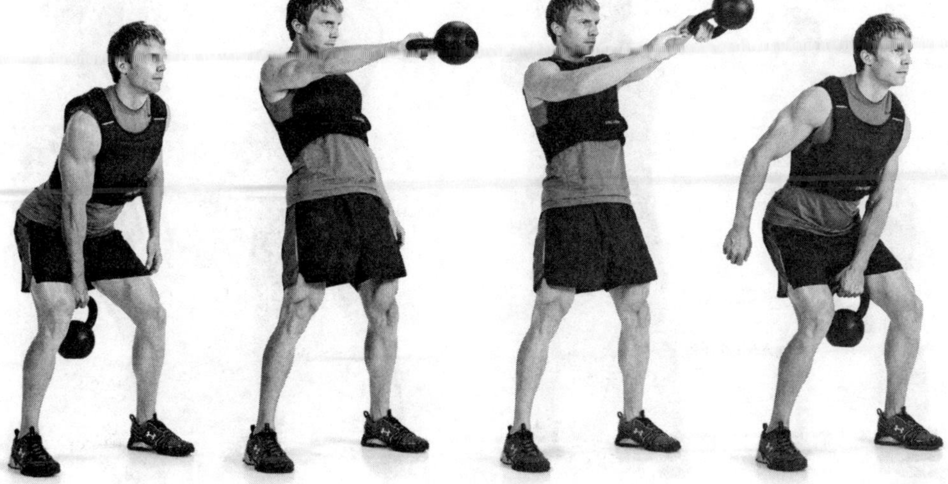

ARRACHÉ AU KETTLEBELL

Même position de départ que pour l'exercice précédent avec un ou deux kettlebells. Élever les masses aussi haut que possible en faisant tourner rapidement les kettlebells autour des mains pour qu'ils reposent sur les avant-bras, puis pousser les bras vers le plafond. Contrôler la descente pour revenir en position de départ.

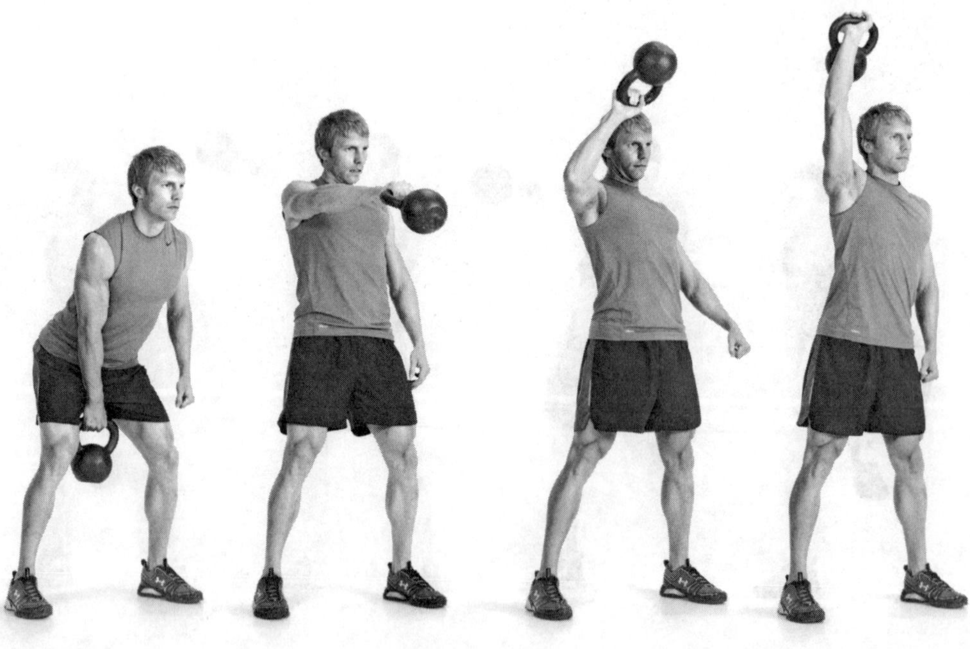

ENROULEMENT D'ÉPAULES SAUTÉ

Pieds à plat, jambes parallèles, corps droit, barre tenue en pronation à la largeur des épaules, gainer les abdominaux, amorcer un quart de squat et sauter aussi haut que possible en enroulant les épaules. Amortir la réception en pliant les genoux pour préparer la répétition suivante.

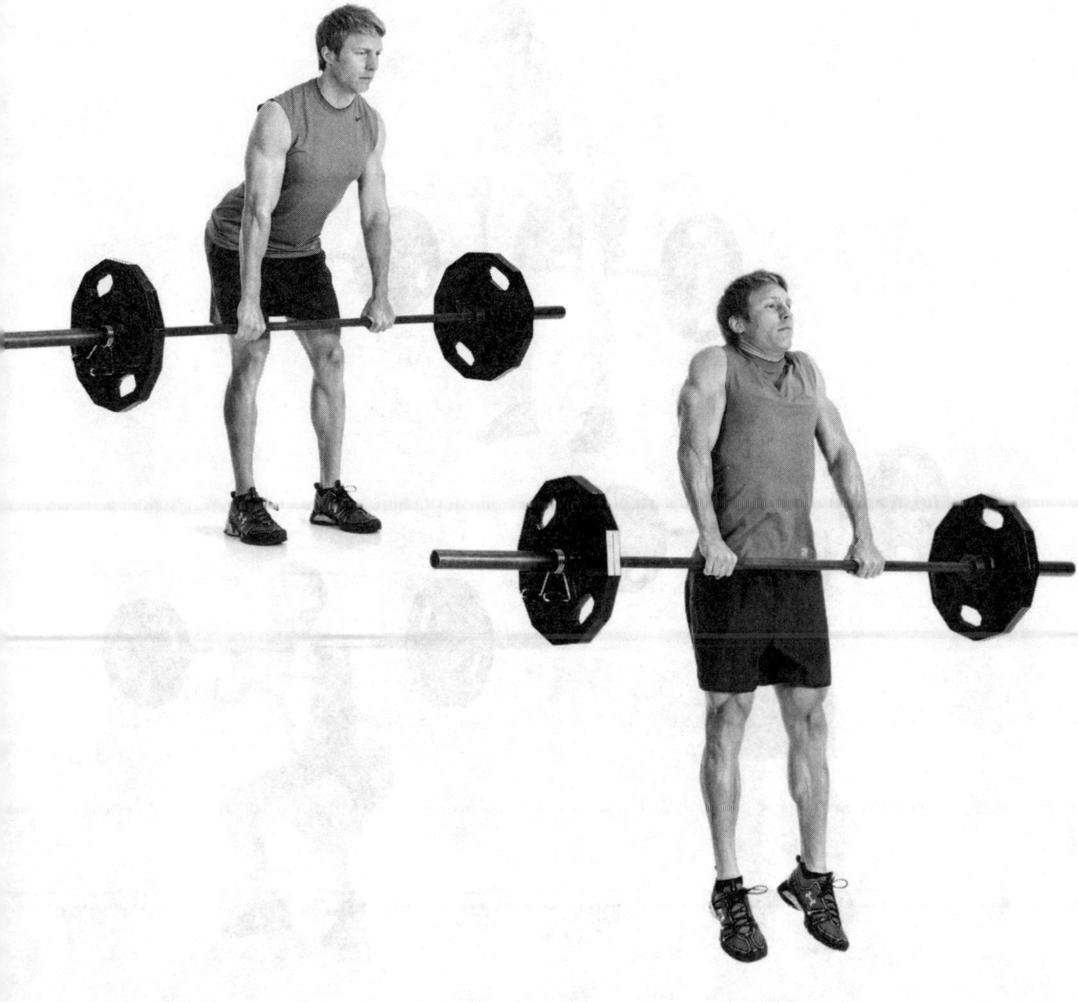

Entraînement d'intensité maximale – Exercices explosifs

ÉPAULÉ SIMPLE AVEC SQUAT

Position de départ : pieds à plat, jambes parallèles, corps droit, bras le long du corps. Épauler : amorcer un quart de squat en amenant les épaules en arrière, monter rapidement la charge au niveau de la poitrine, et faire passer les coudes fléchis sous la barre pour l'immobiliser juste au-dessous du menton. Freiner la redescente pour revenir en position de départ.

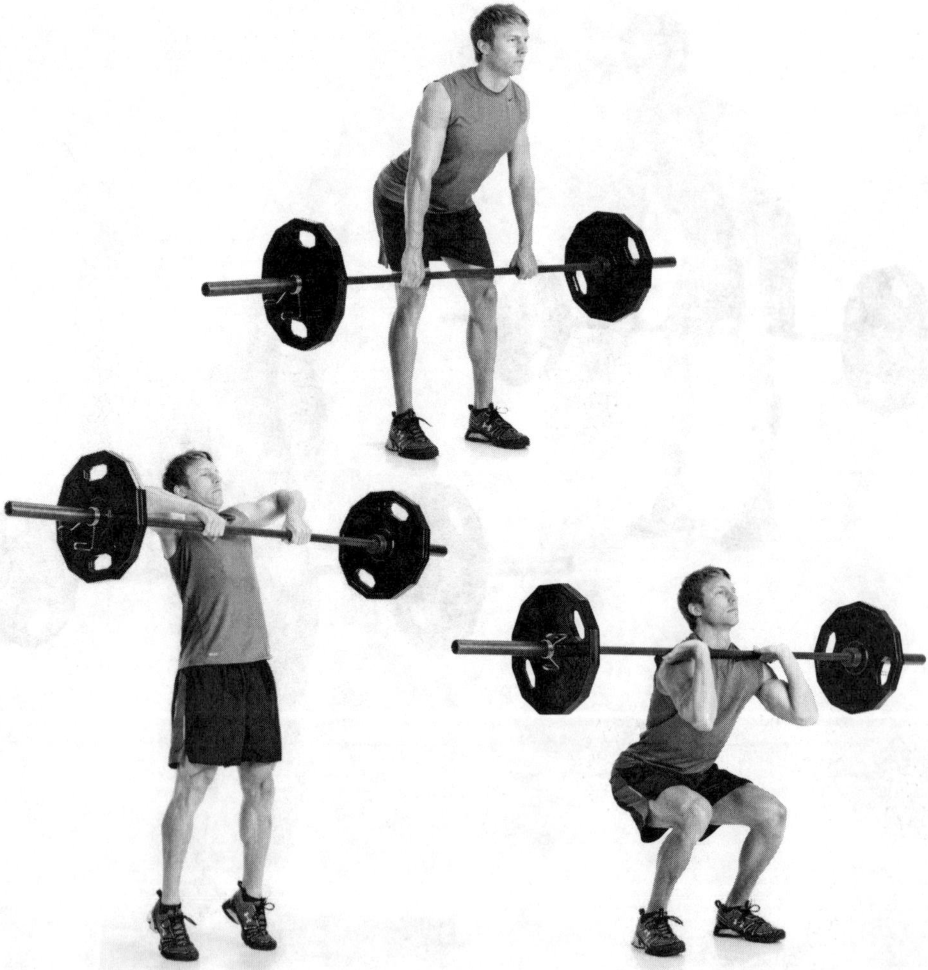

ARRACHÉ AVEC ÉLÉVATION

Même position de départ que pour l'exercice précédent : épauler puis, quand la barre est juste au-dessous du menton, utiliser l'impulsion des jambes pour développer la poussée des bras vers le haut. Freiner la descente pour revenir en position de départ.

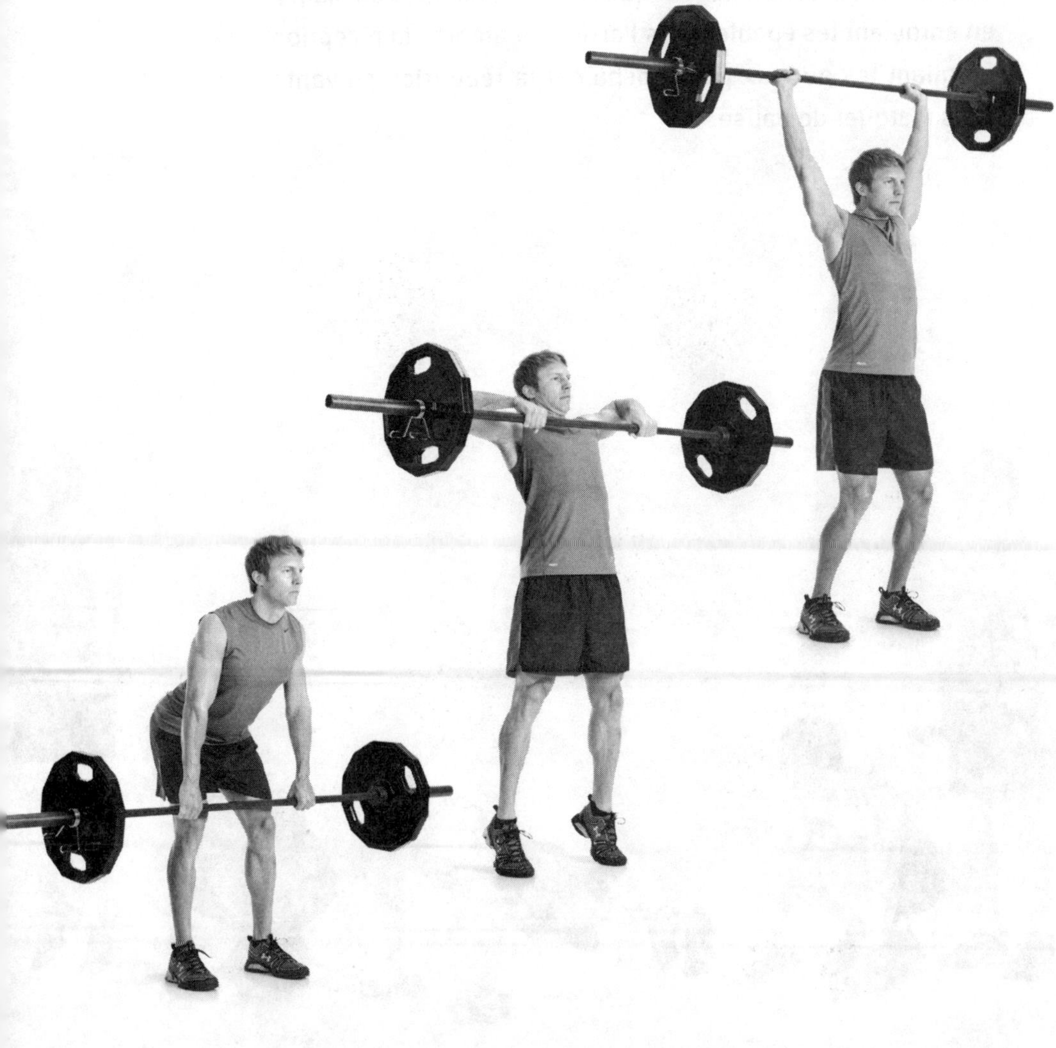

Entraînement d'intensité maximale – Exercices explosifs

BURPEES AUX HALTÈRES

Départ debout, corps droit, jambes parallèles, un haltère dans chaque main, bras le long du corps. Descendre s'accroupir sans voûter le dos, poser les haltères devant les pieds. Pousser les jambes vers l'arrière pour se placer en position de pompes, ramener les pieds derrière les mains pour revenir accroupi et sauter aussi haut que possible, haltères en mains, en enroulant les épaules vers l'arrière et amortir la réception en pliant les genoux pour enchaîner la répétition suivante sans marquer de pause.

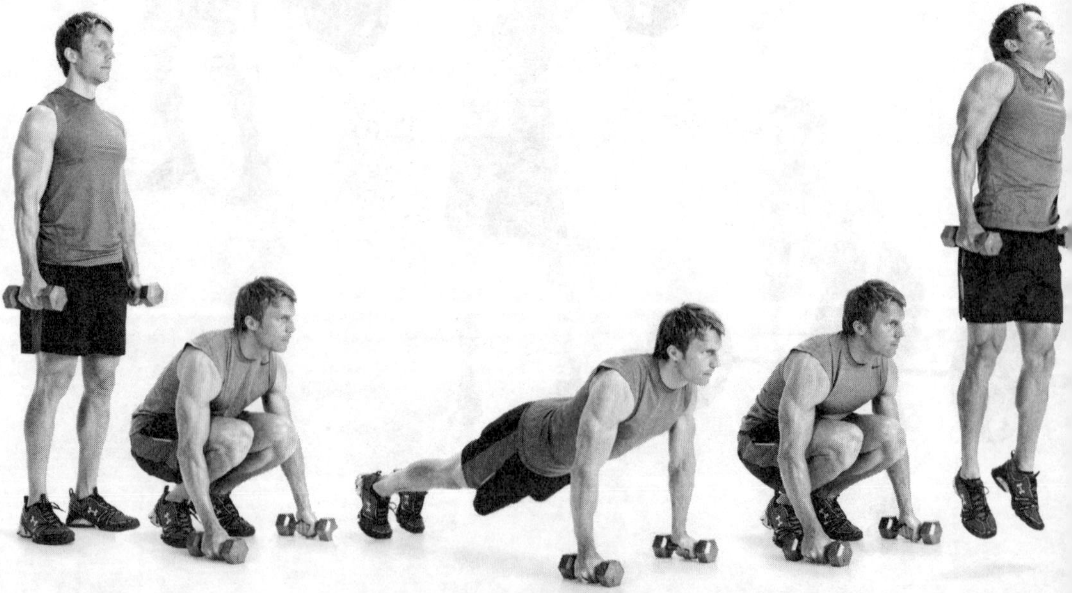

FENTES BULGARES SAUTÉES

Départ en position de fente, pied avant à plat au sol, jambe arrière surélevée sur un banc pas trop haut ou un step. Plier les deux genoux à 70-80° maximum, donner une impulsion puissante avec la jambe avant pour sauter le plus haut possible en montant le genou vers la poitrine. Amortir la réception en redescendant en fente pour amorcer la répétition suivante sans marquer de pause pour finir la série avant d'alterner de l'autre côté.

(Note : cet exercice est très difficile et risqué pour les genoux et les lombaires.)

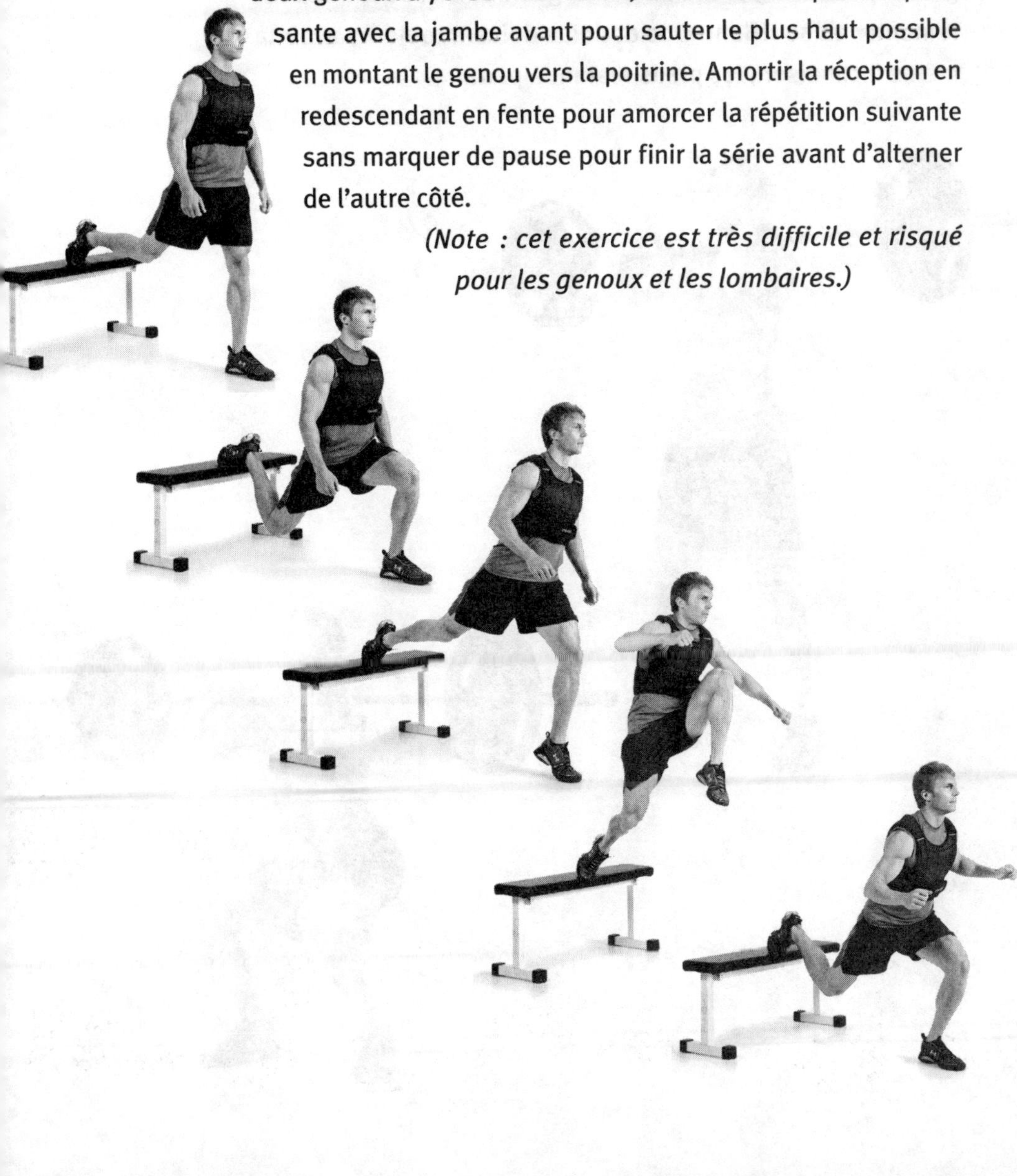

Entraînement d'intensité maximale – Exercices à dominante genoux

SQUATS BARRE FRONTALE

Jambes parallèles, corps droit, barre tenue au niveau des épaules, coudes fléchis un peu en avant, descendre en squat, genoux fléchis à 90° maximum en gainant les abdominaux et remonter en soufflant. Dos et tibias doivent toujours avoir la même inclinaison, les pieds restant à plat.

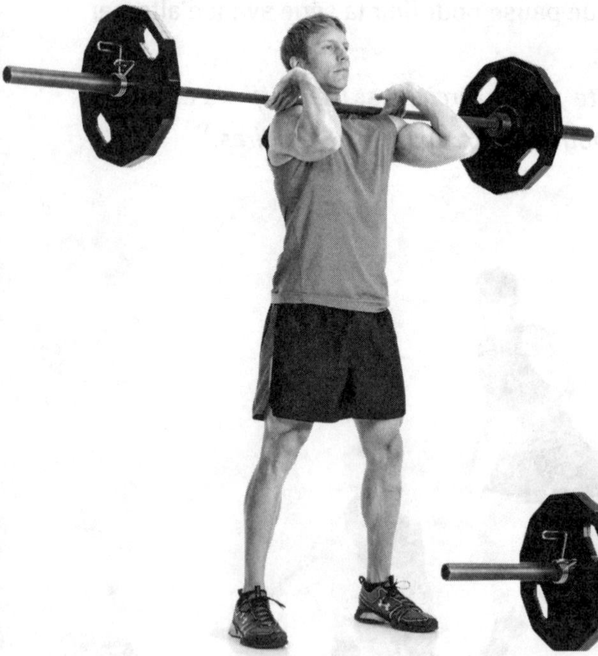

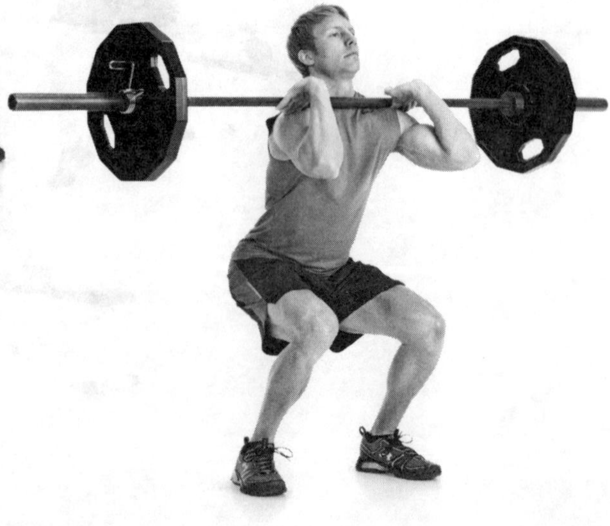

SQUATS BARRE NUQUE

Corps droit, barre sur les épaules, jambes légèrement plus écartées que la largeur des épaules. Gainer les abdominaux, garder le buste droit et descendre en squat, genoux fléchis à 90° maximum en conservant les pieds à plat et remonter en soufflant.

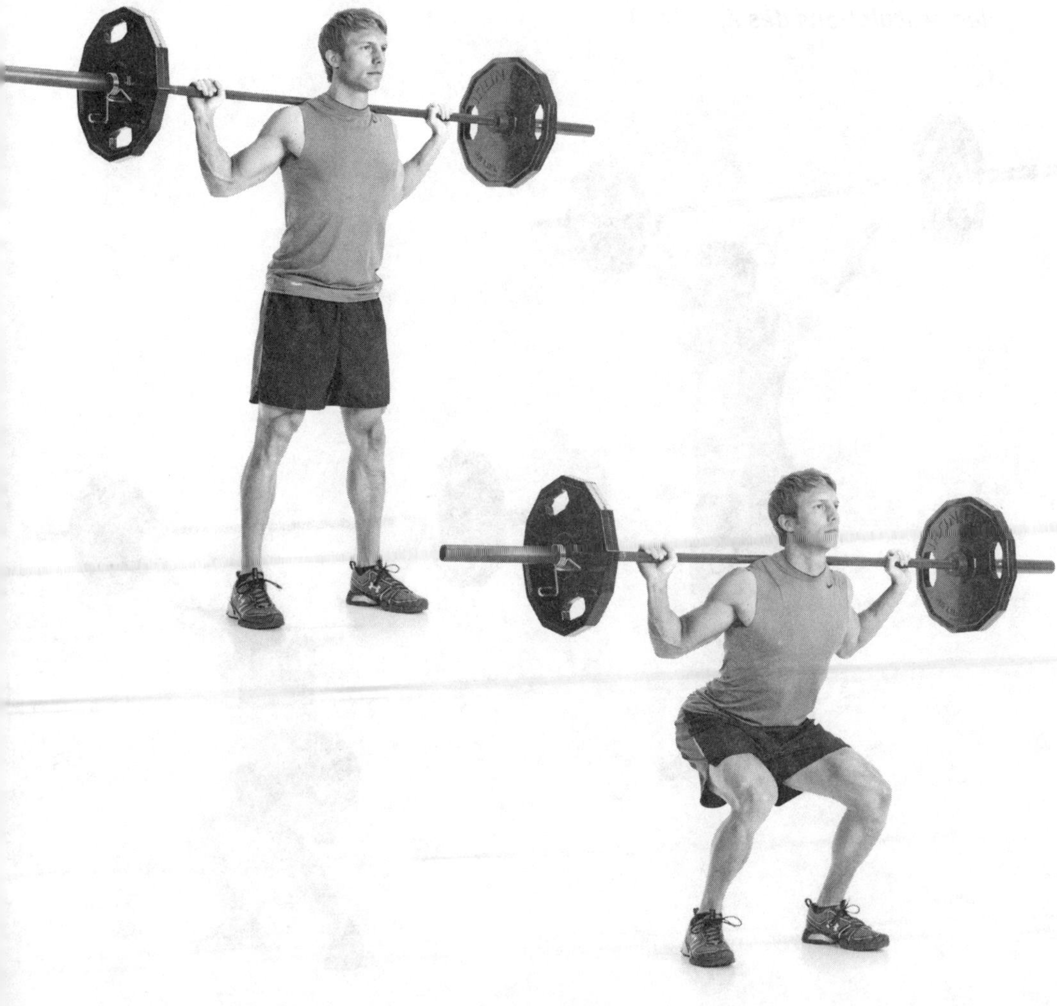

Entraînement d'intensité maximale – Exercices à dominante genoux

SQUATS BRAS TENDUS

Jambes écartées à la largeur des épaules, corps droit, barre tenue au-dessus de la tête, mains très écartées. Fixer les omoplates et gainer les abdominaux pour contrôler l'inclinaison du corps, descendre en squat à 90° maximum et remonter en expirant.

(Note : cet exercice très difficile comporte des risques pour les articulations des épaules.)

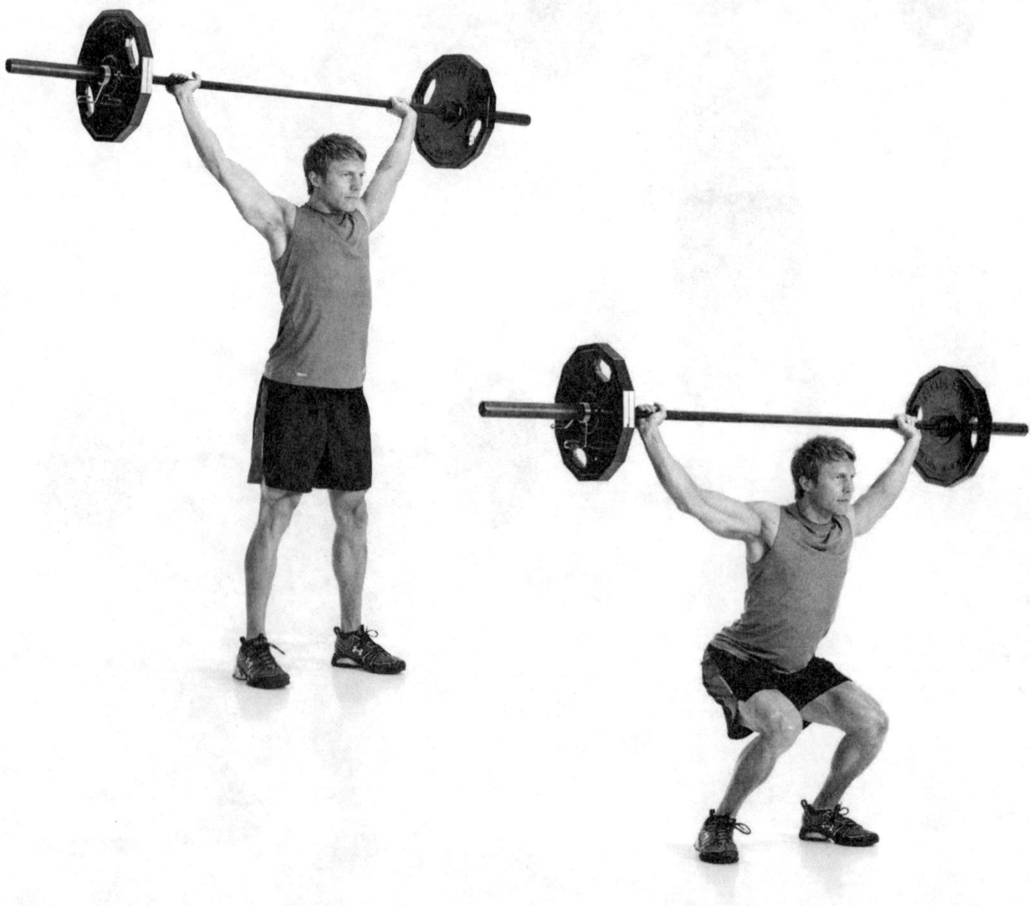

FENTES BULGARES

Barre sur les épaules, buste droit, pied avant à plat, pied arrière surélevé sur un banc, descendre en fente, genoux fléchis à 70-80° maximum et remonter en poussant fort avec la jambe avant. Alterner du côté opposé en fin de série.

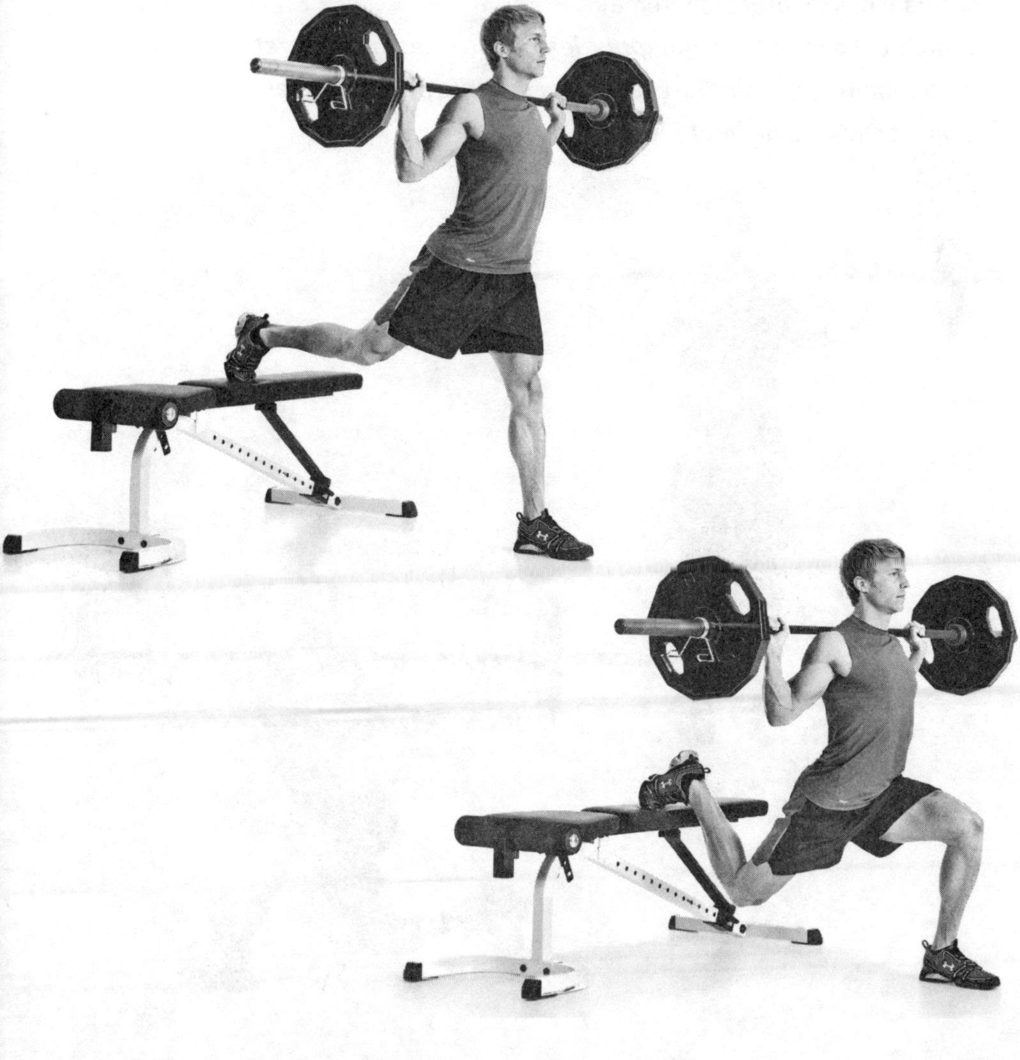

Entraînement d'intensité maximale – Exercices à dominante genoux

FENTES CROISÉES

Départ debout, jambes parallèles, corps droit, barre sur les épaules. Descendre en fente arrière en amenant le pied avant en pliant les genoux à 90° maximum. Remonter en position de départ et alterner du côté opposé. Les épaules doivent rester droites. Le pied avant doit toujours pointer vers l'avant. Les hanches pivotent légèrement.
(Note : cet exercice, risqué pour les genoux, les hanches et les lombaires, est plutôt réservé aux sportifs professionnels et aux amateurs de haut niveau.)

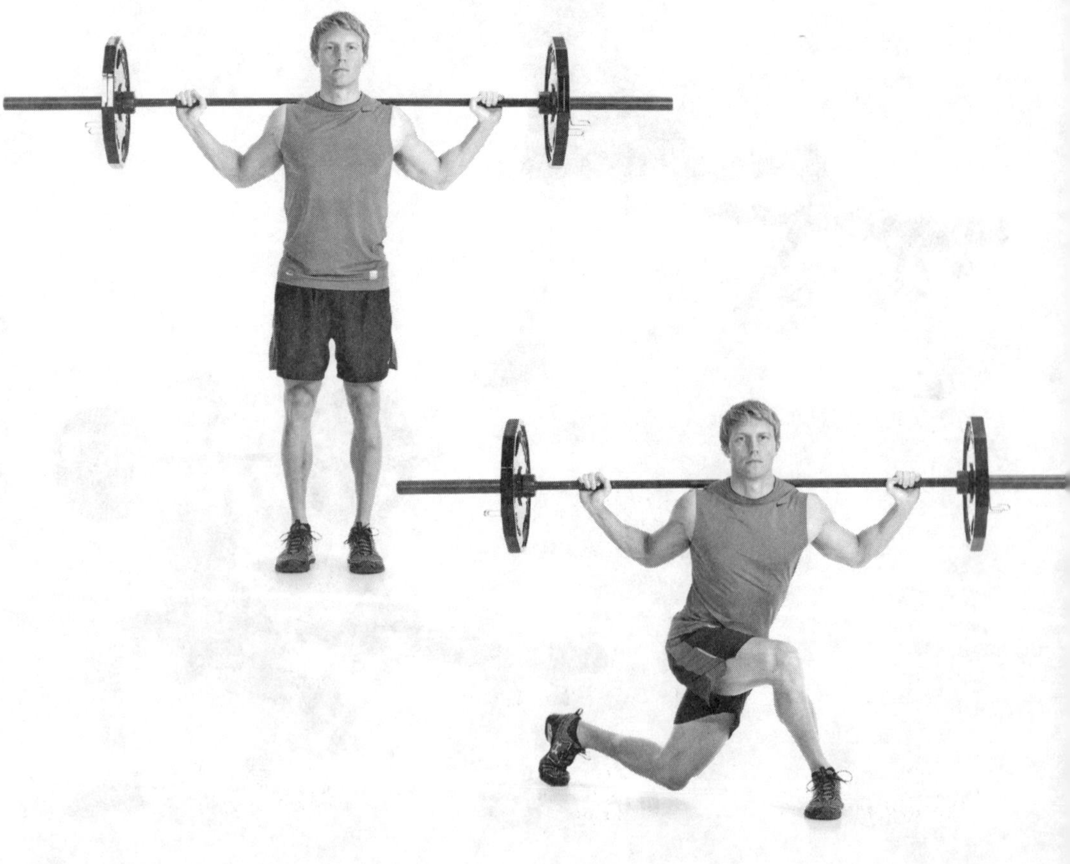

SQUATS À UNE JAMBE

Debout, un pied sur un banc, l'autre au-dessus du vide, tendre les bras vers l'avant. Gainer les abdominaux et descendre en squat en se penchant en avant pour équilibrer le corps, le pied avant reste à plat. Tenir un poids léger peut aider à garder l'équilibre et à descendre plus bas.
(Note : la surélévation du pied d'appui n'est pas indispensable et cet exercice très difficile est risqué pour le genou et les lombaires si la flexion est supérieure à 90°.)

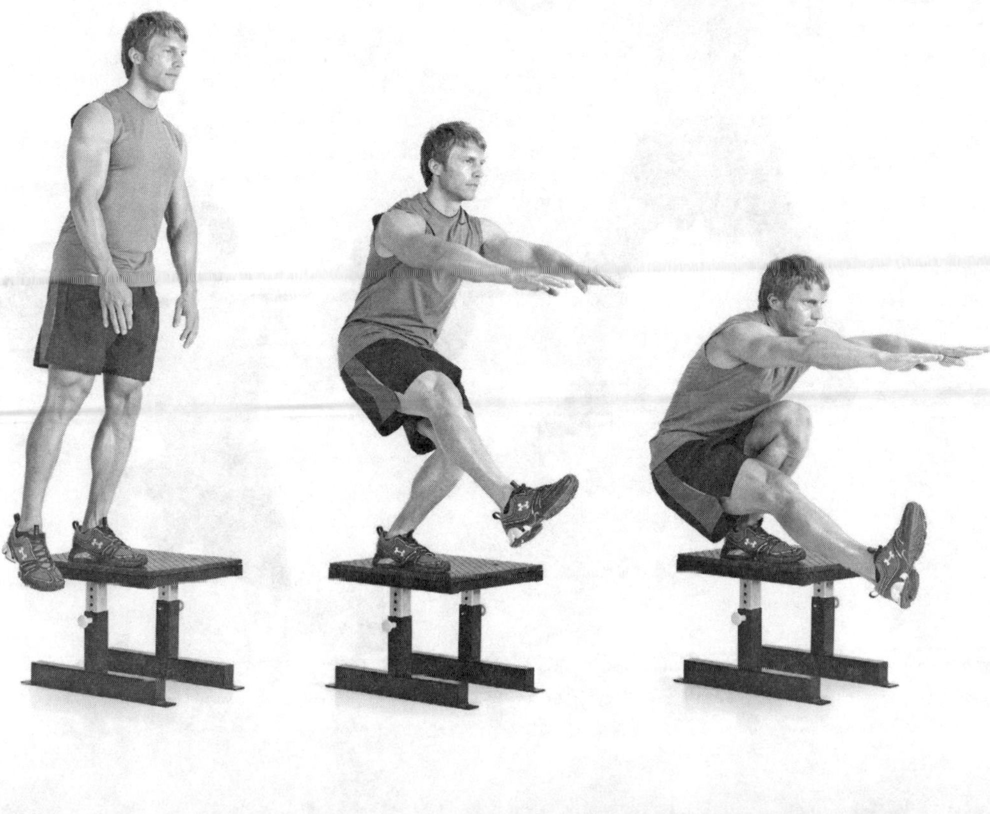

Entraînement d'intensité maximale – Exercices à dominante genoux

FENTES ARRIÈRE

Jambes parallèles, corps droit, barre sur les épaules, écarter largement les jambes, gainer les abdominaux, reculer une jambe en posant le pied arrière sur la pointe et plier les genoux à 90° maximum. Le pied avant reste à plat et le dos droit s'incline légèrement en avant. Remonter en position de départ et alterner du côté opposé.

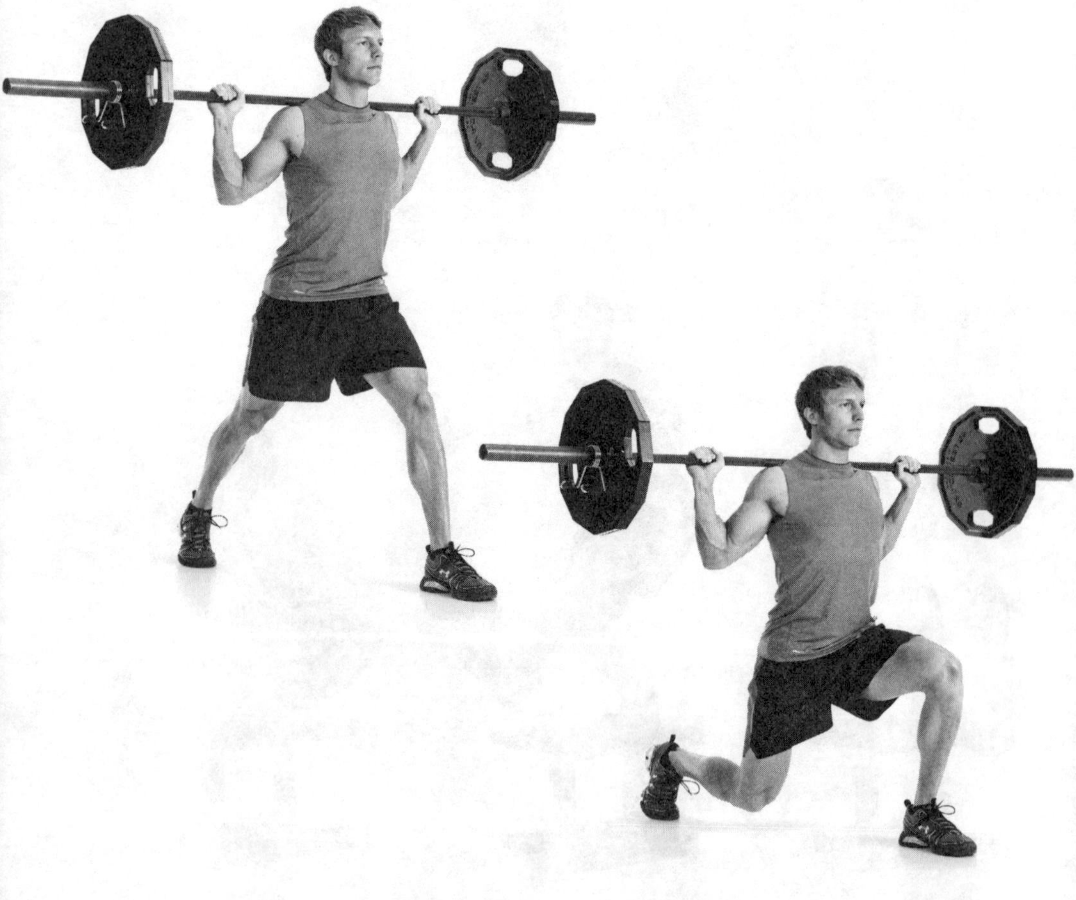

DÉVELOPPÉ COUCHÉ

Allongé à plat dos sur un banc horizontal, barre ou haltères en main, faire le mouvement du développé-couché. Les mains plus écartées que la largeur des épaules, fléchir les coudes, amener la barre au ras de la poitrine (sans contact) et remonter en tendant les bras sans verrouiller les coudes.

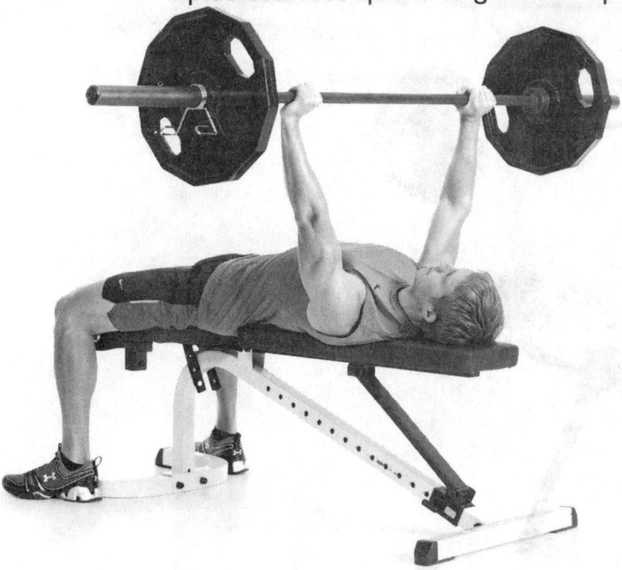

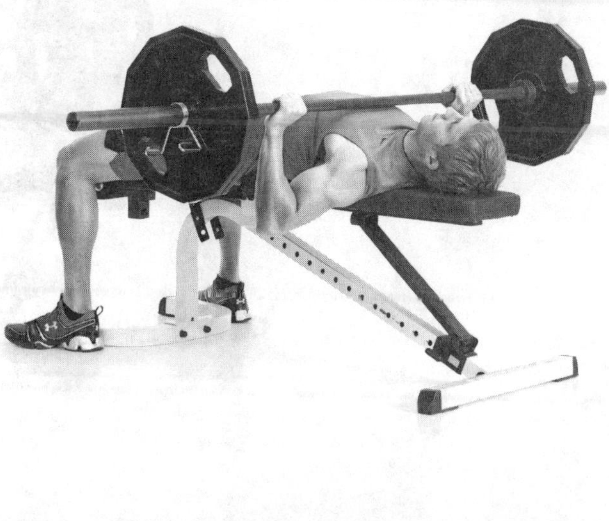

Entraînement d'intensité maximale – Exercices de développement du haut du corps

DÉVELOPPÉ INCLINÉ

Allongé sur un banc incliné à 30° environ, effectuer le mouvement du développé incliné avec le même type de charge qu'au développé couché.

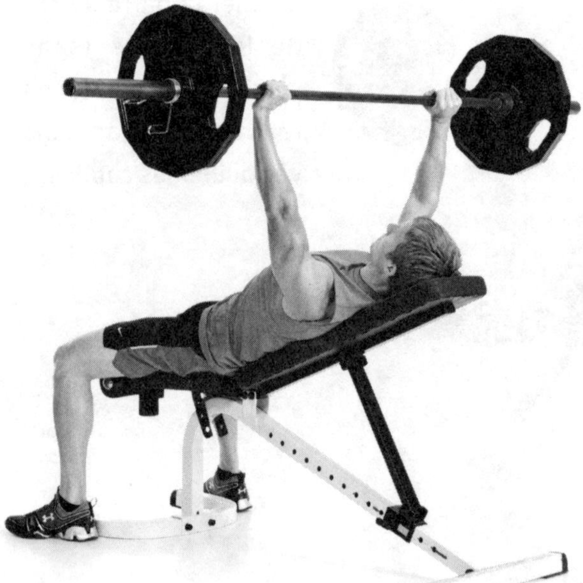

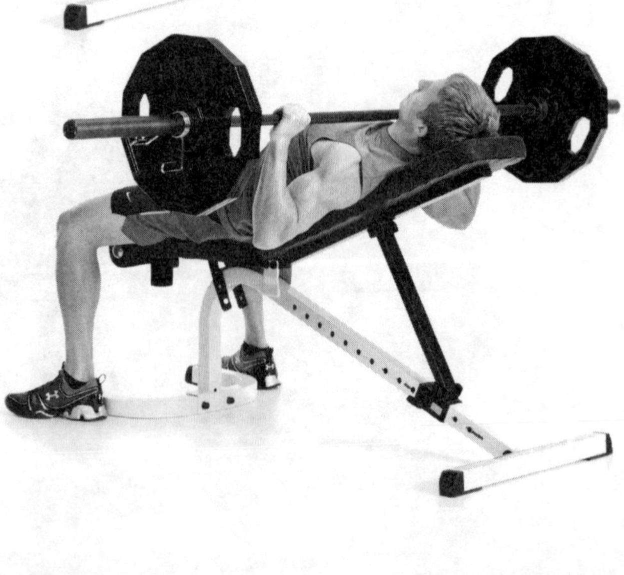

DÉVELOPPÉ COUCHÉ OU INCLINÉ ALTERNÉ AVEC HALTÈRES

Sur un banc plat ou incliné, haltères en mains, tendre un bras en pliant l'autre avec fluidité en veillant à conservant un rythme constant.

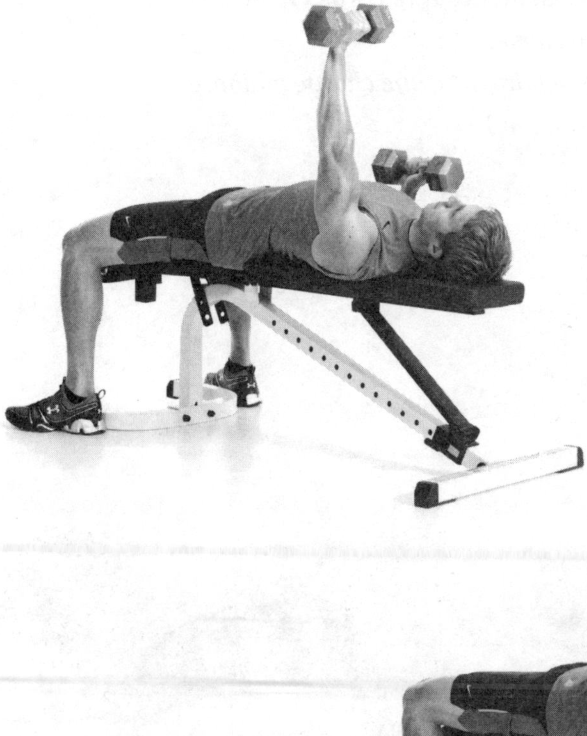

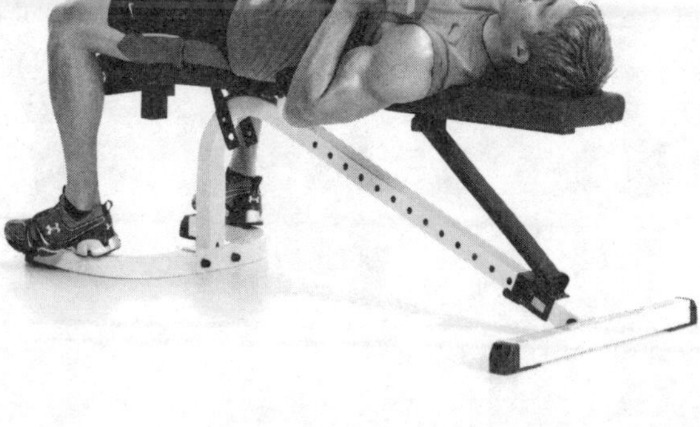

DÉVELOPPÉ HALTÈRES À UN BRAS

Si la position de départ se fait du côté gauche, la moitié gauche du dos est au-dessus du vide, la moitié droite est allongée sur un banc, les deux pieds fermement posés au sol. L'haltère est dans la main gauche, du côté du vide, bras tendu à la verticale de l'épaule, le bras droit fléchi, main agrippée au banc au niveau de la tête. Gainer tout le corps en permanence puis alterner du côté opposé.

(Note : exercice très difficile. À faire avec une charge moindre qu'en développé couché classique.)

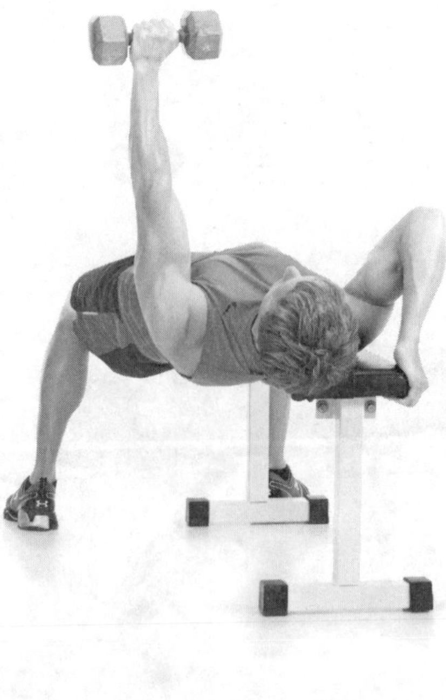

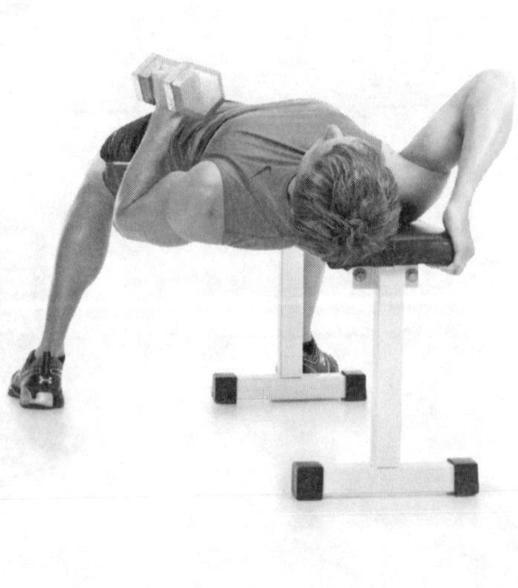

DÉVELOPPÉ FRONTAL ÉPAULES

Jambes parallèles, corps droit, barre tenue en pronation, mains écartées à la largeur des épaules, amorcer un quart de squat et utiliser, au même moment, l'impulsion des jambes pour élever la barre au-dessus de la tête en reculant légèrement le menton pour réduire la tension des trapèzes. Rester gainé et freiner la descente pour revenir en position de départ.

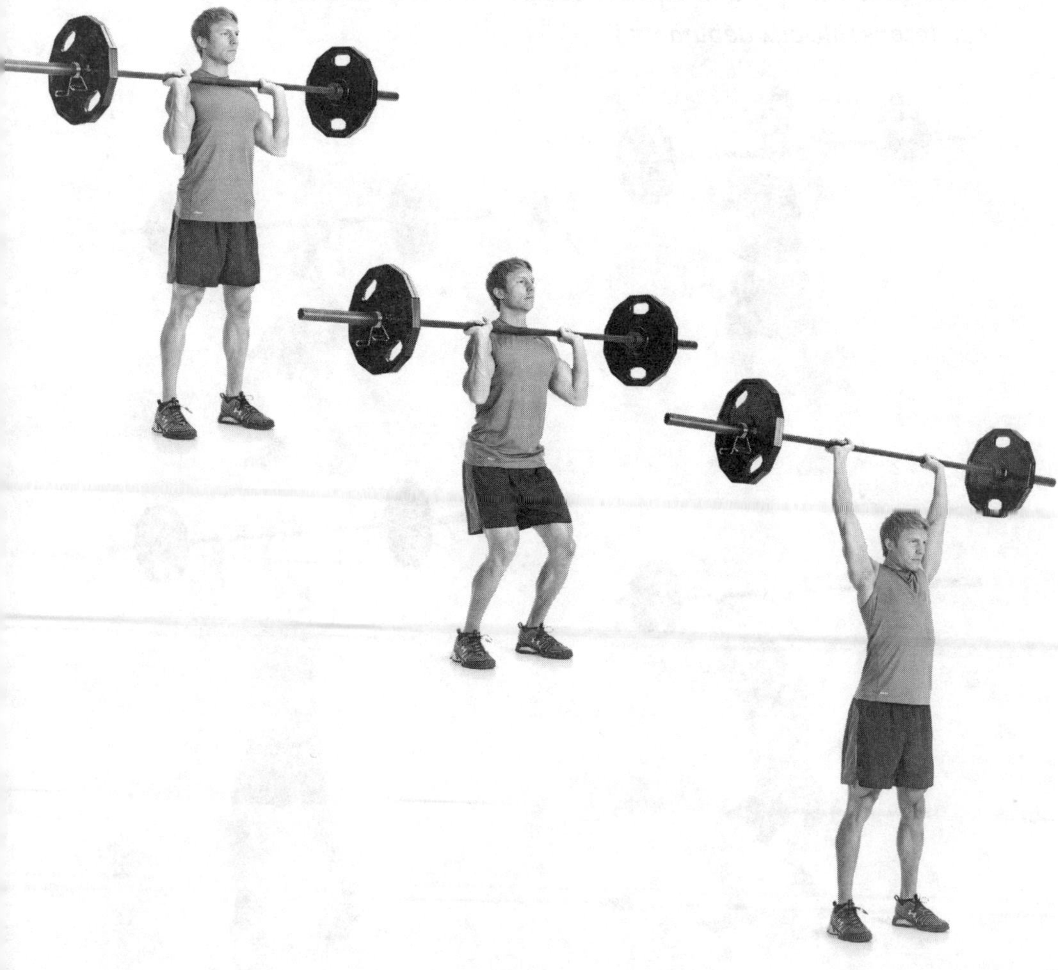

Entraînement d'intensité maximale –
Exercices de développement du haut du corps

POUSSÉ-ÉPAULÉ

Jambes parallèles, corps droit, barre tenue en pronation, mains écartées à la largeur des épaules, amorcer un quart de squat, gainer les abdominaux, tendre les bras et pousser la barre au-dessus de la tête. Rester gainé, tendre les jambes et décoller les talons. Reposer les pieds à plat et freiner la descente des bras pour revenir en posture de départ.
(Note : cet exercice très difficile comportant des risques, il est déconseillé aux débutants.)

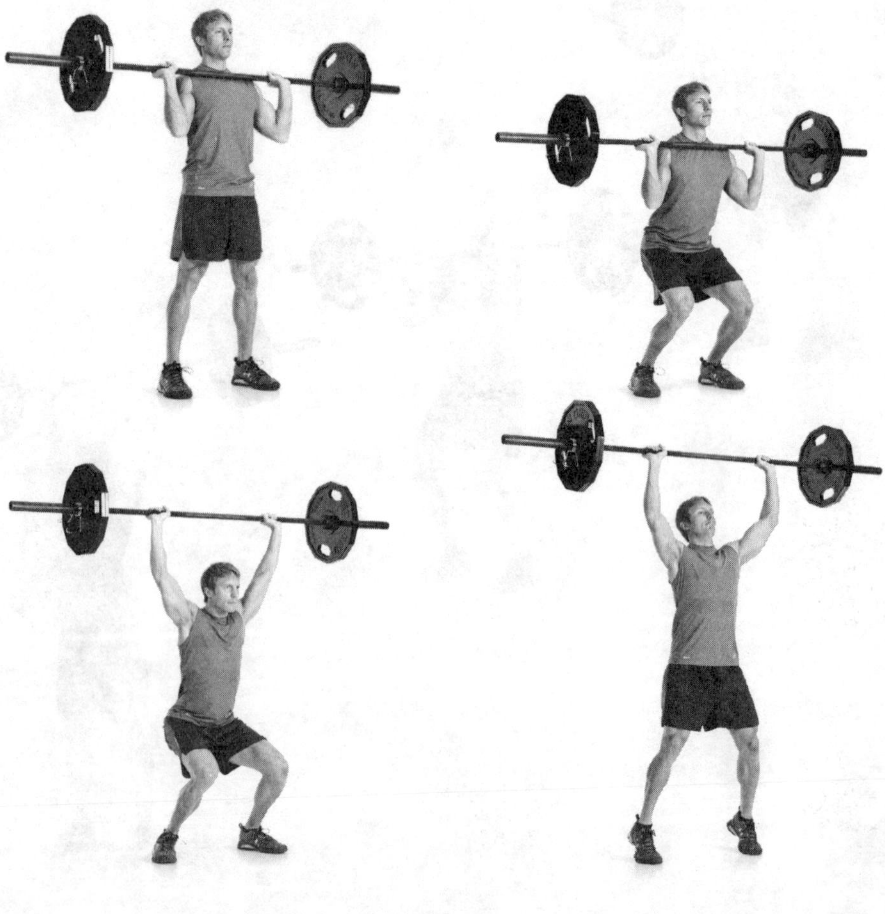

DÉVELOPPÉ FRONTAL ÉPAULES AVEC HALTÈRES

Jambes parallèles, corps droit, un haltère dans chaque main à la hauteur des épaules, amorcer un quart de squat et utiliser au même instant l'impulsion des jambes pour élever les poids au-dessus de la tête.
Cet exercice peut également être effectué avec un seul haltère, auquel cas le gainage abdominal doit être plus important.

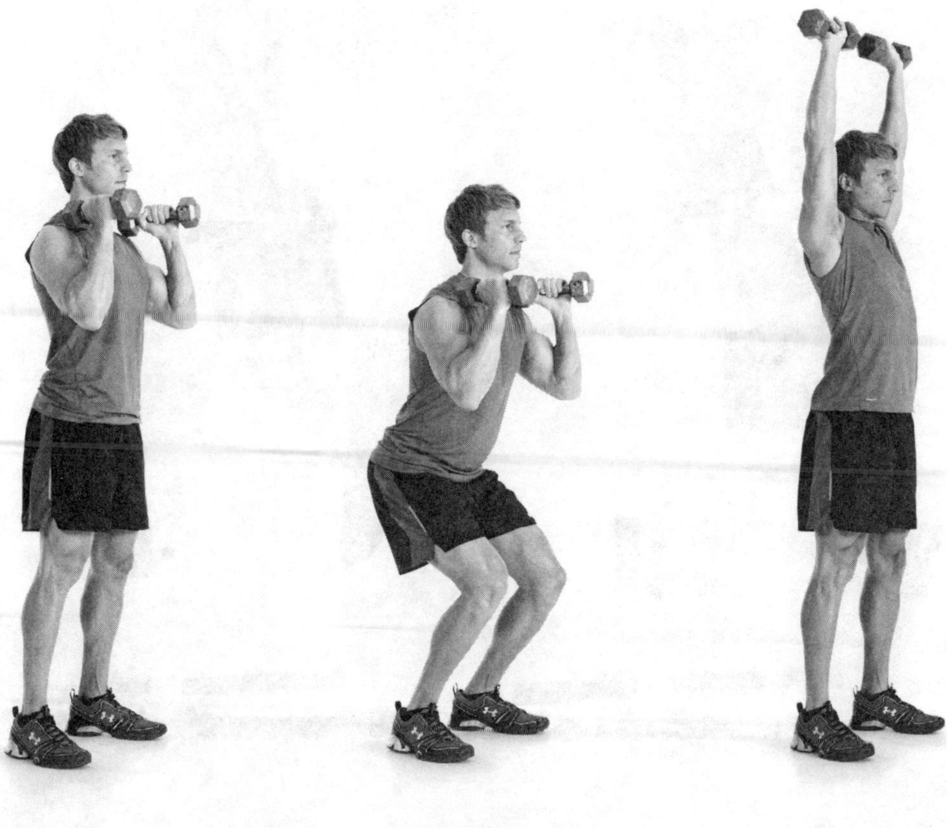

Dips (pompes aux barres parallèles)

Position de départ : mains fermées sur les barres parallèles d'une tour à dips, jambes tendues dans le prolongement du corps gainé. Descendre en pliant les coudes à 90° maximum et pousser avec les bras en expirant pour remonter. Enchaîner sans marquer de pause.

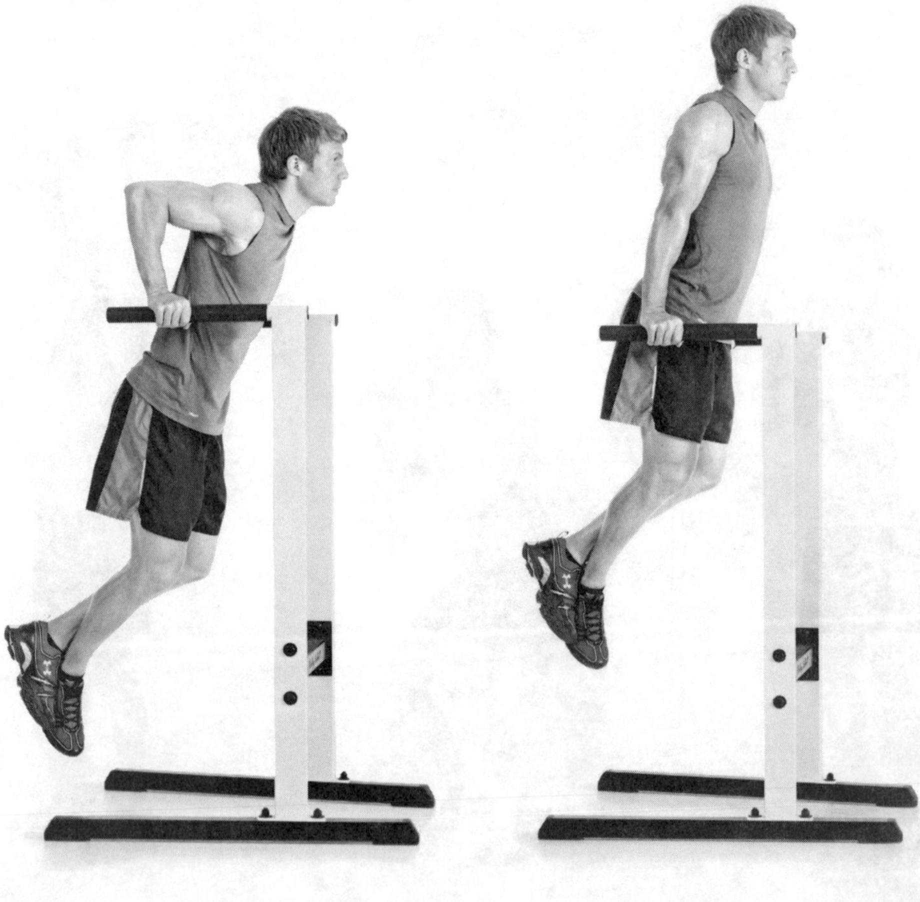

Pompes suspendues avec sangles TRX

Corps à l'horizontale en position de pompes, bras tendus, mains sur les poignées des sangles TRX, paumes en vis-à-vis. Gainer et descendre en pliant les coudes à 90° maximum. Les mains pivotent et les pouces se retrouvent face à face. Tendre les bras pour remonter, en soufflant. Les mains pivotent jusqu'à ce que les paumes reviennent en vis-à-vis. Surélever les pieds sur un banc ou un ballon d'exercice permet d'augmenter la difficulté.

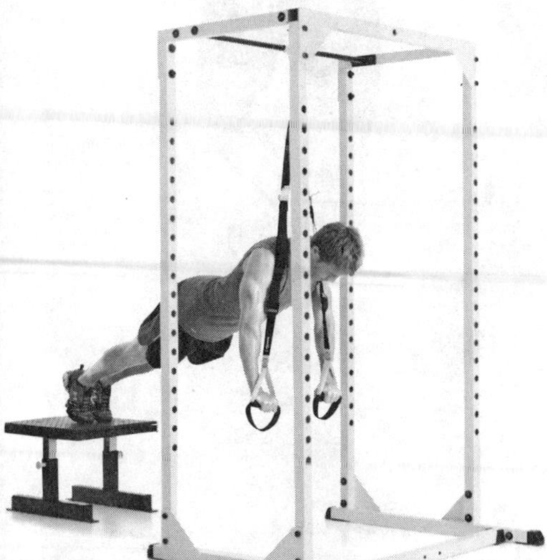

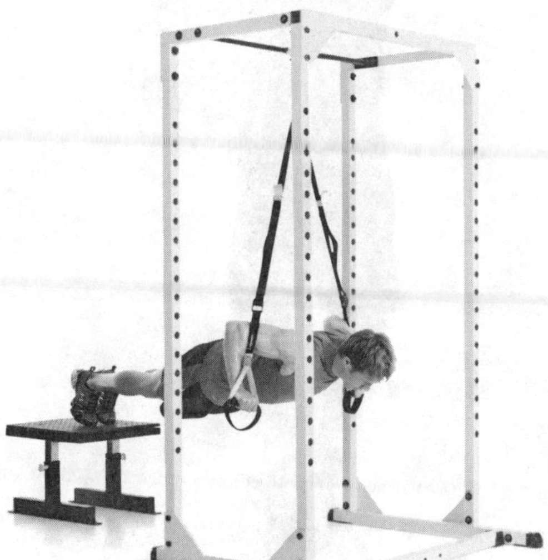

Entraînement d'intensité maximale –
Exercices de tirage haut du corps

TRACTIONS EN PRONATION

Corps suspendu à la barre, jambes tendues, mains en pronation, en écart supérieur à la largeur des épaules, gainer abdominaux et fessiers, souffler en élevant le menton au-dessus de la barre grâce à la traction des bras. Rester gainé, freiner la descente (en inspirant sur la fin) au retour en position de départ, bras tendus.

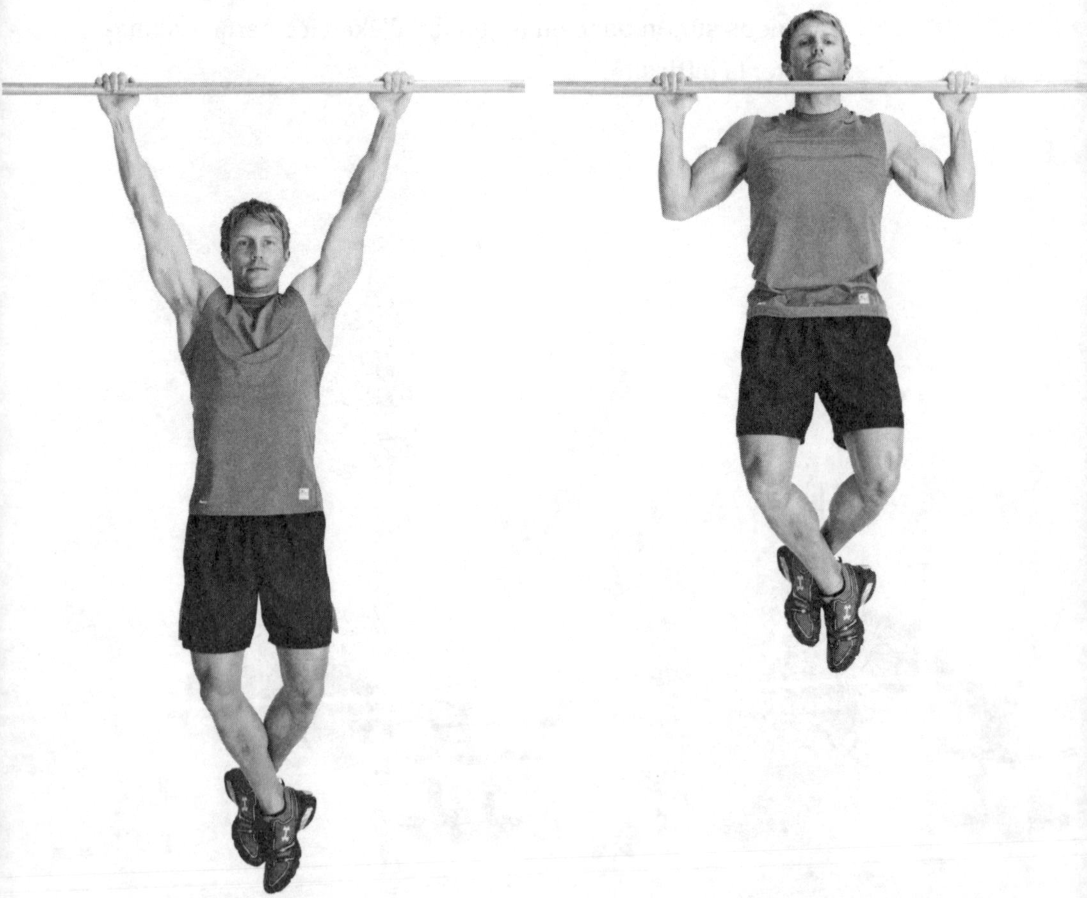

TRACTIONS EN SUPINATION

Corps suspendu à la barre, jambes tendues, bras parallèles, mains en supination (paumes vers l'intérieur), gainer abdominaux et fessiers, souffler en élevant le menton au-dessus de la barre grâce à la traction des bras. Rester gainé, freiner la descente (en inspirant sur la fin) au retour en position de départ, bras tendus.

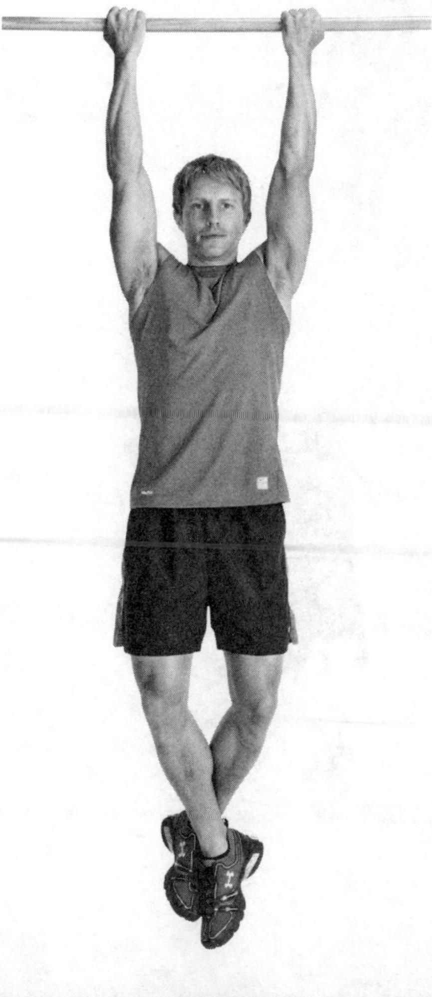

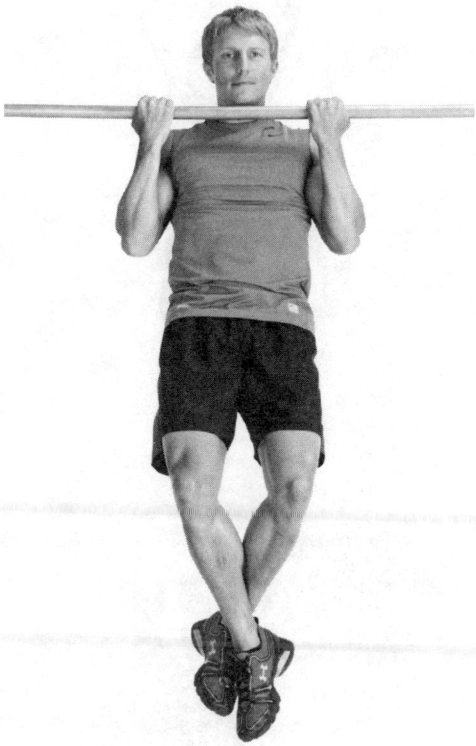

Entraînement d'intensité maximale – Exercices de développement du haut du corps

TRACTIONS LATÉRALES

Suspendu en pronation large, tractionner en rapprochant le corps et la tête vers un bras pour amener le menton au niveau de la main. Redescendre au milieu, bras tendus et alterner du côté opposé. Chaque traction compte pour une répétition.

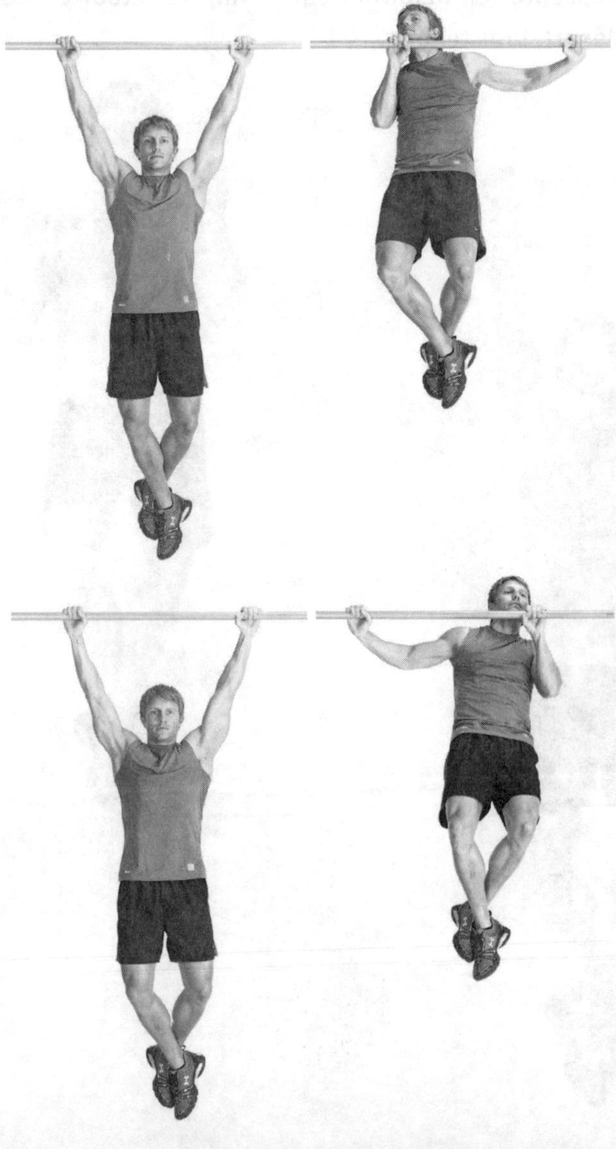

TRACTIONS CORPS HORIZONTAL

Corps à l'horizontale sous une barre dans une cage à squat, jambes tendues, muscles profonds gainés, écart de mains supérieur à la largeur des épaules si pronation (également possible en supination). Faire une traction des bras pour toucher la barre avec la poitrine. Surélever les pieds avec un banc ou un ballon accentue la difficulté.

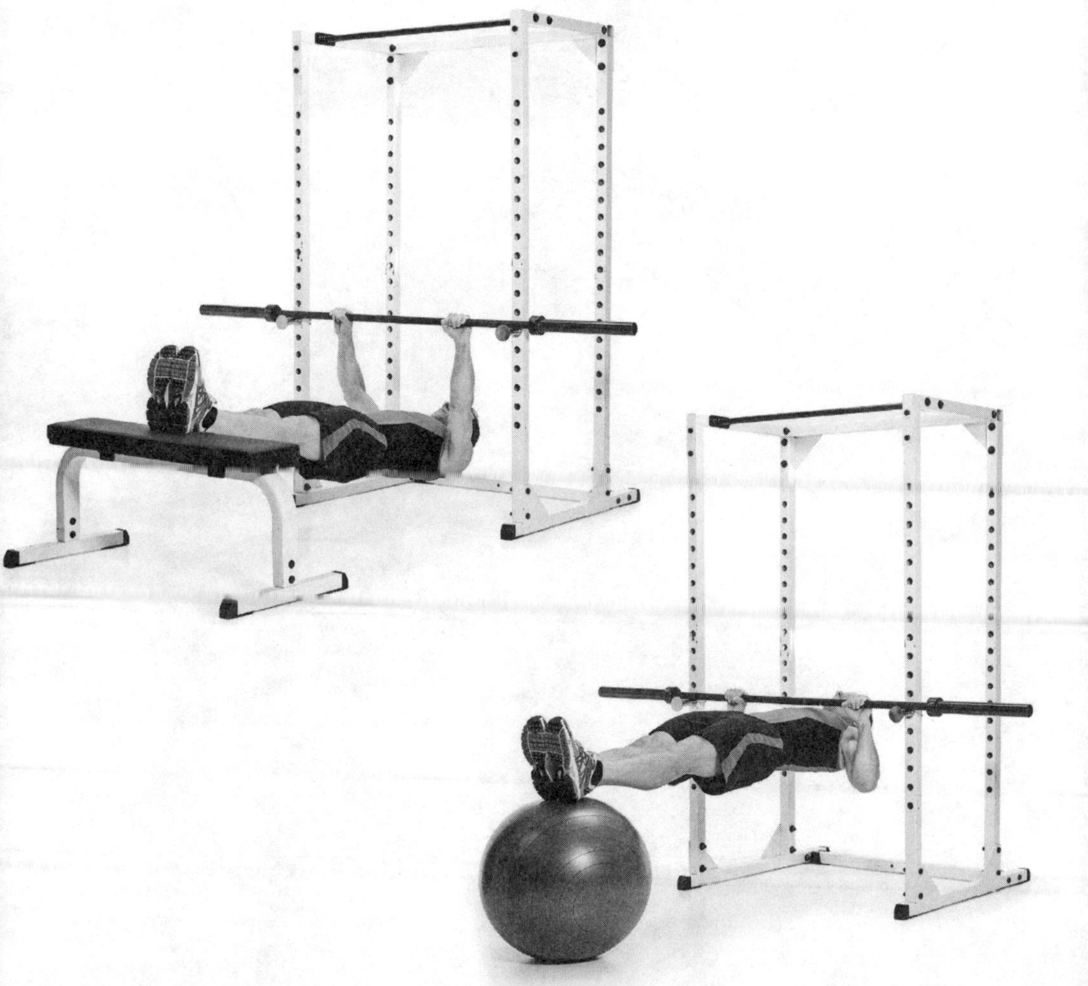

TRACTIONS AU TRX

Suspendez-vous à un TRX, les jambes tendues et le corps gainé. Installez-vous aussi haut que possible, en essayant de pivoter les mains pour commencer avec les pouces vers l'intérieur et finir les pouces tournés vers le plafond lorsque vous êtes en haut de la traction. Surélevez vos pieds pour rendre l'exercice plus difficile.

TRACTION D'UN BRAS CORPS HORIZONTAL

Corps gainé à l'horizontale sous une barre dans une cage à squat, une main au centre de la barre, genoux légèrement fléchis. Tractionner d'un bras en soufflant pour approcher la poitrine de la barre. Le bras libre est tendu vers le haut pour faciliter le mouvement. Freiner la descente.

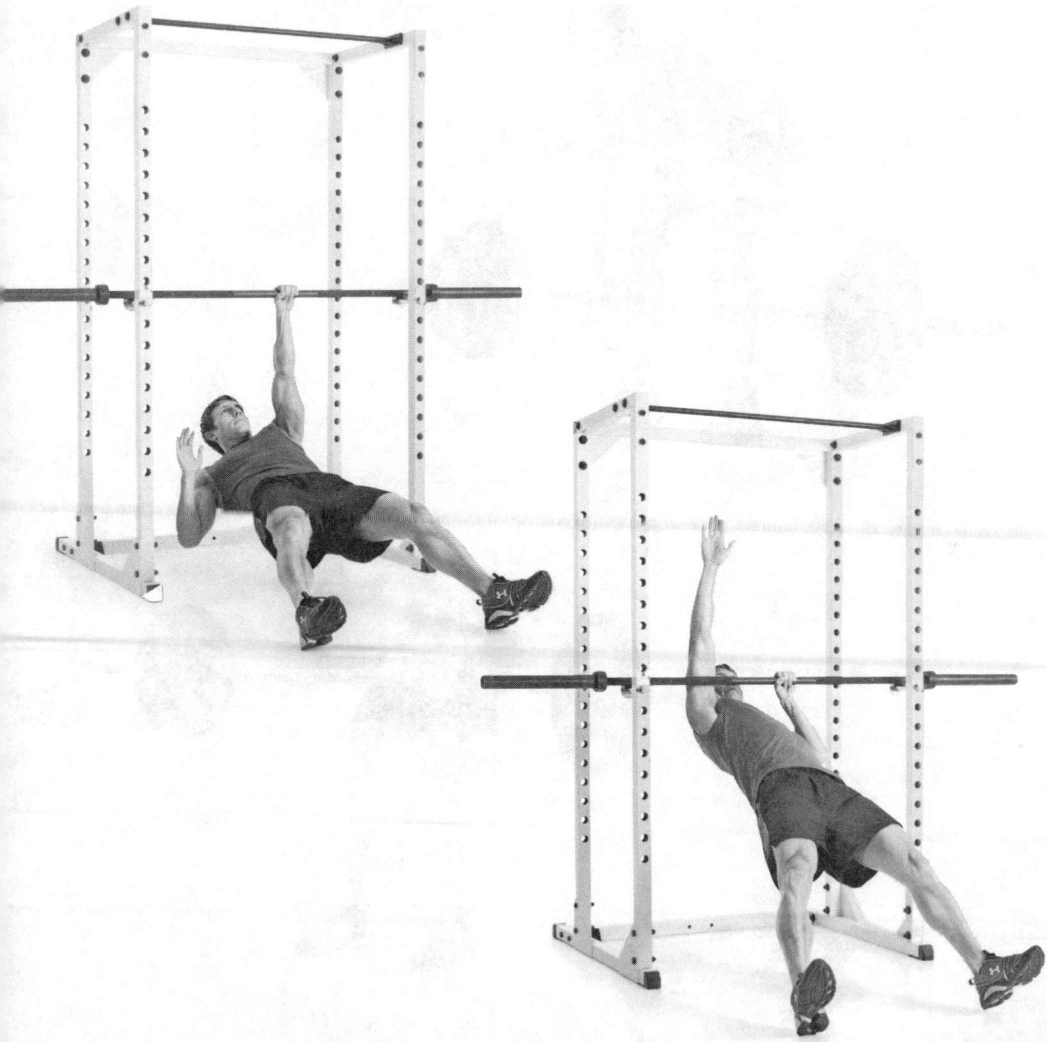

Entraînement d'intensité maximale –
Exercices de développement du haut du corps

DESCENTE-TIRAGE

Barre ou haltères en mains, jambes parallèles, genoux légèrement fléchis, pencher le corps en avant sans voûter, tête plus haute que le bassin. Tirer avec les bras pour élever la charge vers le bas de la poitrine, freiner la descente.

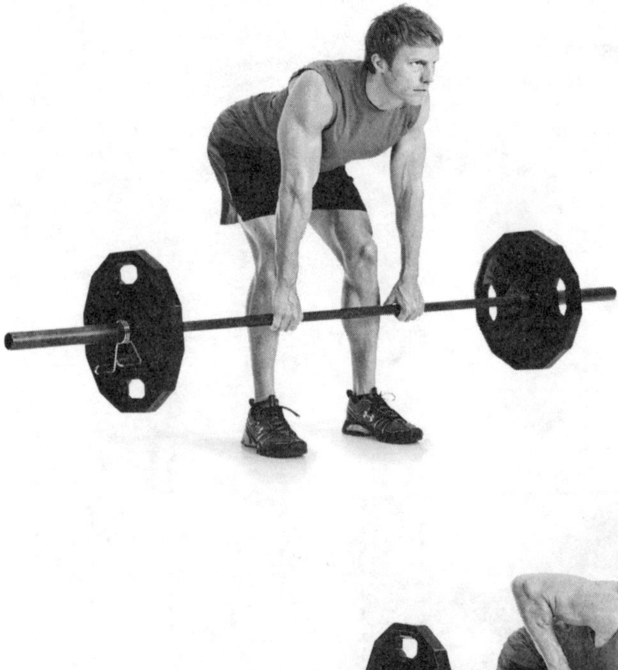

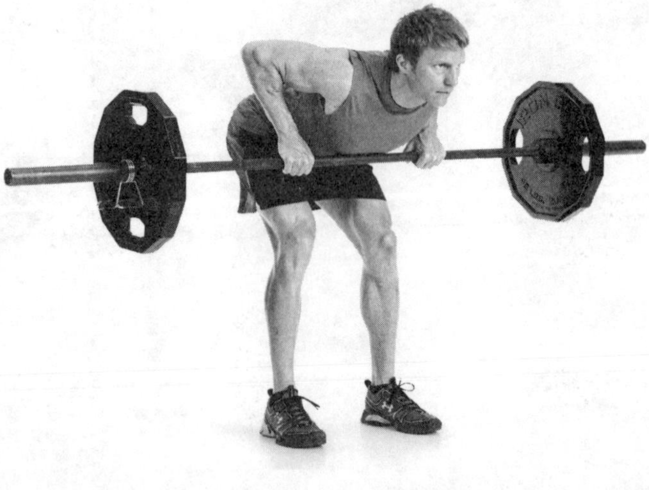

TIRAGE AU VISAGE À LA POULIE HAUTE

Sur un poste multi-fonctions, corde fixée à la poulie réglée à hauteur de tête. Position de départ : corps droit gainé, rapprocher les omoplates en souplesse et tirer à deux mains sur la corde. Les coudes restent au niveau des épaules, en un mouvement ample non forcé. Ramener les omoplates à leur distance naturelle en revenant en position de départ.
(Note : en raison des risques pour les articulations des épaules, cet exercice très difficile doit être effectué en souplesse à charge légère.)

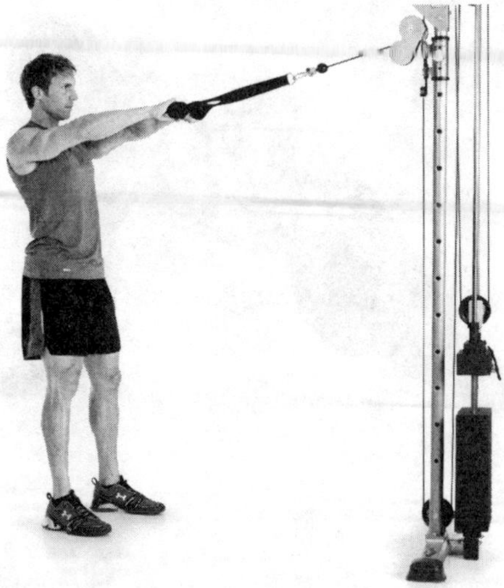

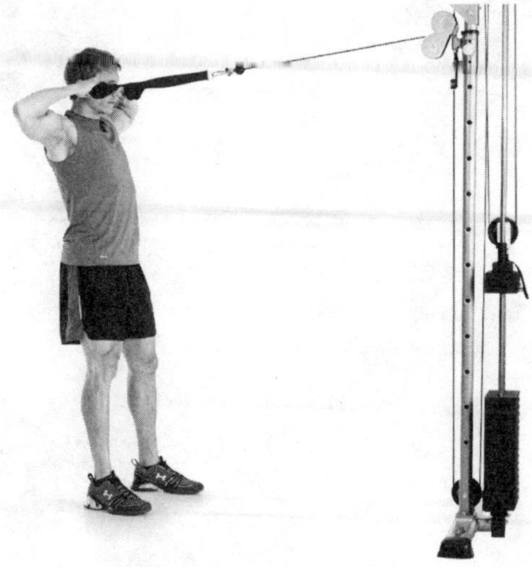

Entraînement d'intensité maximale – Muscles profonds

ROWING D'UN BRAS EN GAINAGE OBLIQUE

Corps gainé en planche à l'oblique, pieds au sol, jambes tendues parallèles, une main sur un banc, bras tendu, épaules en léger retrait. Un haltère dans l'autre main, tirer avec le bras, élever le poids au niveau des côtes basses et freiner la redescente du bras.

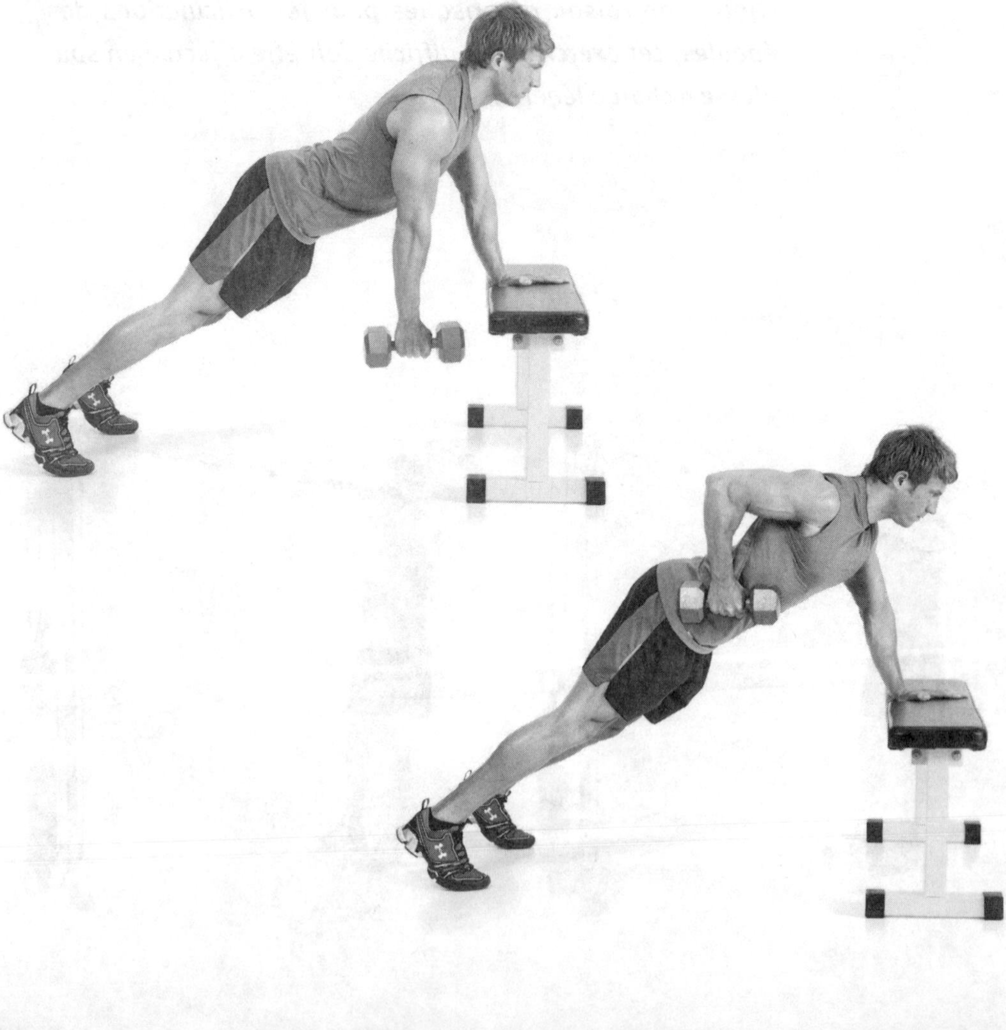

POMPES SPIDERMAN

En position de pompes, mains sur des Valslide ou des serviettes sur un sol lisse. Faire glisser le bras gauche aussi loin que possible vers l'avant, coude très légèrement fléchi, tout en pliant le bras droit pour abaisser le corps et amener le genou droit vers le coude droit.

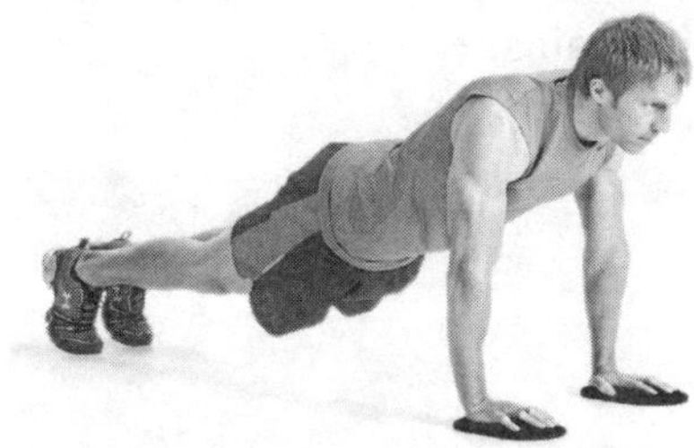

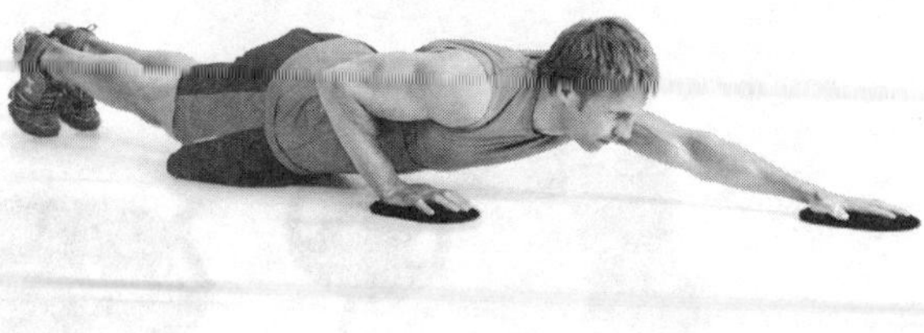

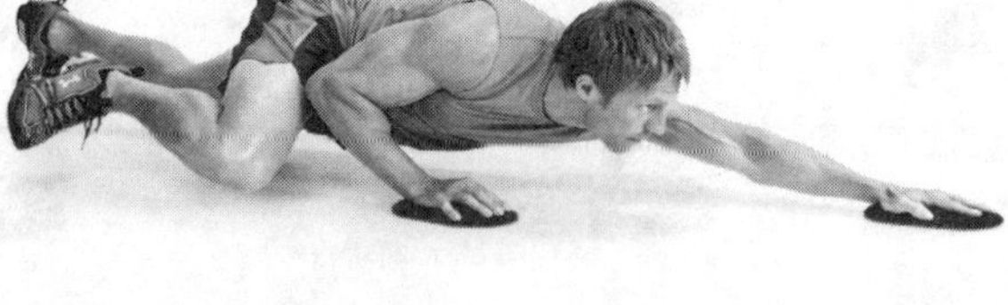

ROTATIONS CONTRÔLÉES À LA BARRE VERTICALE

Une barre munie de poignées convient mieux pour cet exercice qui peut également être exécuté avec une barre classique, comme sur l'illustration. Corps droit gainé, jambes écartées à la largeur des épaules, genoux légèrement fléchis, dessiner d'un côté à l'autre un arc de cercle aussi large que possible avec l'extrémité de la barre tenue à deux mains.

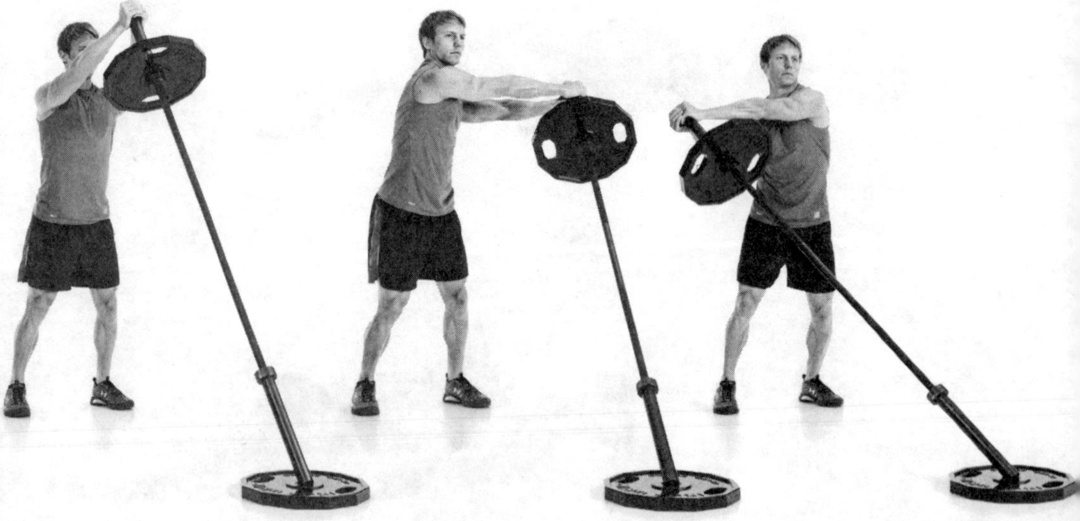

SIT-UP À LA BARRE

Corps allongé au sol, bras parallèles tendus vers le plafond, mains en pronation tenant une barre. Garder les jambes dépliées pendant tout l'exercice, gainer fessiers et abdominaux, décoller la tête, redresser le dos pour s'asseoir, corps perpendiculaire au sol, barre tenue à bout de bras au-dessus de la tête. Revenir en position de départ en contrôlant la descente. *(Note : cet exercice très difficile et risqué pour les lombaires exige un très haut niveau de pratique.)*

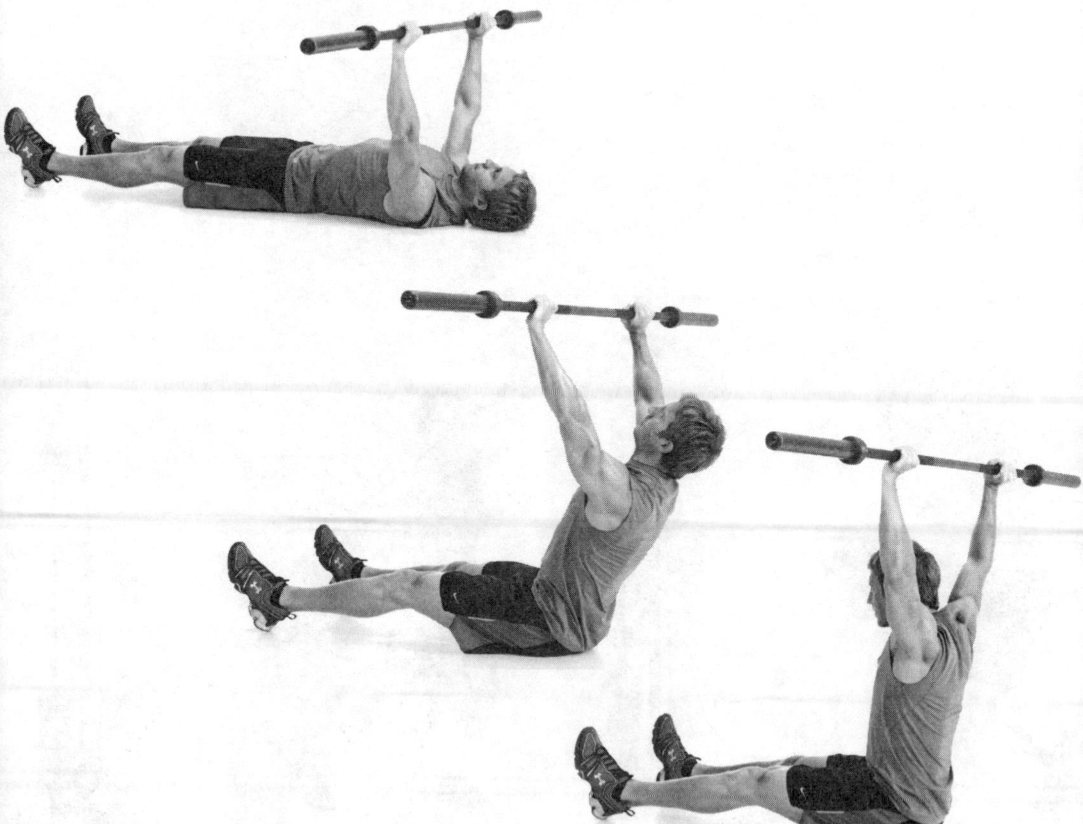

Entraînement d'intensité maximale – Muscles profonds

WOODCHOP (BÛCHERON) À LA POULIE BASSE

Départ en position de fente, corps penché en avant vers le bas, bras tendus, épaules face à la poulie, poignée tenue à deux mains. Tirer sur le câble en dessinant un arc de cercle montant : épaules puis hanches pivotent pendant que le corps se redresse de manière à tourner le dos à la poulie. Faire toutes les répétitions d'un côté avant de passer à l'autre. Faire également pivoter les deux pieds pour que le mouvement soit le plus ample possible.

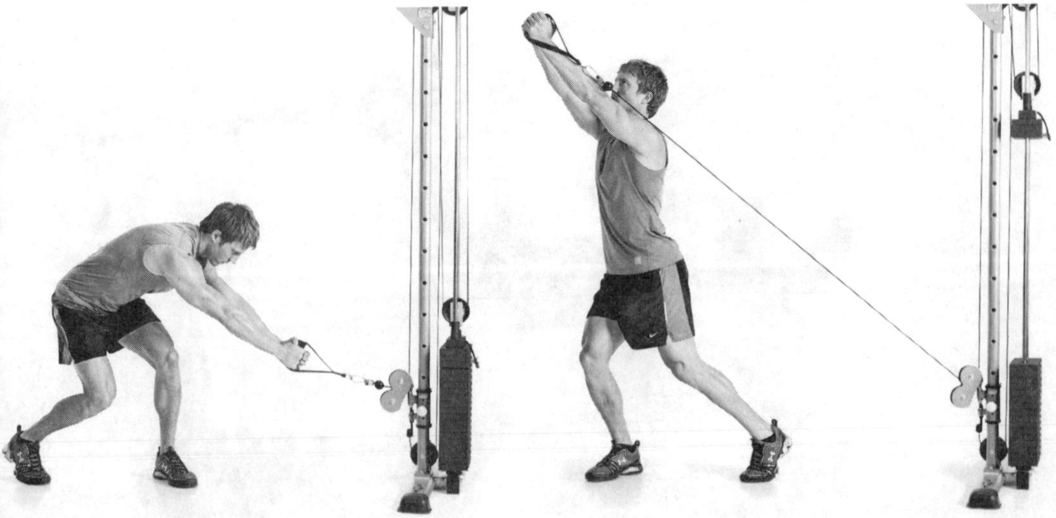

WOODCHOP (BÛCHERON) À LA POULIE HAUTE

Mouvement inverse du précédent. Jambes placées en fente, corps droit, bras tendus, épaules face à la poulie, poignée tenue à deux mains. Tirer sur le câble en dessinant un arc de cercle descendant : épaules puis hanches pivotent pendant que le corps descend de manière à tourner le dos à la poulie. Faire toutes les répétitions d'un côté avant de passer à l'autre. Faire également pivoter les pieds pour que le mouvement soit aussi ample que possible.

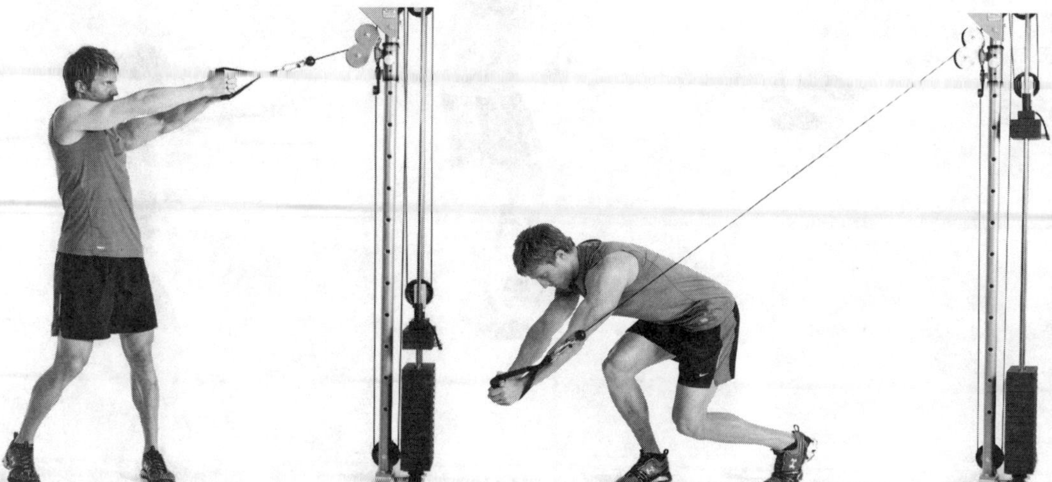

Entraînement d'intensité maximale – Muscles profonds

ROTATION CONTRÔLÉES ALTERNÉES AU CADRE À POULIES VIS-À-VIS

Avec deux poulies réglées à mi-hauteur, pieds et jambes parallèles, corps droit gainé au centre du cadre. Gainer le corps et tirer avec le bras droit tenant la poulie de devant tout en poussant avec le bras gauche tenant la poulie de derrière puis alterner du côté opposé.

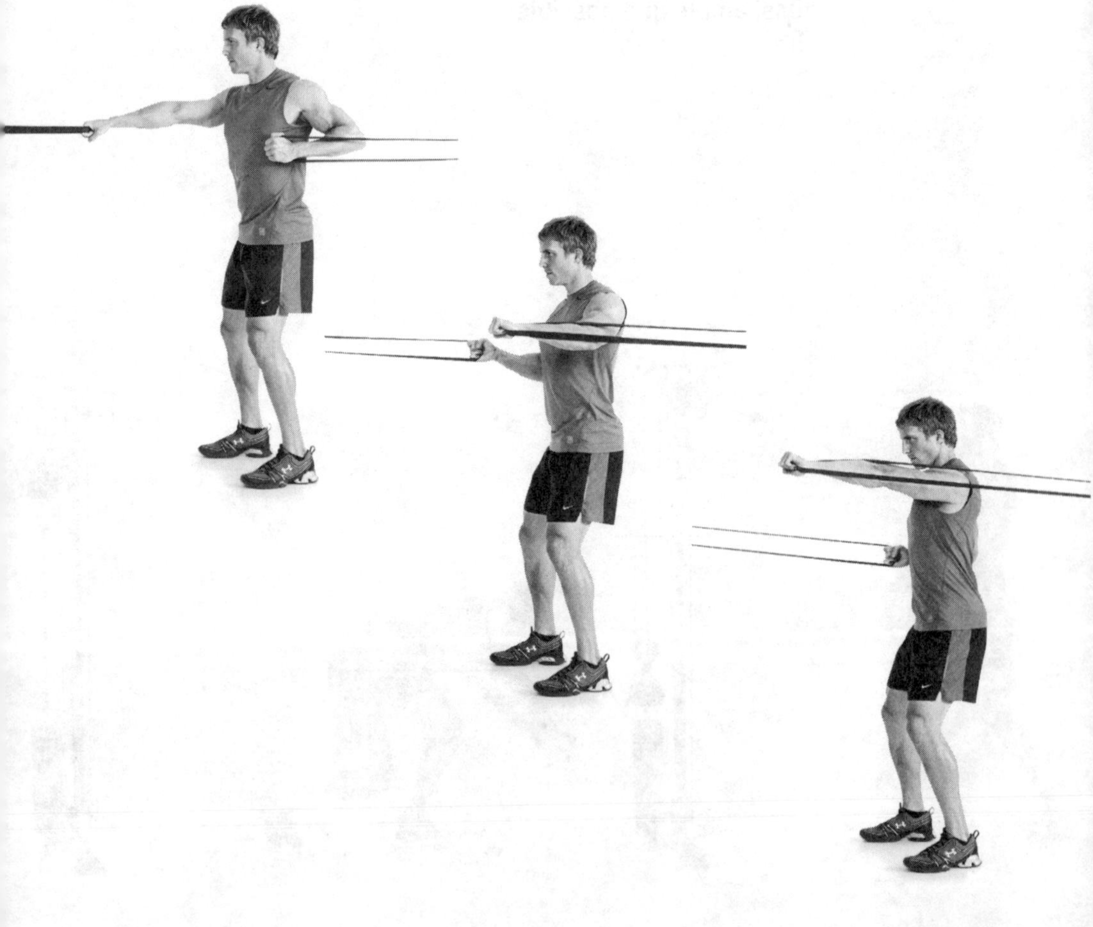

ABDOMINAUX À LA ROULETTE

Départ à genoux, corps horizontal, bras tendus parallèles, les deux mains posées en pronation sur la barre posée au sol face à soi. Gainer abdominaux et fessiers et pousser la barre avec les bras pour amener le corps à l'horizontale aussi bas que possible. Revenir en position initiale, corps gainé en reculant le bassin et en poussant avec les bras.

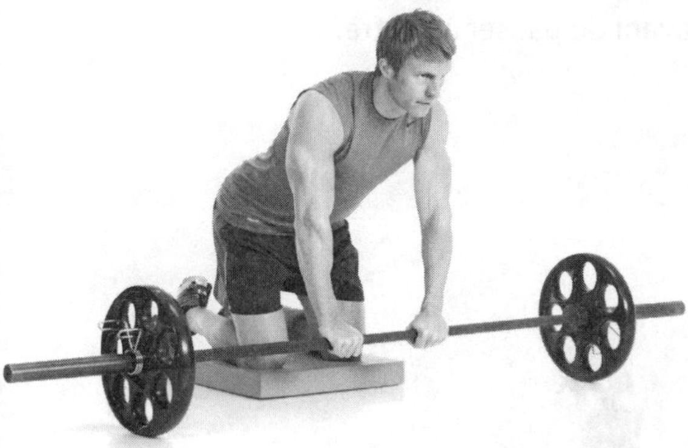

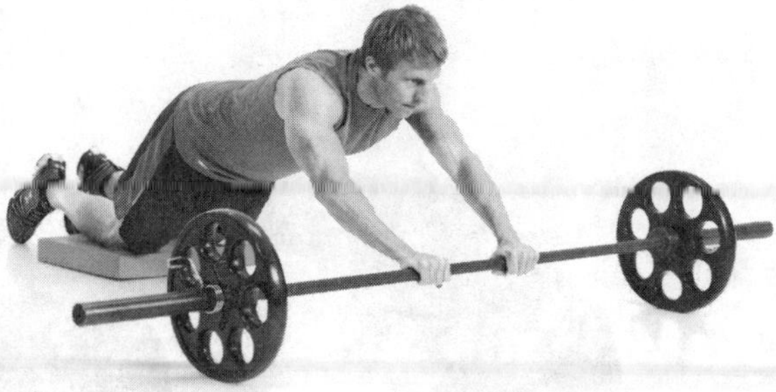

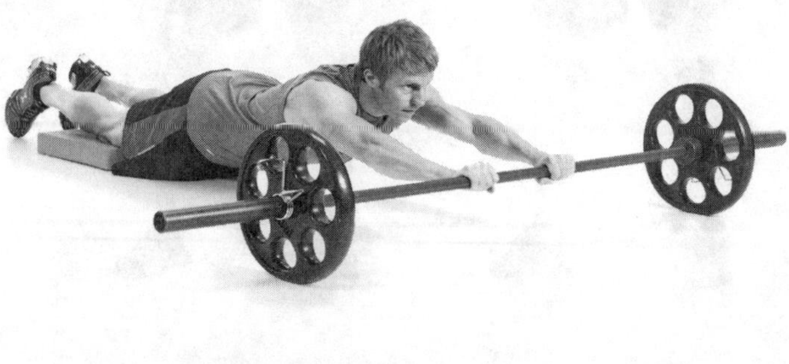

WINDMILL (MOULIN À VENT)

Position de départ : jambes écartées à une largeur légèrement supérieure à celle des épaules, genoux à peine fléchis légèrement verrouillés, le bras droit tendu tient le kettlebell à la verticale, poids à l'extérieur du poignet. Reculer légèrement le bassin latéralement (côté droit) sans quitter la charge des yeux. La main gauche descend vers le sol entre les pieds. Faire toutes les répétitions d'un côté avant de passer à l'autre.

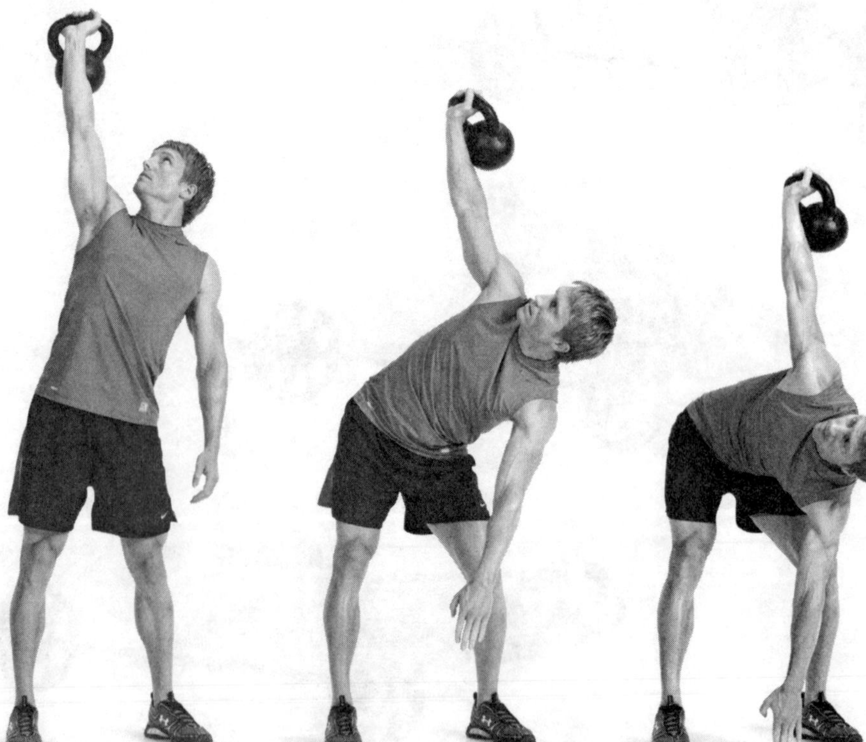

SOULEVÉ DE TERRE ROUMAIN

Jambes parallèles légèrement fléchies, corps droit, barre tenue par les mains en pronation écartées à la largeur des épaules. Gainer les abdominaux et pencher le corps en avant sans voûter le dos, faire descendre la barre le long des cuisses jusqu'à mi-tibias environ et remonter en posture de départ.

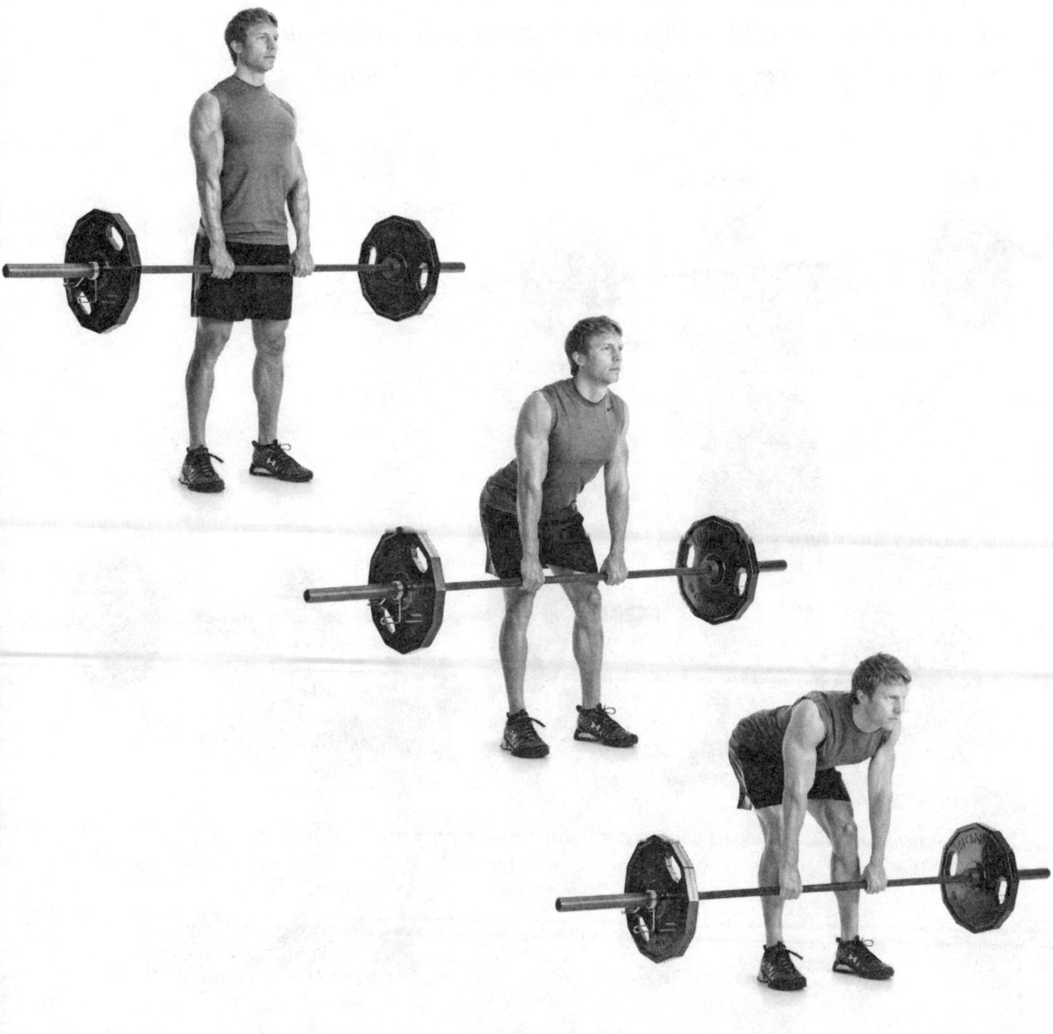

Entraînement d'intensité maximale – Exercices à dominante hanches

GOOD MORNING (FLEXION DU BUSTE EN AVANT)

Barre posée sur les épaules, corps droit, jambes parallèles, gainer les abdominaux, plier légèrement les genoux; amener le bassin un peu en arrière et incliner le corps en avant sans voûter le dos. Ne pas descendre la tête plus bas que le bassin et remonter en position de départ.
(Note : exercice très difficile et risqué. La rotation doit se faire au niveau des hanches et surtout pas au niveau des lombaires.)

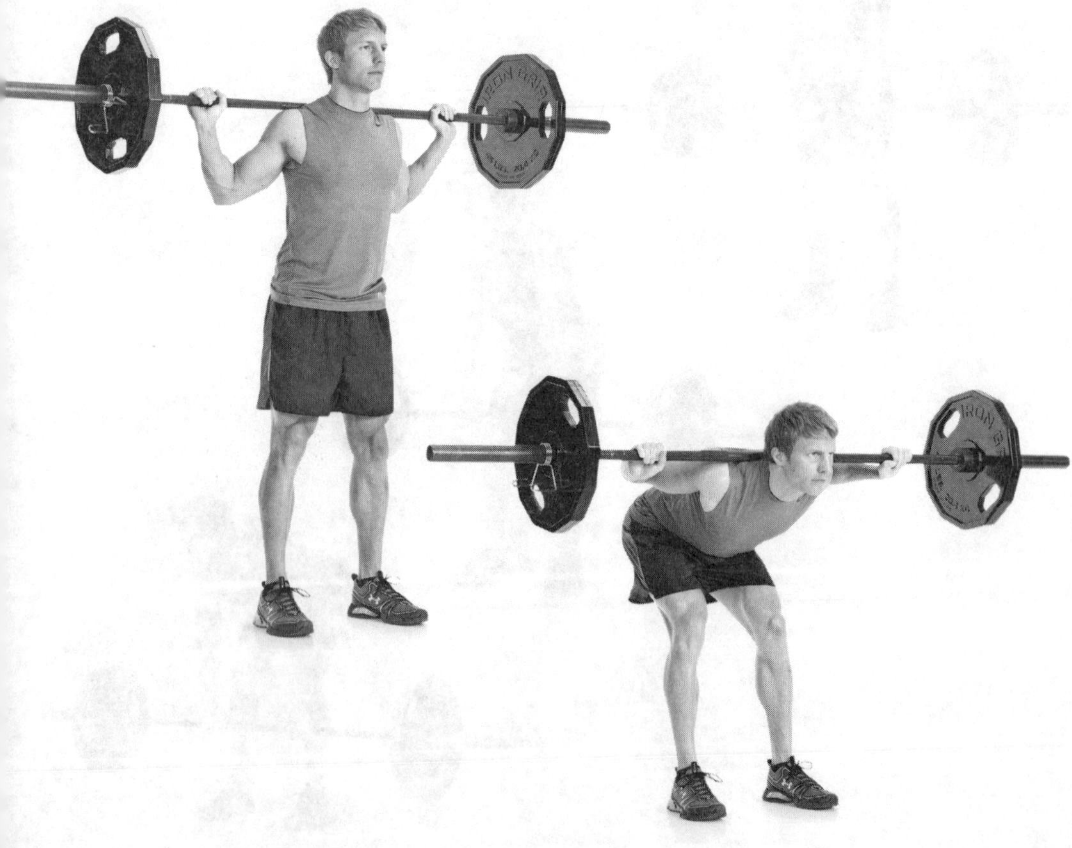

EXTENSION AU BANC À LOMBAIRES AVEC UNE SEULE JAMBE

S'installer sur un banc à lombaires en ne calant qu'une seule jambe qui doit rester légèrement fléchie pour alléger les tensions au niveau de la rotule. Le genou libre est fléchi pendant tout l'exercice, toute la musculature du dos est gainée. Plier les hanches pour faire descendre le corps tête en bas, bras croisés devant la poitrine et contracter les fessiers pour remonter en extension de hanches.
(Note : cet exercice très difficile et risqué exige un haut niveau de pratique.)

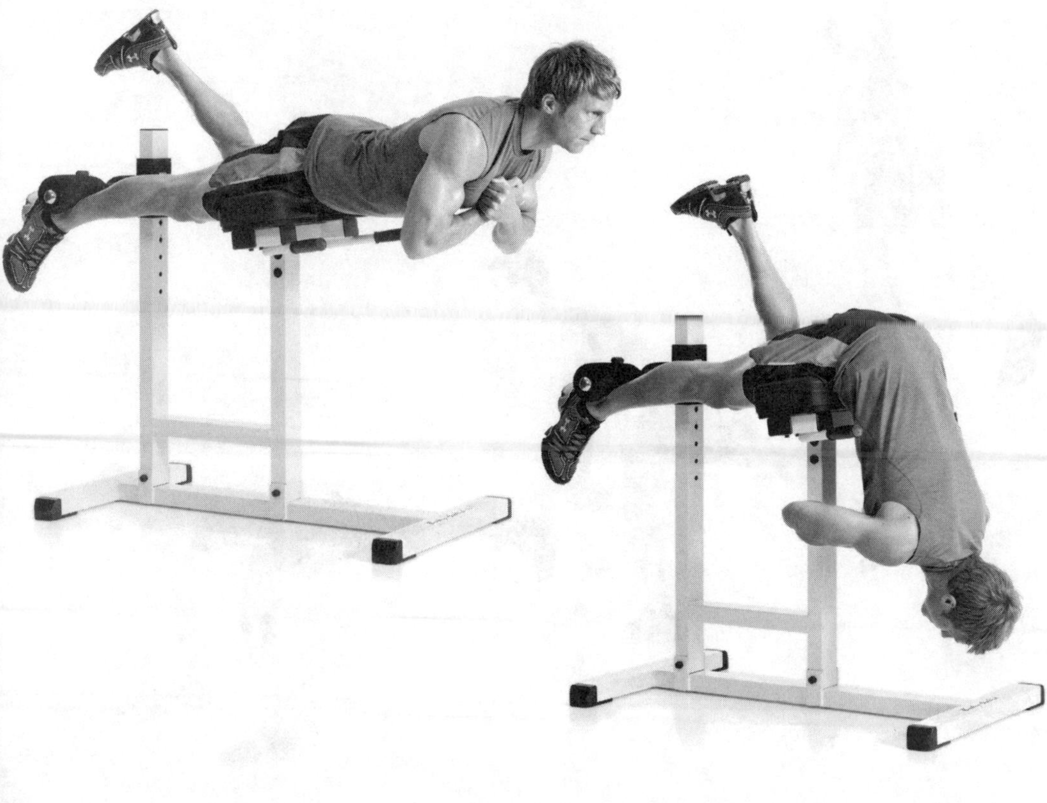

Entraînement d'intensité maximale – Exercices à dominante hanches

SOULEVÉ DE TERRE ROUMAIN AUX HALTÈRES SUR UNE JAMBE

Debout, corps droit, en appui sur une seule jambe au genou légèrement fléchi, un haltère dans la main opposée à cette jambe. Rester en équilibre, gainer abdominaux et fessiers, pencher le corps en avant jusqu'à l'horizontale et descendre l'haltère vers le pied d'appui, la jambe décollée monte se placer à l'horizontale dans le prolongement du corps pour maintenir l'équilibre. Remonter lentement en position de départ et faire toutes les répétitions avant d'alterner du côté opposé.

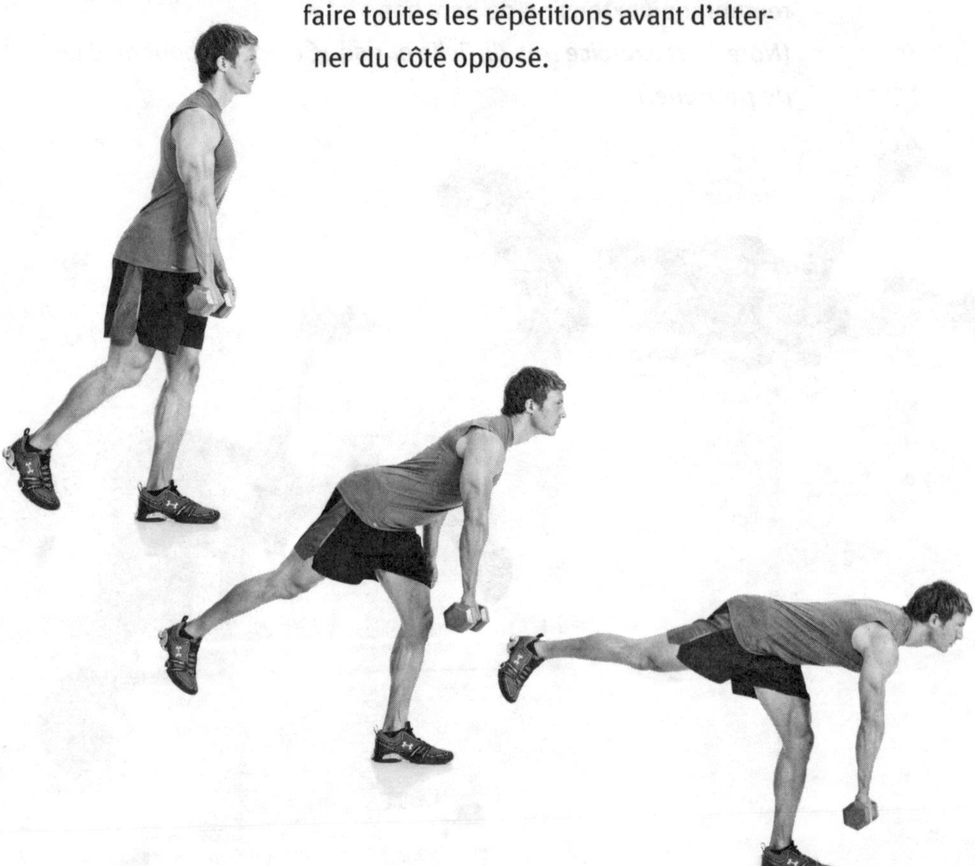

GOOD MORNING ASSIS

Assis à cheval sur un banc corps droit, une barre sur les trapèzes, jambes tendues vers l'avant de chaque côté du banc. Gainer les abdominaux et pencher le corps en avant pour rapprocher la poitrine du banc sur un angle à 30-40° environ sans voûter le dos. La rotation doit se faire uniquement au niveau des hanches. Pousser avec les abdominaux en serrant les fessiers pour remonter en soufflant.
(Note : cet exercice très difficile et risqué pour les lombaires exige un haut niveau technique.)

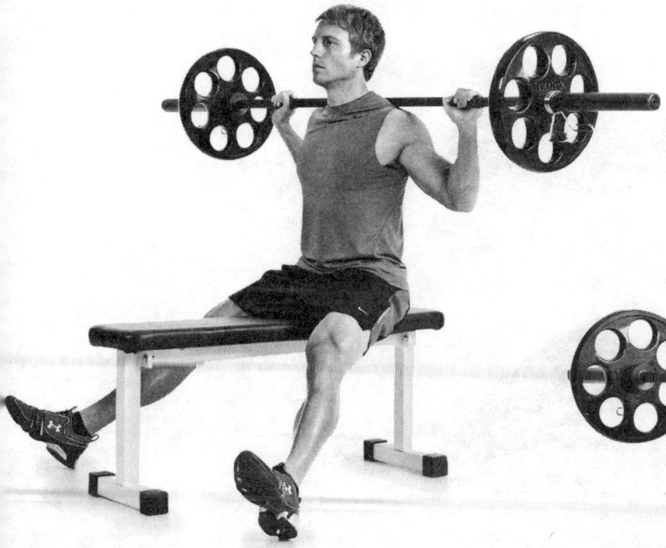

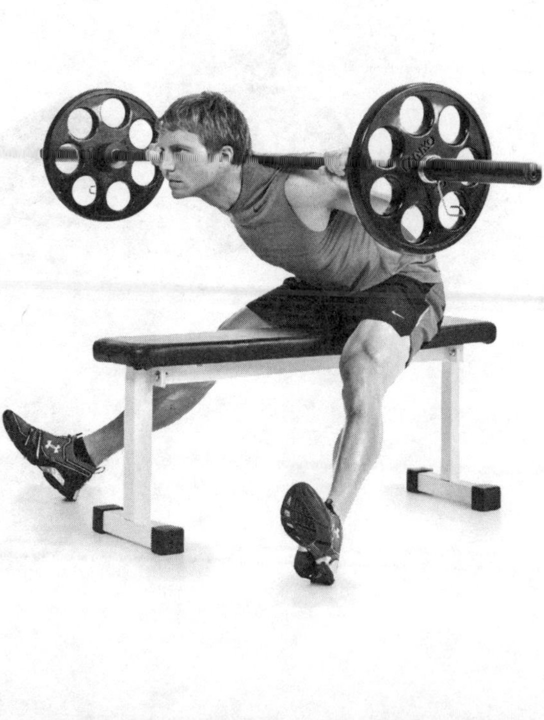

Entraînement d'intensité maximale – Exercices à dominante hanches

LEG CURL AU BALLON

Allongé sur le dos, bras le long du corps, mollets sur un ballon d'exercice. Soulever le bassin en planche et faire rouler le ballon en prenant appui dessus avec les pieds pour plier les genoux jusqu'à ce que cuisses et corps soient alignés. Freiner la descente en tendant lentement les jambes pour revenir en position initiale, bassin posé au sol. Une variante plus difficile de cet exercice consiste à le faire avec une seule jambe.

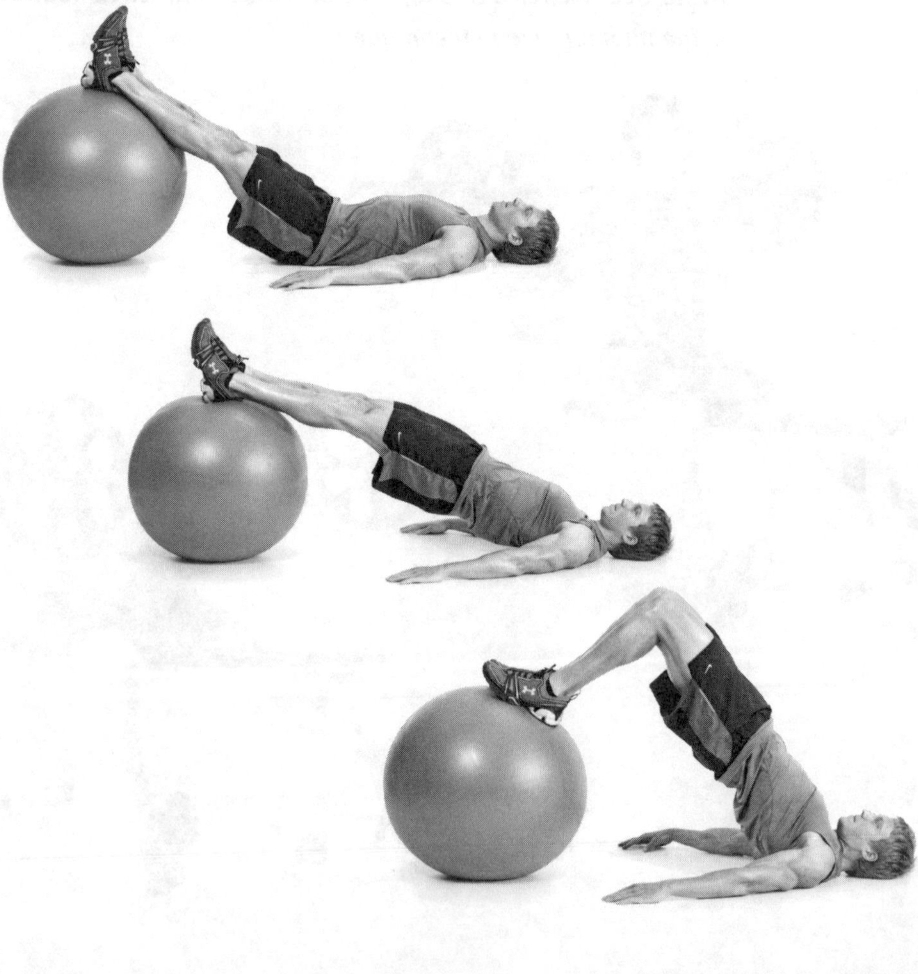

ISCHIOS GLISSÉS AU VALSLIDE

Allongé à plat dos, avec un Valslide sous chaque pied ou une serviette sur un sol lisse, jambes tendues sans rigidité. Décoller les fessiers, plier les genoux à 90° maximum pour reculer les pieds en-dessous grâce à la glissade et monter le bassin. Cet exercice est plus exigeant que sur un ballon. La difficulté augmente en appui sur une seule jambe.

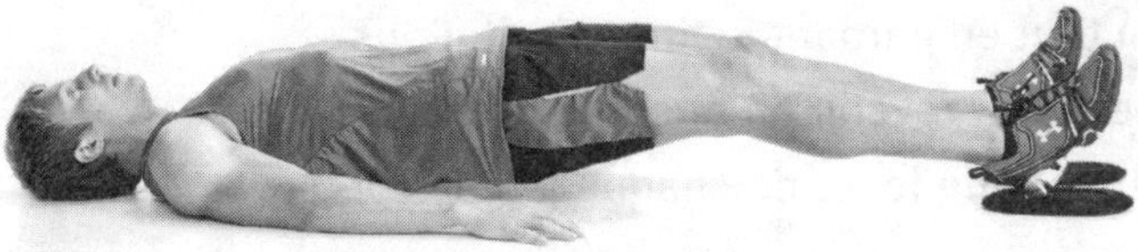

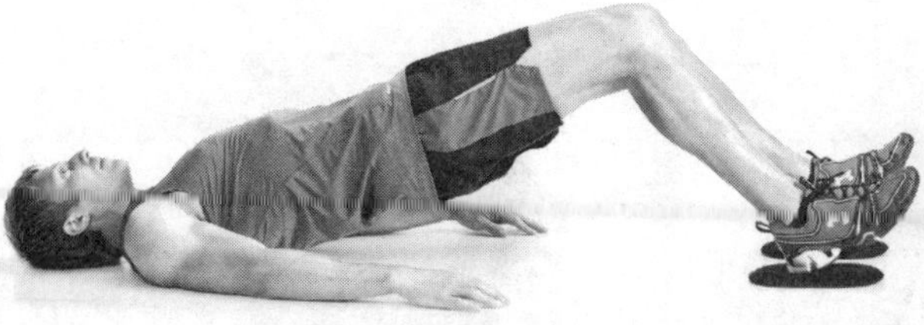

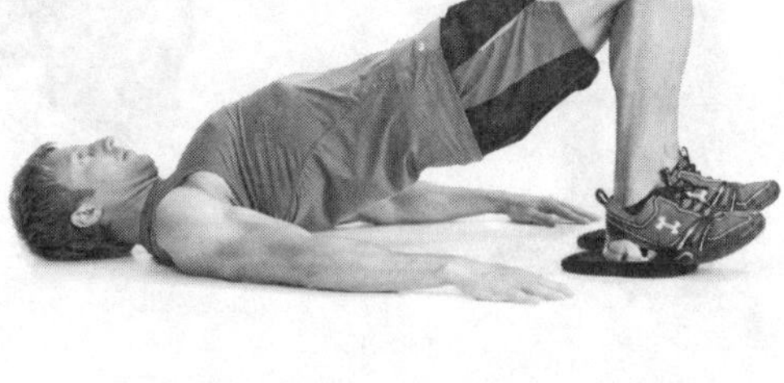

SÉRIES CHRONOMÉTRÉES : 30 SECONDES DE TRAVAIL/ 60 SECONDES DE RÉCUPÉRATION	
EXEMPLE DE CIRCUIT N° 1 – DÉBUTANT	**EXEMPLE DE CIRCUIT N° 1 – AVANCÉ**
1. Fentes inversées	1. Fentes (pause de 3 secondes en bas)
2. Pompes	2. Fentes avec l'autre jambe
3. Planche ventrale en appuis alternés	3. Pompes (pause de 3 secondes en bas)
4. Fentes sautées	4. Planche avec transfert de poids
	5. Squats sautés (pause de 3 secondes en bas)

FENTES ARRIÈRE ALTERNÉES

Départ debout, jambes parallèles, corps droit. Reculer un pied sans le faire glisser au sol, assez loin pour plier les deux genoux à 90° maximum tout en gardant le torse droit. Pousser avec les deux jambes pour revenir en position de départ et alterner du côté opposé. Une fente de chaque jambe correspond à une répétition.

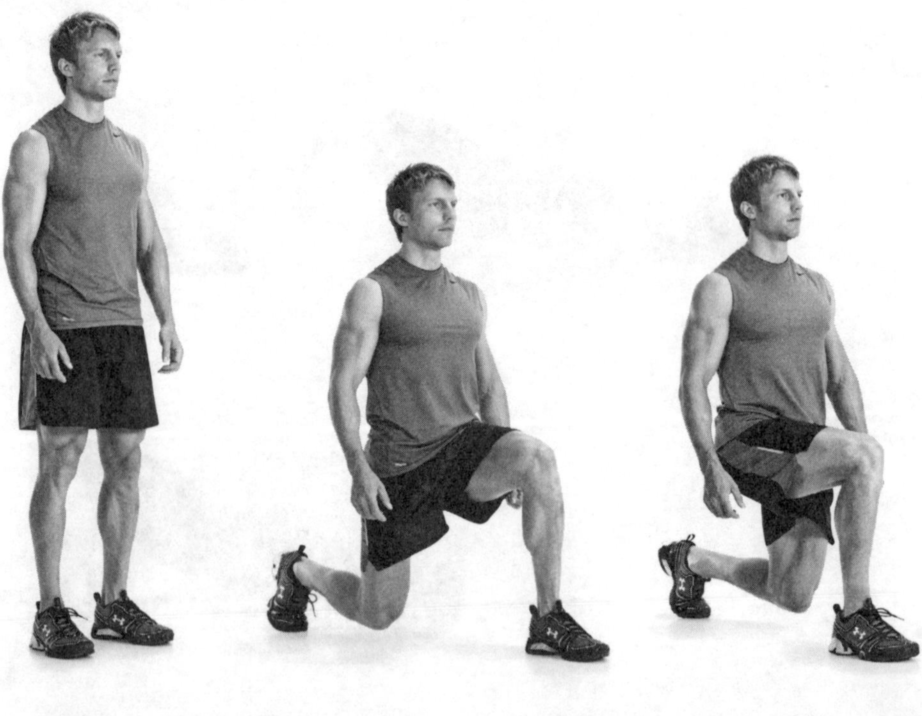

PLANCHE VENTRALE EN APPUIS ALTERNÉS

En position de planche ventrale, gainage abdominal en appui sur coudes et orteils, jambes tendues parallèles. Monter en position de pompes par décollement d'un coude puis l'autre et extension des deux en évitant les gestes parasites. Garder la position haute quelques instants et revenir en planche basse. Alterner le départ d'un bras à l'autre à chaque répétition.

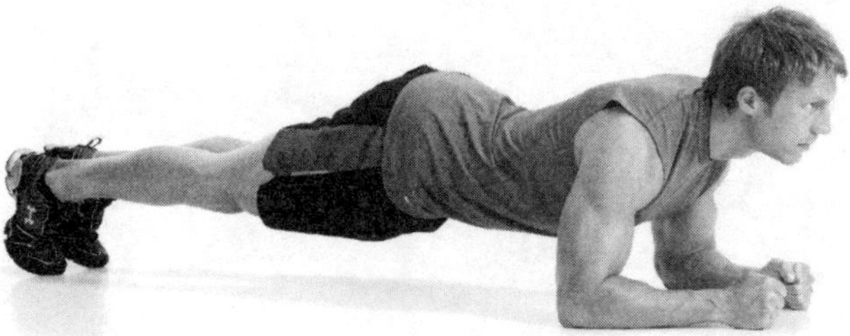

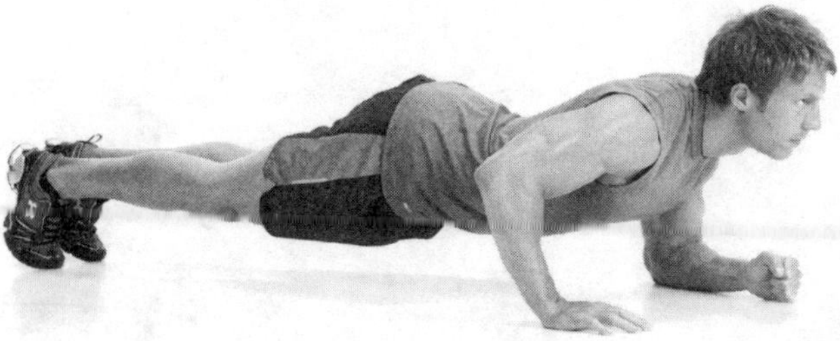

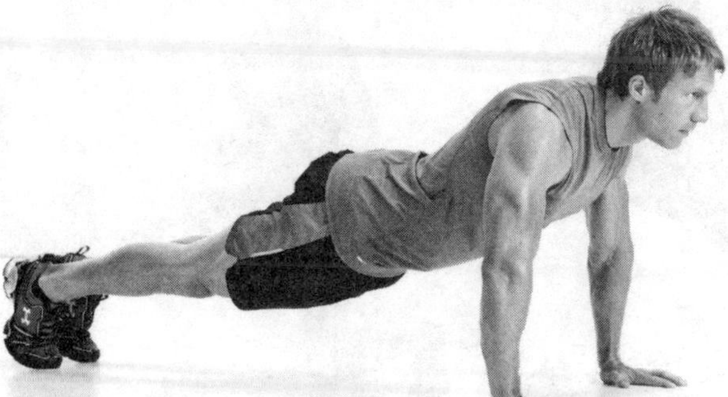

FENTES SAUTÉES ALTERNÉES

Jambes écartées en position de départ en fente, pied avant à plat, pied arrière sur pointe. Plier les deux genoux à 90° maximum, sauter aussi haut que possible. En l'air, faire passer le pied avant vers l'arrière et inversement pour le pied arrière. Amortir la réception en pliant les genoux et sauter à nouveau.

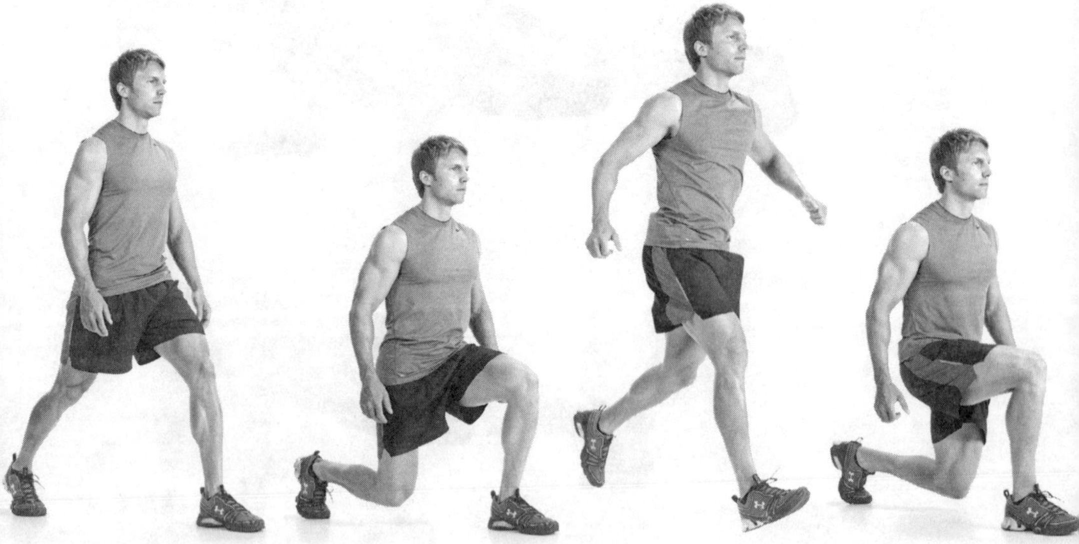

PLANCHE AVEC TRANSFERT DE POIDS

En position de planche ventrale, gainage abdominal en appui sur coudes et orteils, avec un haltère léger d'un côté à portée de main. Rester gainé en soulevant un coude pour attraper l'haltère avec la main correspondante et le passer dans l'autre main, allonger ce bras pour poser le poids latéralement aussi loin que possible. Alterner du côté opposé.

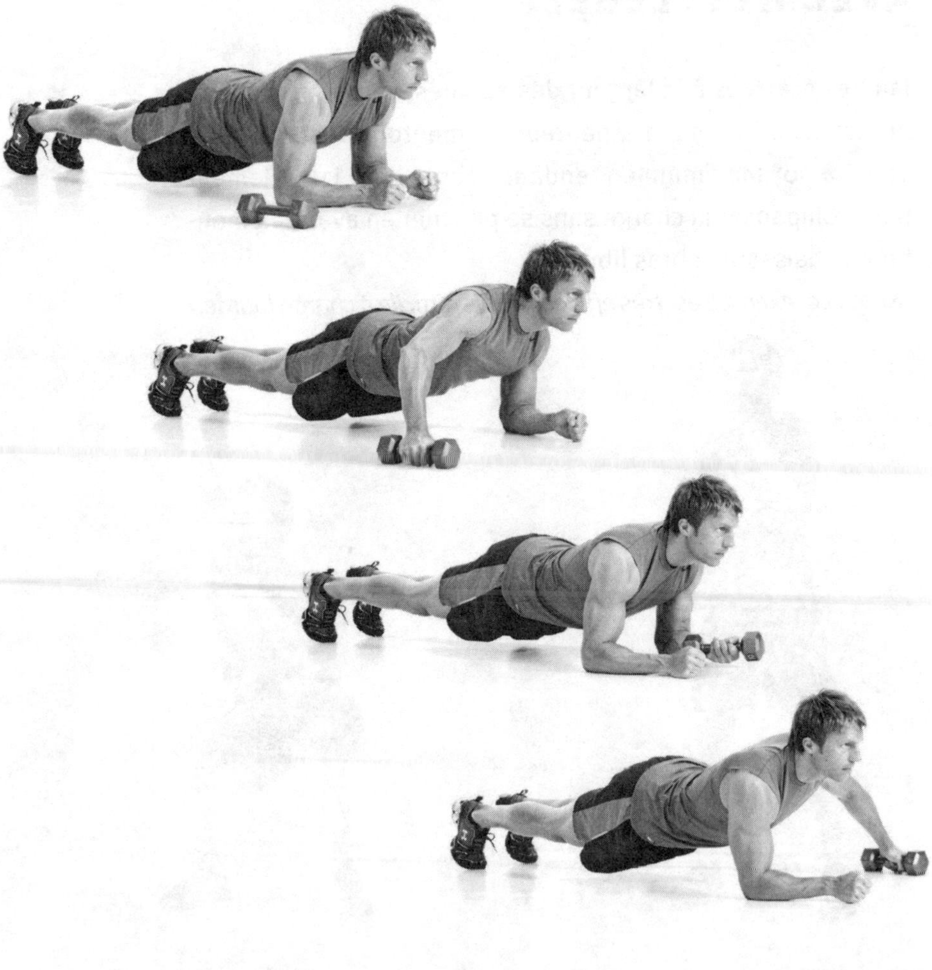

LES EXERCICES PRÉFÉRÉS DE COACH DOS EN FRACTIONNÉ 30/30		
KETTLEBELL	**BARRE LIBRE**	**POIDS DU CORPS**
Balancements alternés	Enroulement d'épaules sauté	Burpees
Arraché (chaque côté)	Développé frontal épaules	Fentes alternées
Windmill (chaque côté)	Good morning	Pompes
Squats (chaque côté)	Descente-tirage	Escalade au sol
Développé frontal épaules (chaque côté)	Squats avant	Squats sautés
Squats sumos sautés		
10 minutes = un circuit	10 minutes = deux circuits	10 minutes = deux circuits
20 minutes = quatre circuits	20 minutes = quatre circuits	20 minutes = quatre circuits

SQUATS D'UN BRAS AVEC KETTLEBELL

Jambes écartées à la largeur des épaules, corps droit gainé, un kettlebell en main à hauteur de menton, descendre en squat à 90° maximum en tendant le bras libre latéralement pour compenser la charge sans se pencher en avant. Remonter en abaissant le bras libre.

(Note : cet exercice est très efficace, mais difficile à charge lourde.)

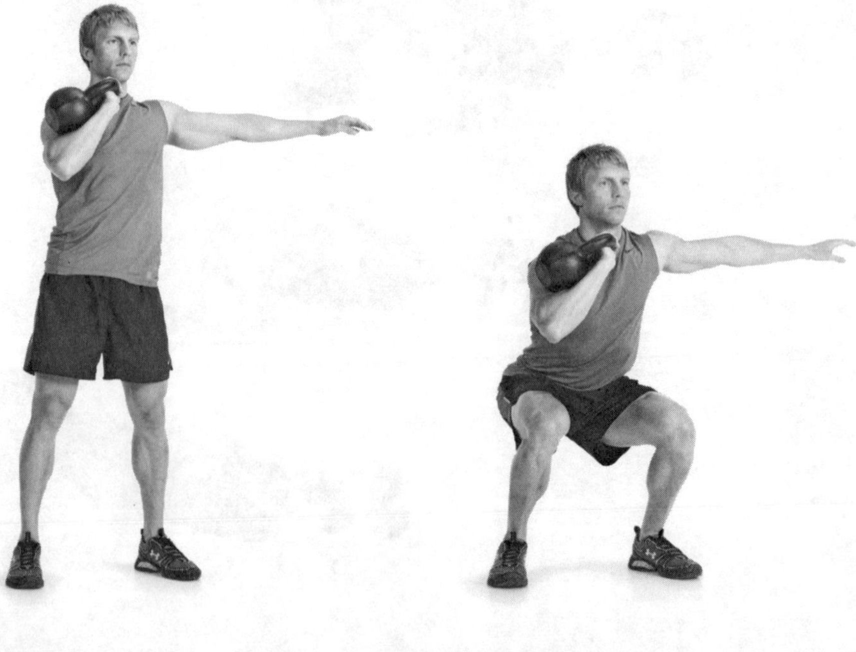

SQUATS SUMOS SAUTÉS AVEC KETTLEBELL

Jambes en écart supérieur à la largeur des épaules, corps droit, un kettlebell tenu à bout de bras à hauteur d'épaules. Conserver le corps droit pour descendre la charge vers le sol en pliant les genoux à 90° maximum, sauter en élevant le kettlebell et amortir la réception en freinant la redescente du poids pour recommencer.

SÉRIES CHRONOMÉTRÉES : 40 SECONDES DE TRAVAIL/ 20 SECONDES DE RÉCUPÉRATION		
EXEMPLE N° 1	**EXEMPLE N° 2**	**EXEMPLE N° 3**
Pompes explosives aux Valslide	Pompes explosives au TRX	Fentes sautées au medicine ball
Balancements au kettlebell	Sauts à 180°au TRX	Pompes au medicine ball
Abdos glissés aux Valslide	Rowing au TRX	Sit-ups jambe tendue au medicine ball
Balancements alternés au kettlebell	Squats sautés à une jambe au TRX	Squats bras tendus au medicine ball
Poussée de traîneau aux Valslide	Superman au TRX	Burpees au medicine ball

POMPES EXPLOSIVES AUX VALSLIDE

En position de pompes, pieds sur des Valslide, descendre en pompe classique et remonter en faisant glisser les pieds et en pliant les genoux pour les rapprocher de la poitrine. Revenir en position de départ pour la répétition suivante.

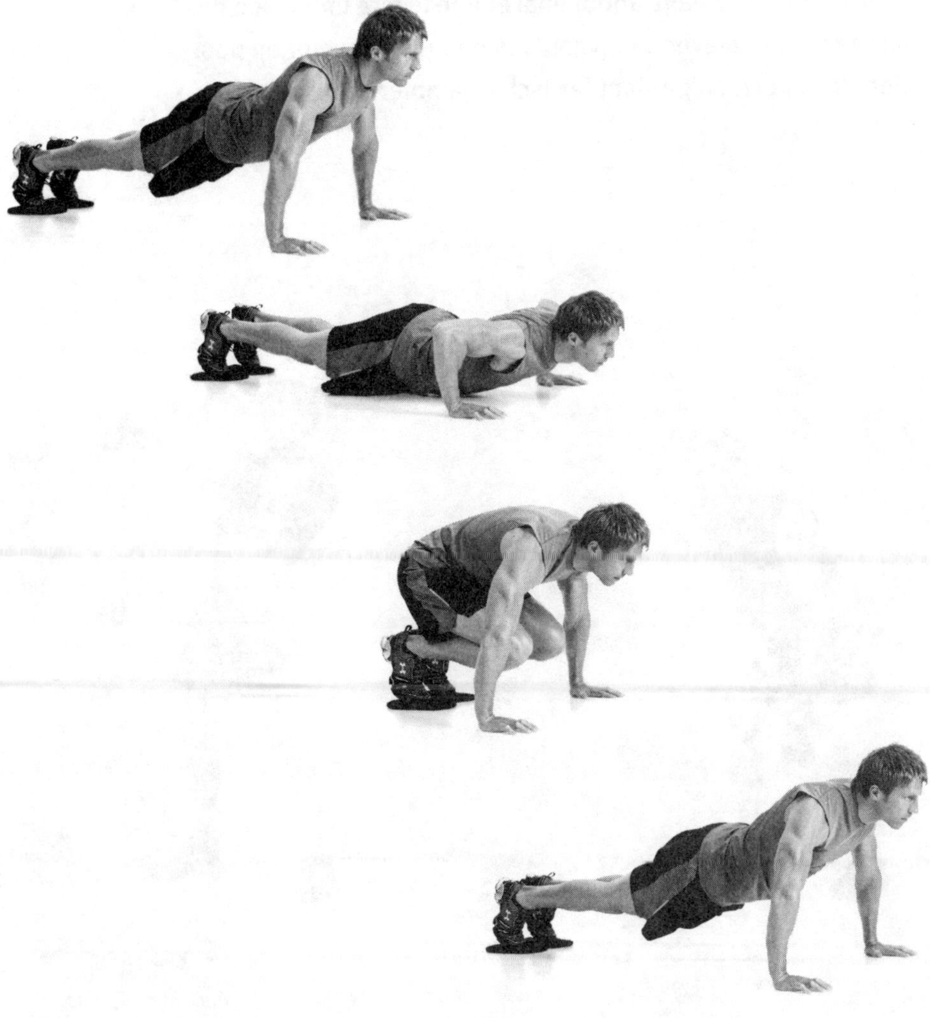

Entraînement n° 1

BALANCEMENTS CONTRÔLÉS AU KETTLEBELL

Corps droit, un kettlebell tenu à deux mains entre les jambes écartées à la largeur des épaules, genoux légèrement fléchis. Pencher légèrement le corps en avant sans voûter le dos, descendre le poids à la hauteur des mollets et remonter vivement en utilisant le gainage abdominal et une légère impulsion des jambes pour l'élever au niveau des épaules. Revenir en position de départ, en gardant les ischio-jambiers contractés.

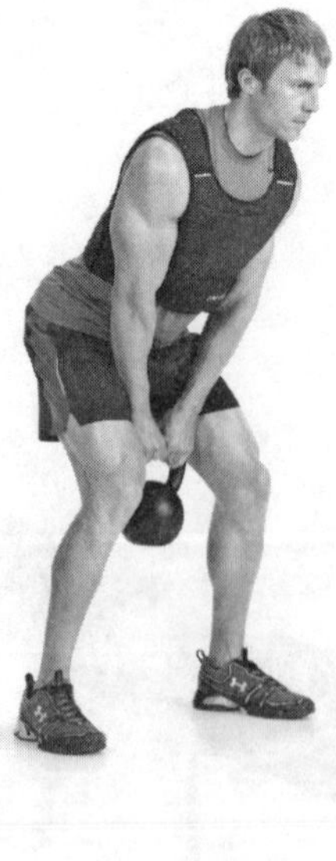

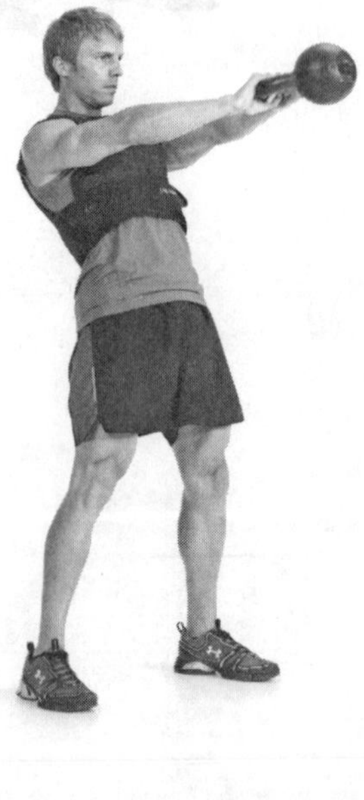

Abdominaux glissés aux Valslide

Agenouillé, corps gainé en avant, épaules au-dessus des mains posées sur des Valslide, commencer en avançant le bassin, faire glisser les mains aussi loin que possible vers l'avant en approchant la poitrine du sol et revenir en position de départ.

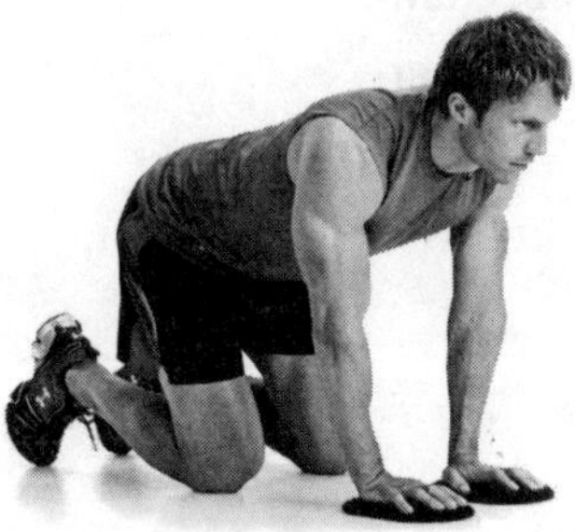

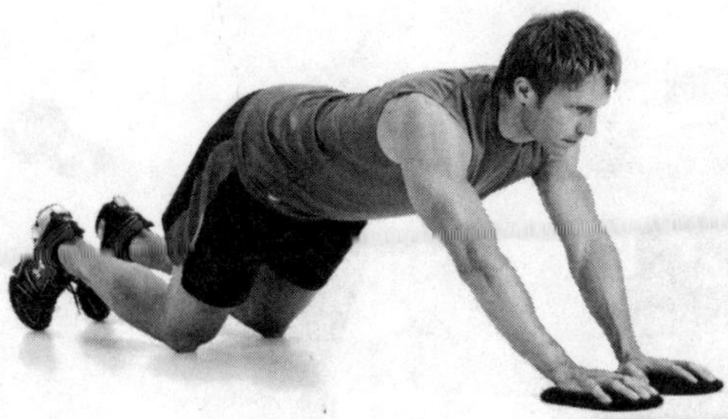

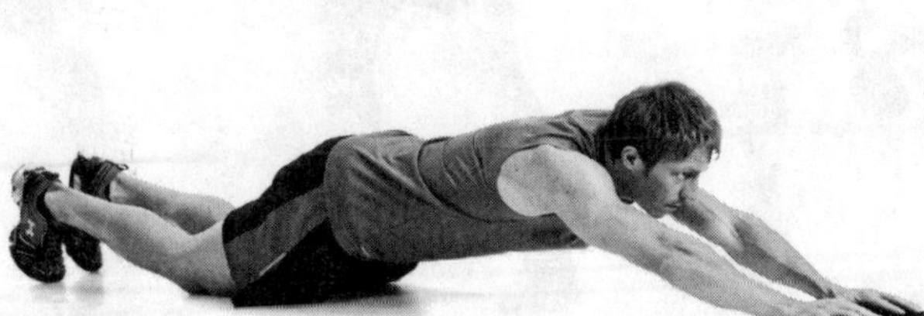

Entraînement n° 1

BALANCEMENTS ALTERNÉS AU KETTLEBELL

Corps droit, un kettlebell tenu d'une main entre les jambes écartées à la largeur des épaules, genoux légèrement fléchis. Pencher légèrement le corps en avant sans voûter le dos, descendre le poids à la hauteur des mollets et remonter vivement en utilisant le gainage abdominal et une légère impulsion des jambes pour élever le kettlebell au niveau des épaules, changer de main et freiner la descente en position de départ. Garder toujours les ischio-jambiers contractés.

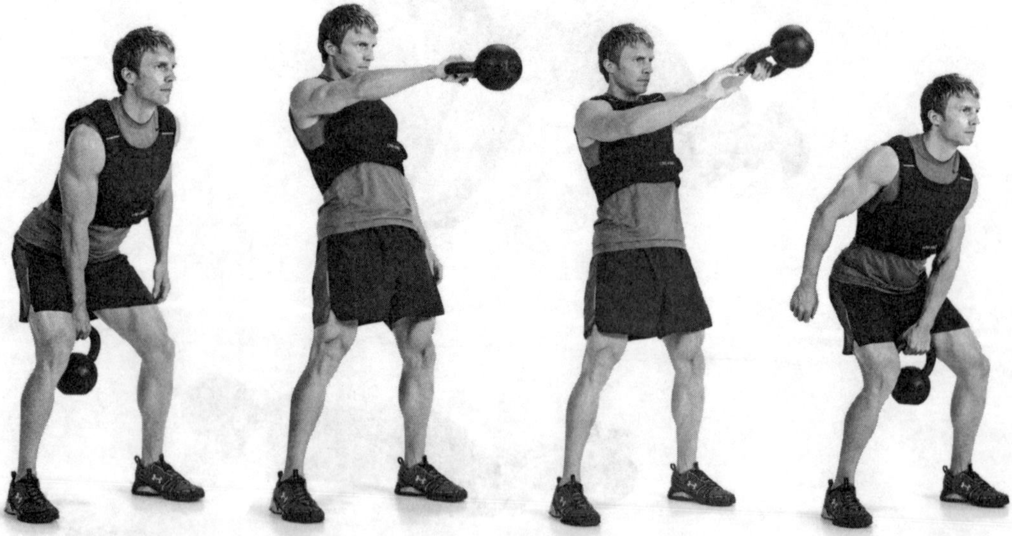

POUSSÉE DE TRAÎNEAU AUX VALSLIDE

Sur pointes de pieds, genoux fléchis, épaules en léger retrait des mains posées sur des Valslide, garder le corps horizontal et avancer en glissant sur les Valslide en poussant avec les jambes sur une surface lisse.
(Note : cet exercice de coordination est très difficile.)

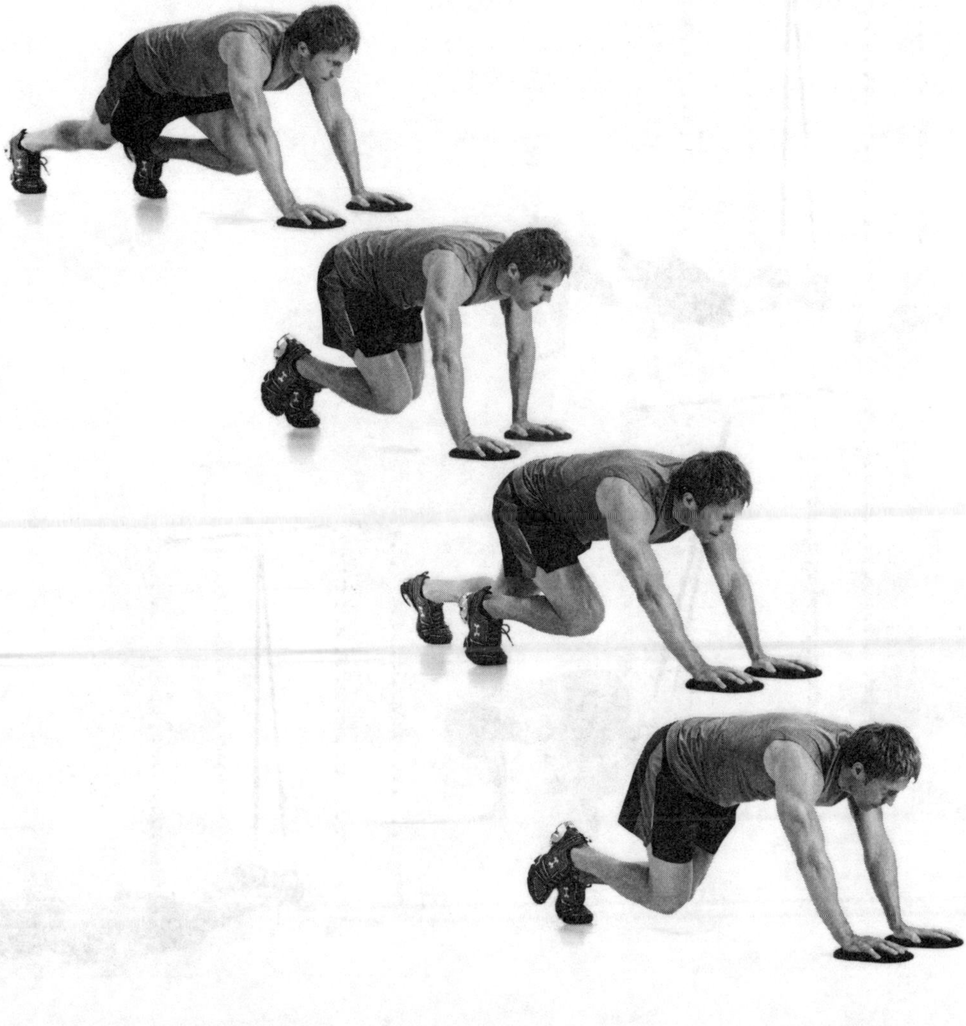

Entraînement n° 2

Pompes explosives au TRX

En position de pompes, pieds dans les poignées du TRX. Faire une pompe, plier les genoux pour les rapprocher de la poitrine quand le corps est revenu en position haute, puis se replacer en extension pour la répétition suivante.

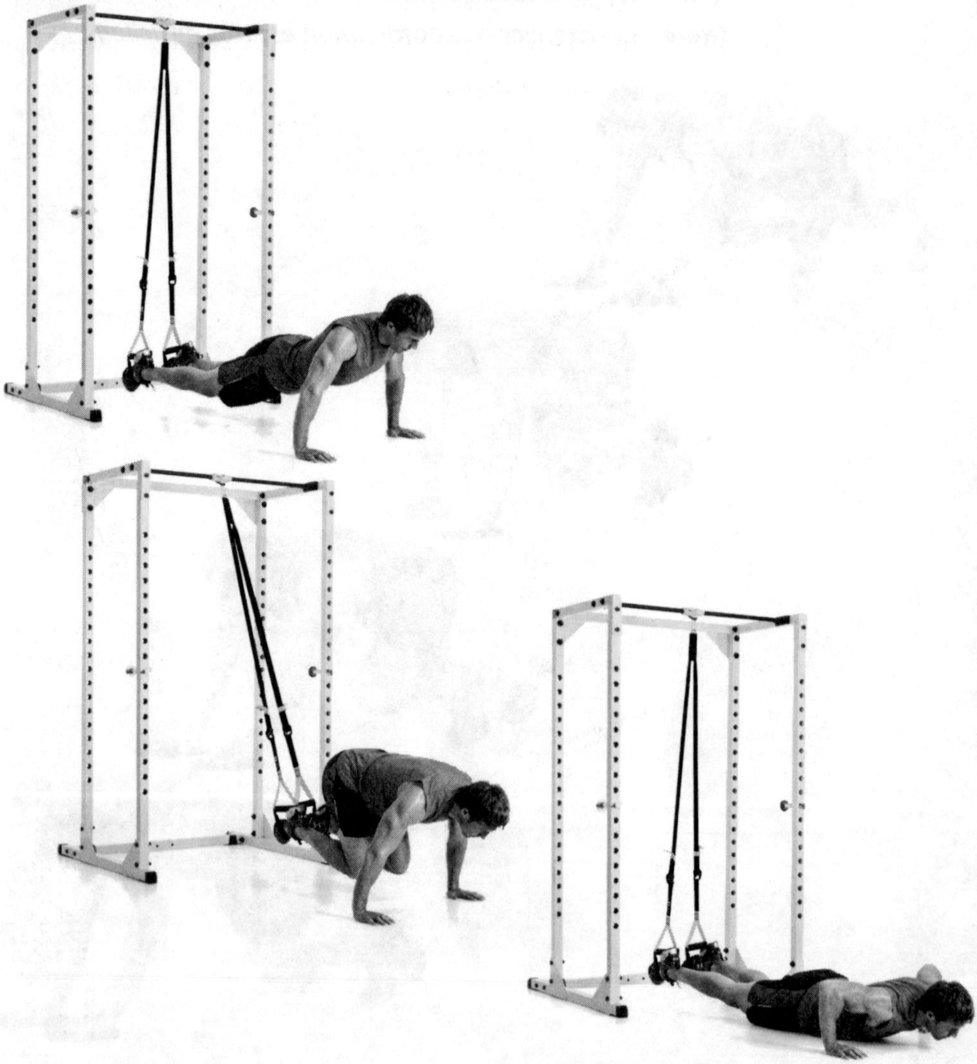

SAUTS À 180° AU TRX

Mains sur les poignées, bras et sangles tendus, épaules face aux sangles, hanche droite tournée vers la gauche (corps en torsion), pied droit en avant, pied gauche en arrière, les deux étant plus écartés que la largeur des épaules. Plier les genoux à 90° maximum et sauter aussi haut que possible en faisant pivoter le bassin à 180° pour amener la hanche gauche vers la droite et inverser le placement des jambes. Amortir la réception en pliant les genoux et recommencer.

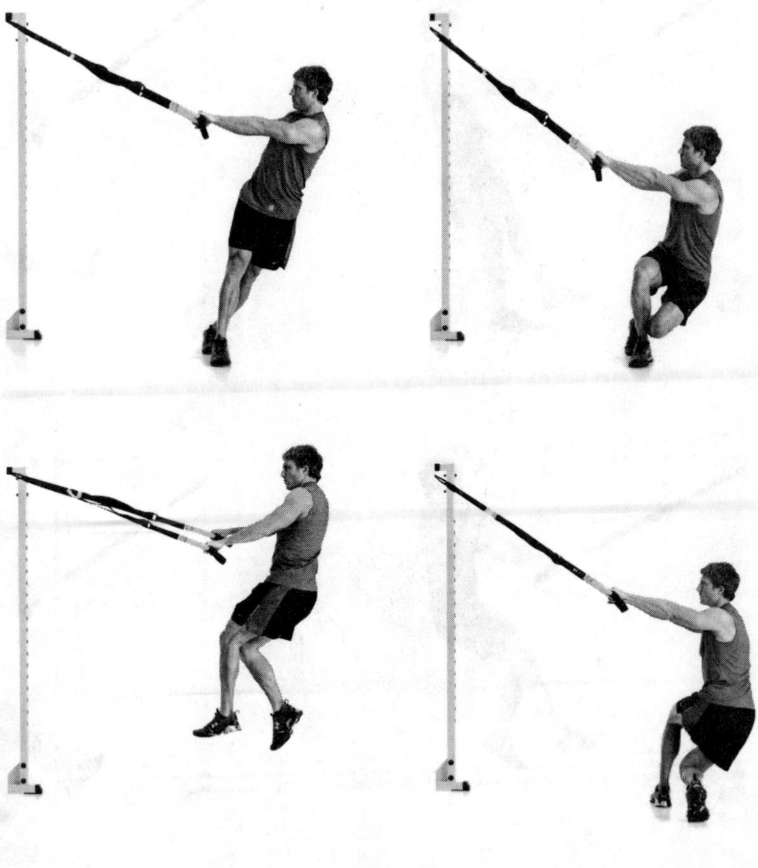

Entraînement n° 2

SQUATS SAUTÉS D'UNE JAMBE AU TRX

Mains sur les poignées, bras et sangles tendus, corps droit, en appui sur un pied, un pied au sol, l'autre pied décollé du sol, jambe tendue vers l'avant. Descendre en squat à 90° maximum en gardant les bras tendus pour contrôler l'équilibre et sauter aussi haut que possible en changeant de jambe en l'air pour atterrir sur l'autre pied.

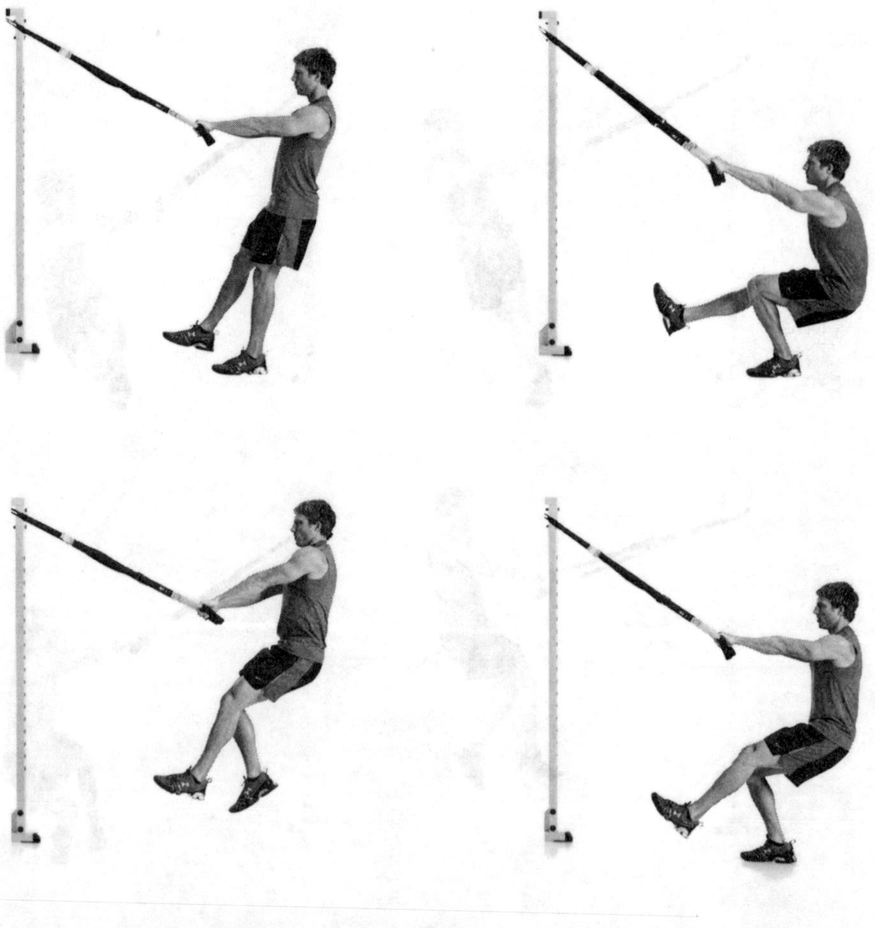

SUPERMAN AU TRX

Départ en position de pompes, pieds sur pointes, corps à l'oblique, bras parallèles tendus sous les épaules, mains sur les poignées. Gainer les abdominaux, allonger les bras le plus loin possible vers l'avant et revenir en position de départ. La difficulté peut être augmentée en abaissant les poignées et/ou en surélevant les pieds sur un banc ou une caisse.

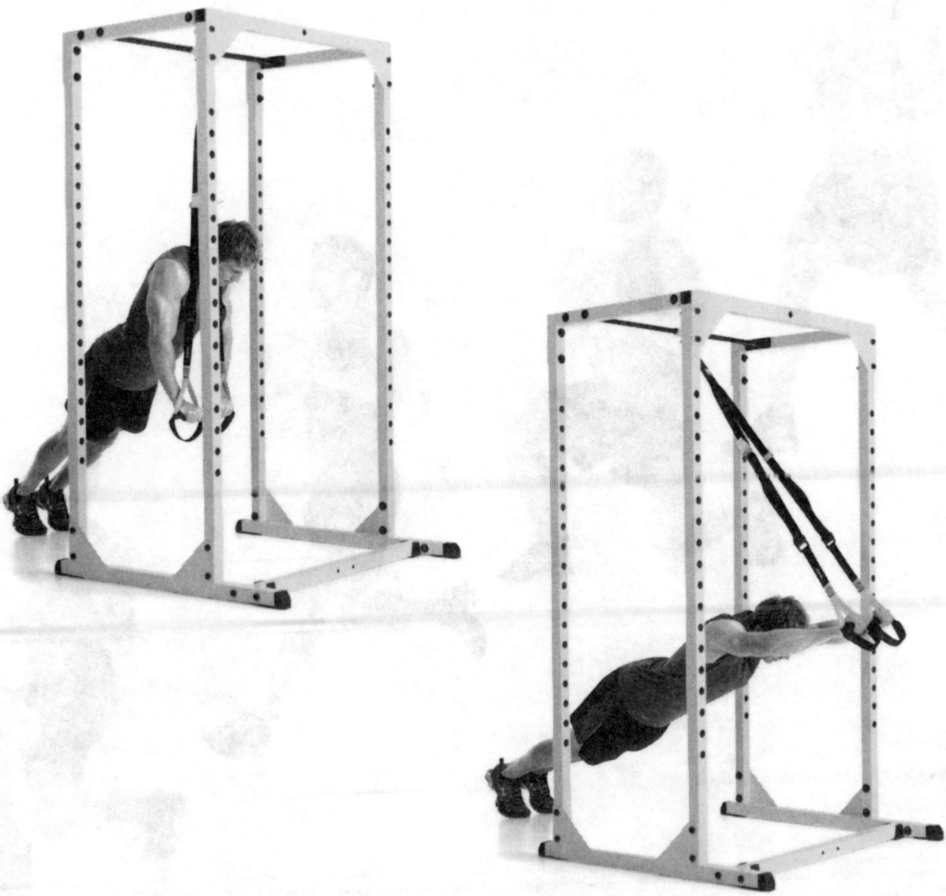

Entraînement n° 3

FENTES SAUTÉES ALTERNÉES AVEC MEDICINE BALL

Ballon tenu à deux mains contre la poitrine, jambes écartées en position de fente, plier les genoux à 90° maximum et sauter aussi haut que possible en inversant la position des jambes. Amortir la réception en pliant les genoux et recommencer.

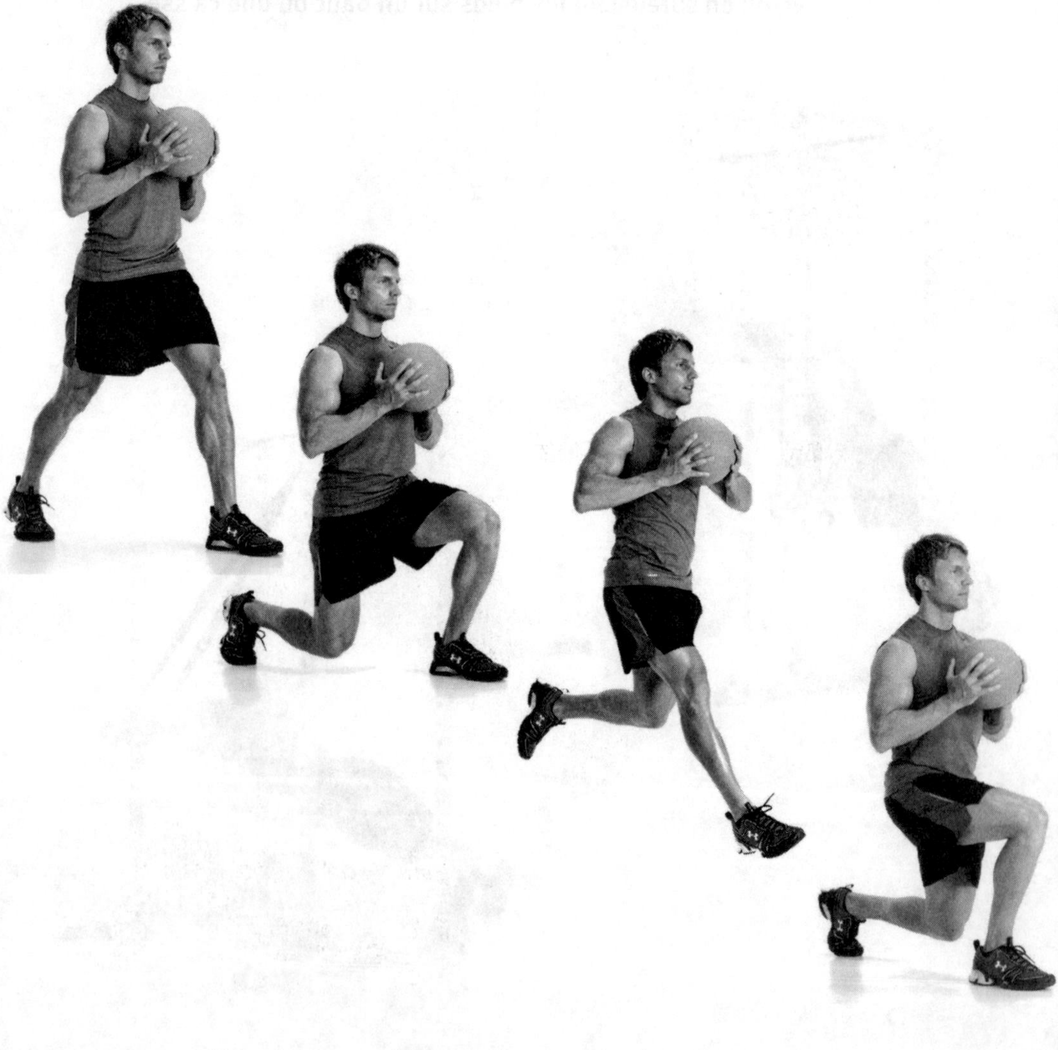

POMPES À DÉPLACEMENTS LATÉRAUX AVEC MEDICINE BALL

En position de pompes, une main sur le ballon et l'autre au sol. Descendre en pompe, remonter rapidement en changeant de main sur le ballon sans le faire rouler, pour passer du côté opposé et recommencer.

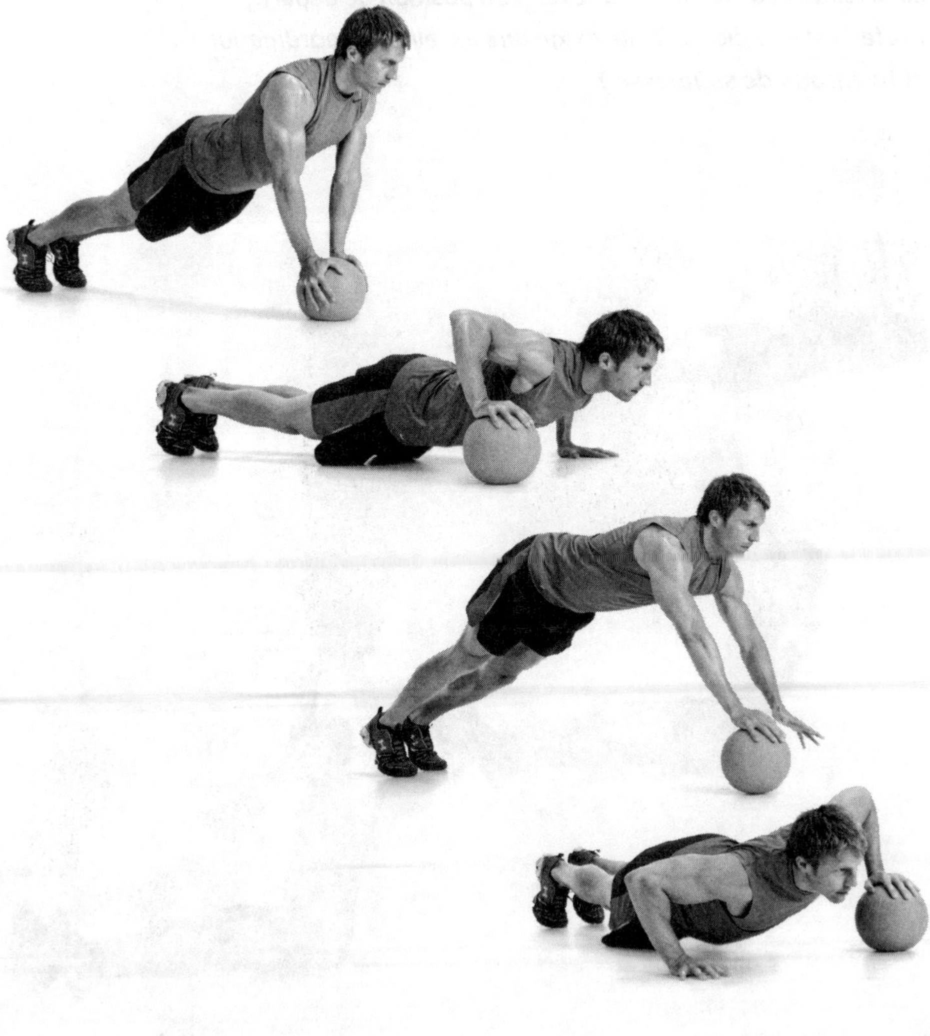

Entraînement n° 3

SIT-UP JAMBE TENDUE AU MEDICINE BALL

Allongé à plat dos sur le dos, jambes légèrement fléchies, bras tendus vers le haut tenant un medicine ball au-dessus de la poitrine. Gainer les abdominaux et décoller tête, épaules puis corps pour monter s'asseoir en gardant les bras perpendiculaires au sol. Freiner la descente pour revenir en position de départ. *(Note : cet exercice difficile exige une excellente coordination et beaucoup de souplesse.)*

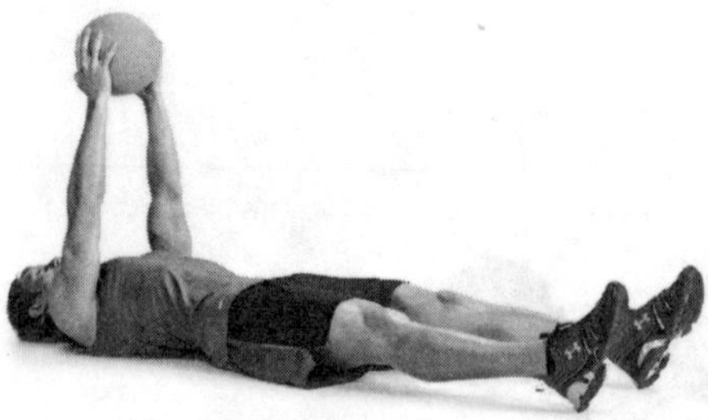

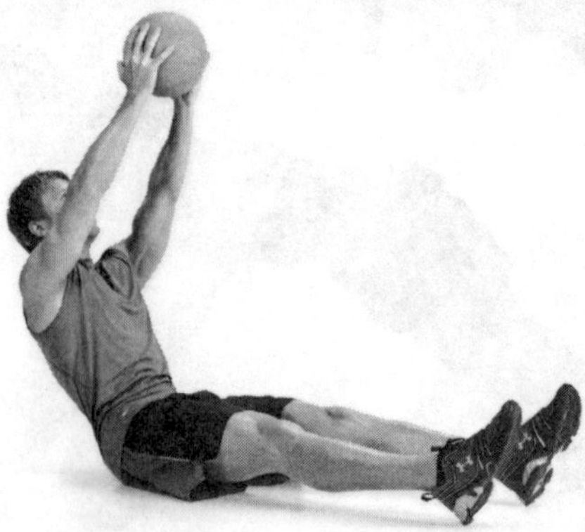

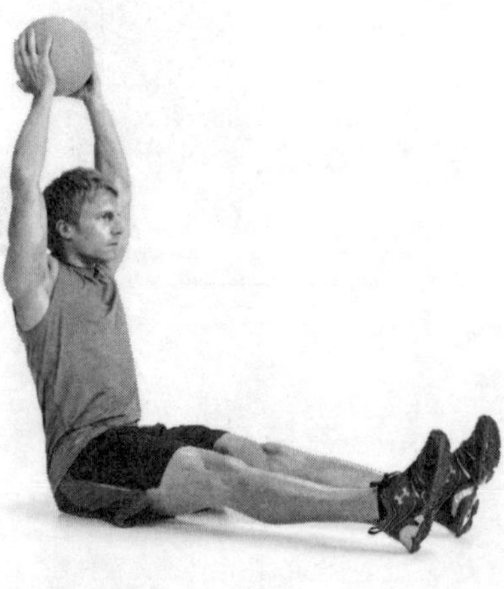

SQUATS BRAS TENDUS AU MEDICINE BALL

Jambes parallèles, corps droit, élever un medicine ball à bras tendus au-dessus de la tête, descendre lentement en squat en respectant l'alignement dos-tête-bras-ballon. Abaisser les bras et remonter le corps en position de départ.

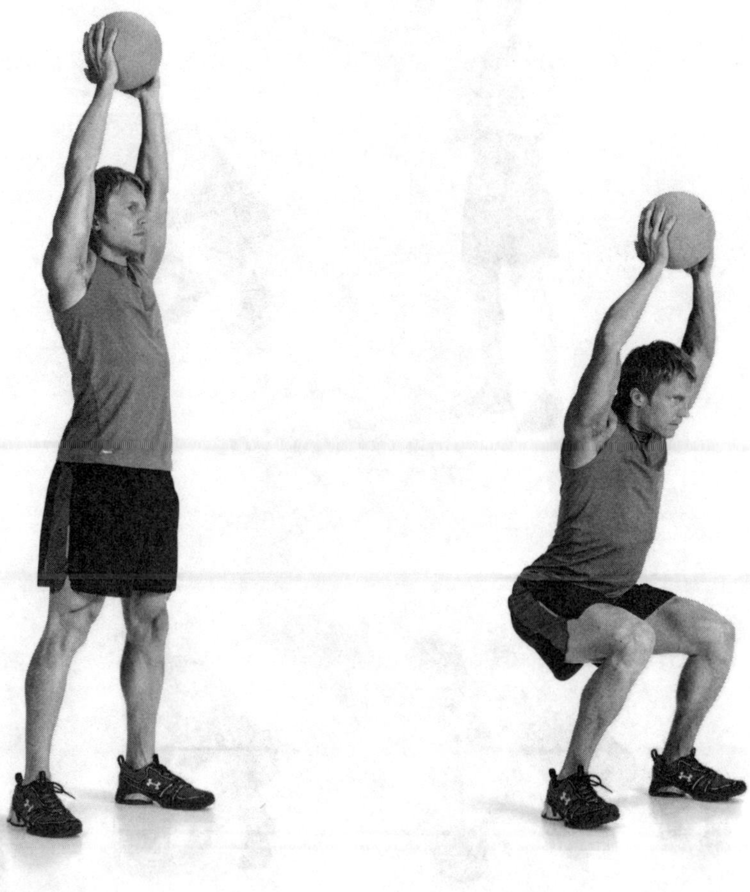

Entraînement n° 3

BURPEES AU MEDICINE BALL

Jambes tendues parallèles, corps droit, un medicine ball tenu devant la poitrine. Plier les genoux, pencher le corps en avant pour s'accroupir, poser le ballon au sol, prendre appui dessus et projeter les jambes en arrière pour se mettre en position de pompes. Ramener d'un bond les pieds vers les mains pour revenir accroupi et sauter en élevant le ballon au-dessus de la tête.

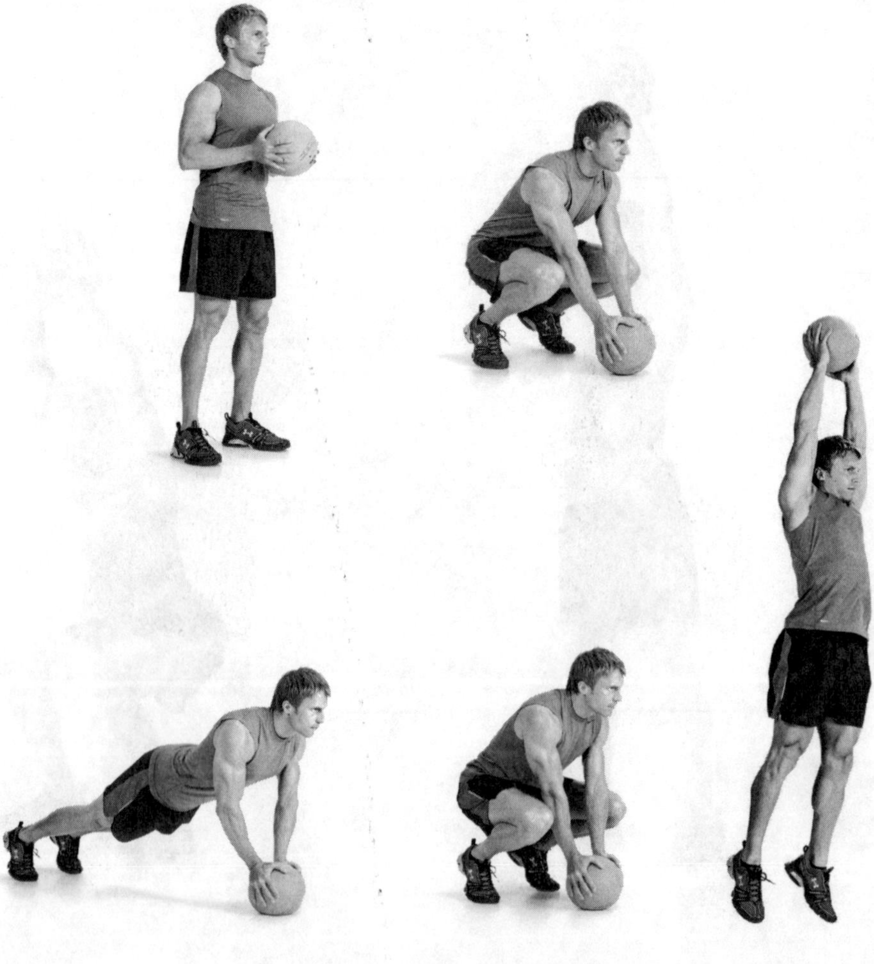

BALANCEMENTS À DEUX MAINS

Un kettlebell tenu à deux mains entre les jambes écartées à la largeur des épaules, corps droit, plier légèrement les genoux en penchant le corps en avant sans voûter le dos, bras entre les jambes, de manière à ce que vos poignets touchent l'intérieur des cuisses. Utiliser l'impulsion des jambes pour redresser le corps et élever la charge au niveau des épaules, puis freiner le retour en posture de départ.

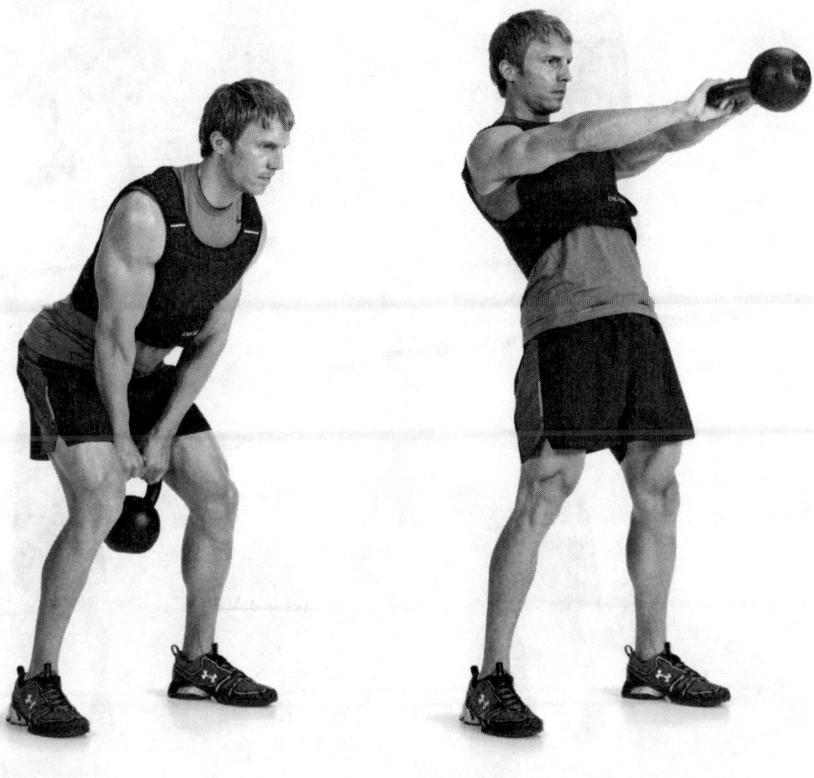

Tabata – Exercice à la barre

COMBINAISON SQUATS BARRE FRONTALE + DÉVELOPPÉ FRONTAL ÉPAULES

Position de départ : jambes parallèles, corps droit, barre tenue au niveau des épaules. Faire un squat, en remontant, à la fin de l'extension des genoux, élever la barre au-dessus de la tête en un mouvement de développé frontal épaules. Enchaîner le squat suivant en coordonnant la flexion des genoux et des coudes.

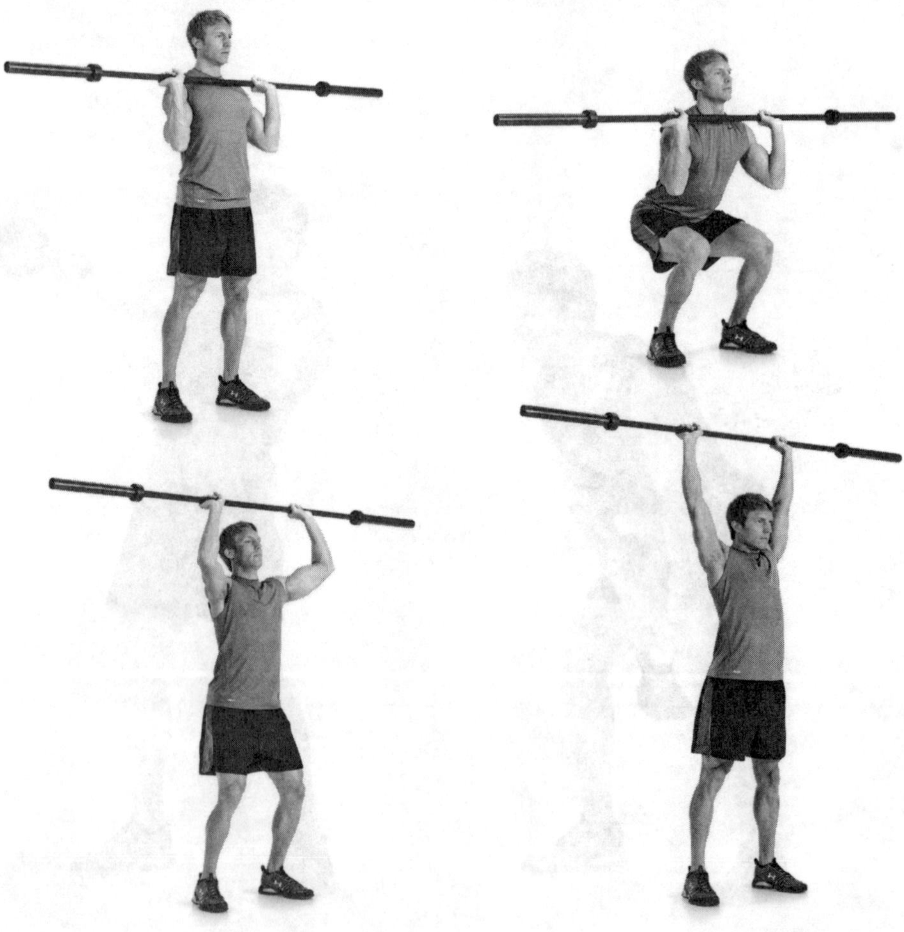

COMBINAISON SQUATS SUMOS + CURL ET DÉVELOPPÉ

Départ en position de sumo : écart de jambes supérieur à la largeur des épaules, genoux pliés à 90°, bassin vers l'arrière, corps droit, un haltère dans chaque main, bras tendus entre les jambes. Descendre les haltères près du sol, remonter intégralement en pliant les coudes, monter les poids au niveau des épaules, mains en supination et continuer par un développement frontal épaules, en extension complète coudes-genoux. Coordonner la descente en sens inverse pour revenir en position de départ.

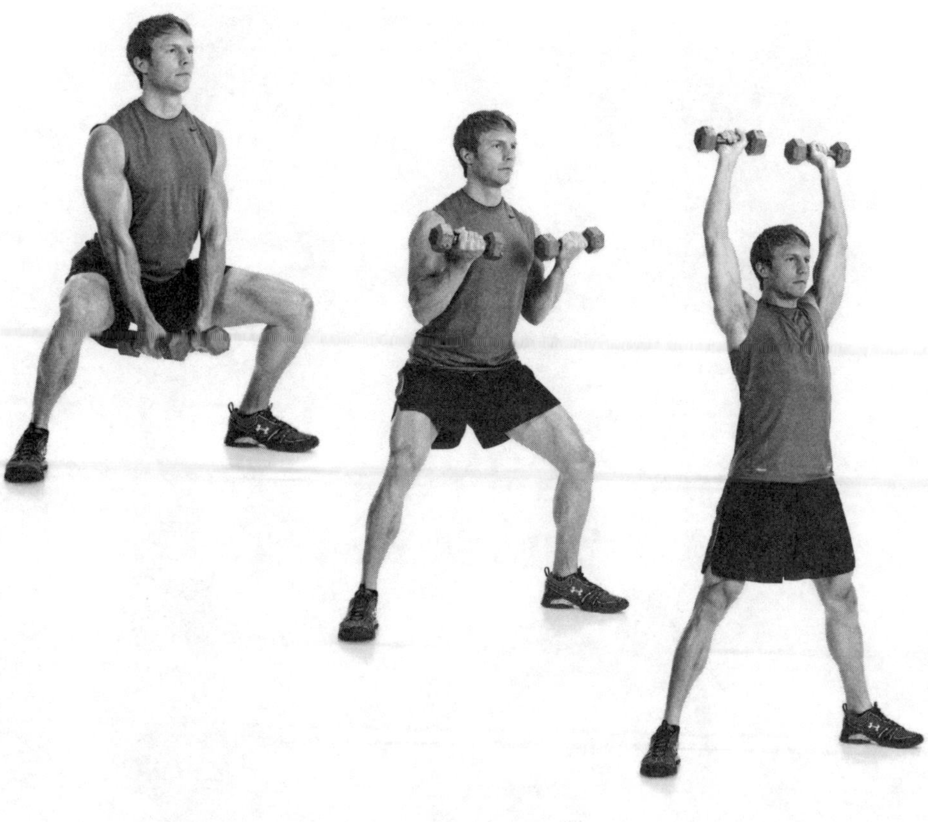

LE PROTOCOLE TABATA

Chronomètre en main, je vais m'initier à la redoutable méthode Tabata. Au menu : enchaîner des squats sautés pendant 20 secondes, souffler 10 secondes, et recommencer huit fois... Le tout en quatre minutes. À la première série, j'ai presque réussi à faire 20 squats sautés. À la deuxième série, mon nombre de répétitions est en baisse et mon rythme cardiaque s'emballe. Mes jambes brûlent. Les 10 secondes de récupération passent en un éclair et mon cœur semble vouloir sortir par la gorge. Au bout du huitième intervalle, je m'écroule au sol, à bout de souffle. Les autres clients de la salle de sport se penchent sur moi et se demandent s'ils doivent appeler un médecin.

LA MÉTHODE

Le protocole Tabata est probablement l'une des méthodes d'entraînement les plus détournées de l'histoire. Tout un chacun a ajouté son petit grain de sel à la méthode initiale déjà très efficace pour l'améliorer.

La plupart des variantes ont évolué dans le sens de la facilité et du divertissement.

Qui enchaîne quelques squats, pompes ou fentes à un rythme de sénateur avant d'aller se vanter de faire du Tabata est un tricheur. Cela n'est pas du Tabata au sens auquel les chercheurs l'entendaient.

Les sujets soumis au protocole Tabata ont dû effectuer six à huit séries d'effort total. Certains n'ont jamais réussi à aller au bout des huit séries ou des 4 minutes !

Un effort total signifie travailler aussi dur que possible durant toute la durée de l'intervalle.

Atteindre le niveau d'intensité maximale est indispensable pour obtenir les résultats escomptés par le protocole Tabata.

QUE FAIRE SI L'ON N'ARRIVE PAS À TERMINER UN TABATA ?

C'est là que je vous propose mes modifications et ma progression.

Si certains diront que je détourne, moi aussi, cette méthode, j'estime que mes ajouts s'inscrivent dans la lignée du concept initial.

Première étape de cette progression : effectuer huit séries de 10 secondes avec une récupération de 20 secondes, soit une durée totale de 4 minutes, mais avec un effort divisé par deux. Ce fractionné convient tout aussi bien aux débutants (10 secondes sont bien plus réalistes pour un néophyte) que pour certaines activités exigeantes comme le sprint ou des exercices d'agilité, qui seront présentés dans le chapitre suivant.

Deuxième étape : huit séries avec une durée de travail et de récupération de 15 secondes. Cela s'approche doucement du Tabata traditionnel, mais les 5 secondes supplémentaires de récupération, associées aux 5 secondes de travail en moins, font encore une énorme différence et permettent de fournir un effort plus intense.

Troisième étape : exécuter un Tabata classique avec 20 secondes d'effort et 10 de repos sur huit séries. Si vous échouez à maintenir un nombre de répétitions et des performances stables sur les dernières séries, je vous conseille de revenir à l'étape précédente et d'accentuer l'intensité en 15/15.

LES EXERCICES TABATA PRÉFÉRÉS DE COACH DOS

EXEMPLES D'EXERCICES TABATA
Saut à la corde (rapide)
Coups de pieds ou de poings dans un sac de sable
Burpees
Balancements au kettlebell
Squats sautés
Fentes sautées
Sauts rapides
Pompes pliométriques
Escalade au sol

Ce sont tous des mouvements simples que vous pouvez pratiquer rapidement, même dans de petits espaces. La plupart de ces exercices peuvent être associés pour solliciter des muscles antagonistes, afin de ne pas engendrer une fatigue musculaire trop localisée.

Par exemple : alterner squats sautés et escalade au sol ou pompes pliométriques permet d'épargner les muscles des jambes par rapport à un Tabata en squats sautés uniquement.

Vous trouverez ci-dessous mes séquences d'exercices préférées pour chacune des variantes du Tabata.

Le chapitre 9 présentera d'autres accessoires utilisables en Tabata, ainsi que d'autres types de circuits chronométrés. Les possibilités sont pratiquement infinies, alors sachez tirer parti de ces nouvelles connaissances pour votre entraînement.

Note : la très haute intensité du protocole Tabata exige un très haut niveau d'entraînement sur les plans technique, cardiaque et musculaire, pour éviter des risques cardio-vasculaires, ostéo-articulaires et musculo-tendineux.

10 S D'EFFORT/ 20 S DE RÉCUPÉRATION	15 S D'EFFORT/ 15 S DE RÉCUPÉRATION	20 S D'EFFORT/ 10 S DE RÉCUPÉRATION
Burpees aux haltères	Pompes pliométriques au medicine ball	Saut à la corde
Squat-développé épaules	Squats sautés au medicine ball	Burpees
Répétez en alternant	Escalade au sol au medicine ball	*Répétez en alternant*
	Fentes sautées au medicine ball	
	Répétez les quatre exercices	

Exercices Tabata

SAUT À LA CORDE

Choisir la technique avec laquelle on est le plus à l'aise et aller aussi vite que possible.

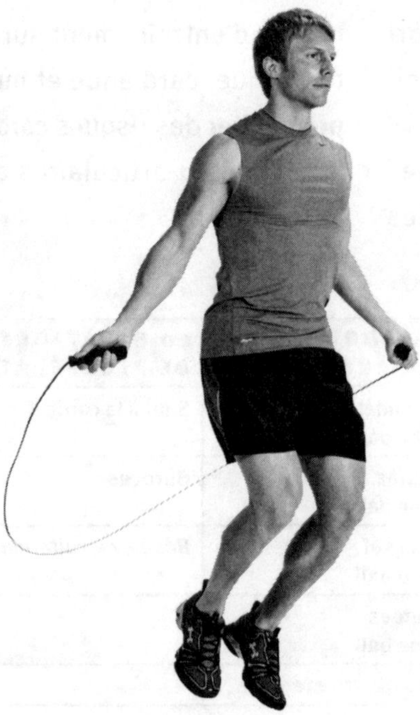

EXERCICES DE FRAPPE DES SACS DE SABLE AVEC LES PIEDS OU LES POINGS

Combiner coups hauts et bas au choix en frappant à 100 % durant toute la durée de l'exercice.

Exercices Tabata

SAUTS RAPIDES

Mouvement similaire au squat sauté en descendant en quart de squat. Faire un maximum de répétitions en touchant le sol le moins possible.

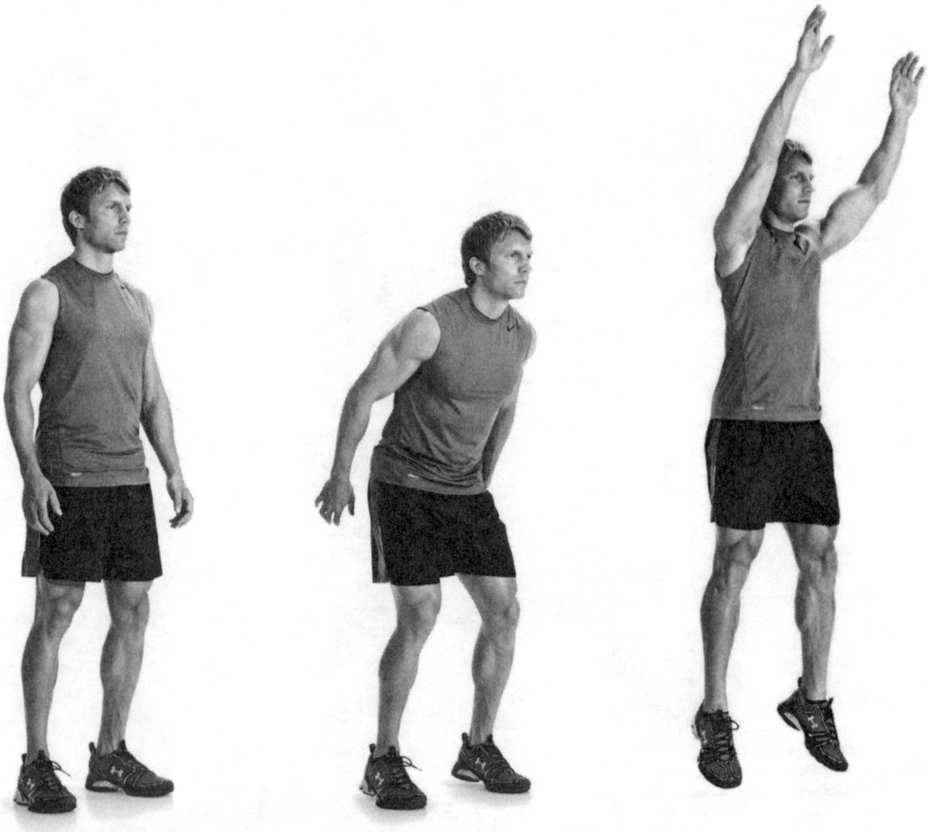

Pompes pliométriques au medicine ball

En position de pompes, une main sur le ballon et l'autre au sol. Faire une pompe en se propulsant par-dessus le ballon, de manière à changer la main sur le ballon, sans faire rouler celui-ci, puis alterner du côté opposé.

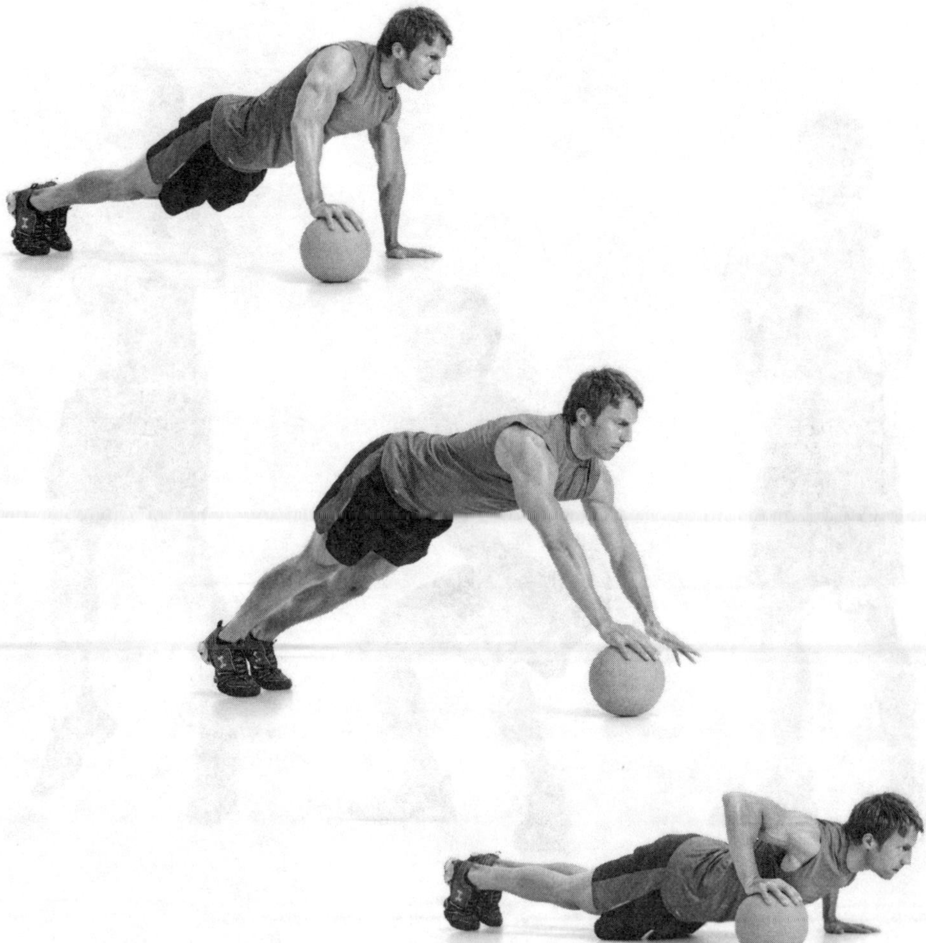

SQUATS SAUTÉS AU MEDICINE BALL

Squats sautés classiques en tenant le ballon contre la poitrine avec les deux mains.

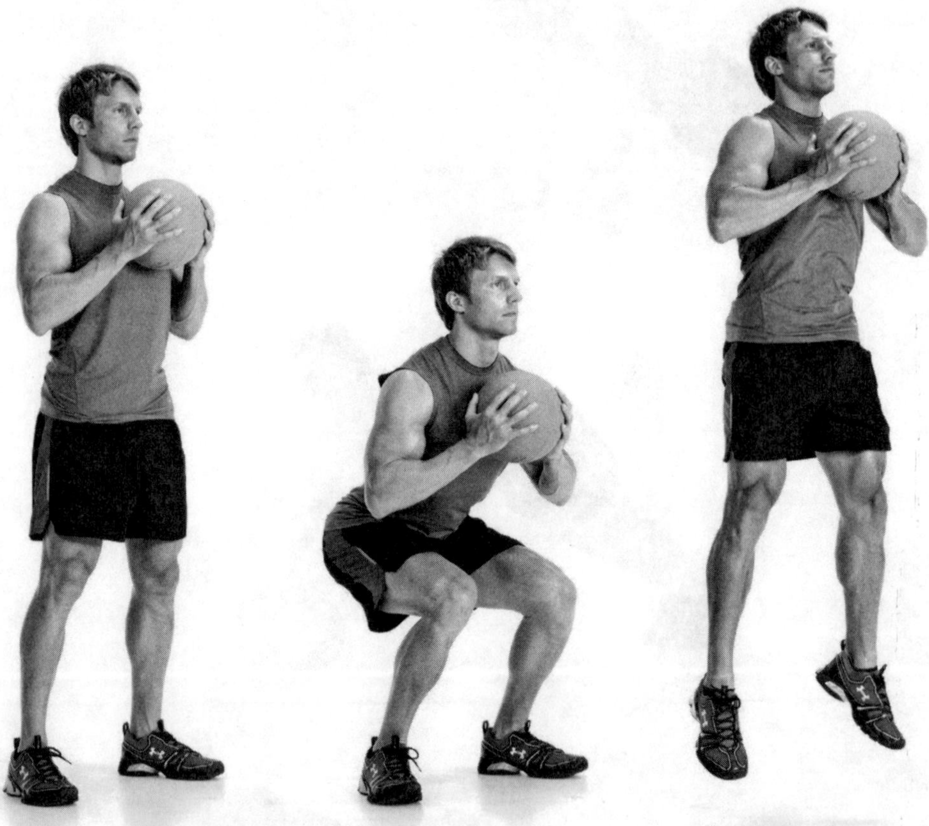

ESCALADE AU SOL OU *MOUNTAIN CLIMBERS* AU MEDICINE BALL

En position de pompes avec les mains en appui sur le ballon, décoller alternativement un genou puis l'autre pour le ramener vers la poitrine. C'est une variante bien plus difficile à cause du contrôle du ballon, ce qui sollicite le gainage.

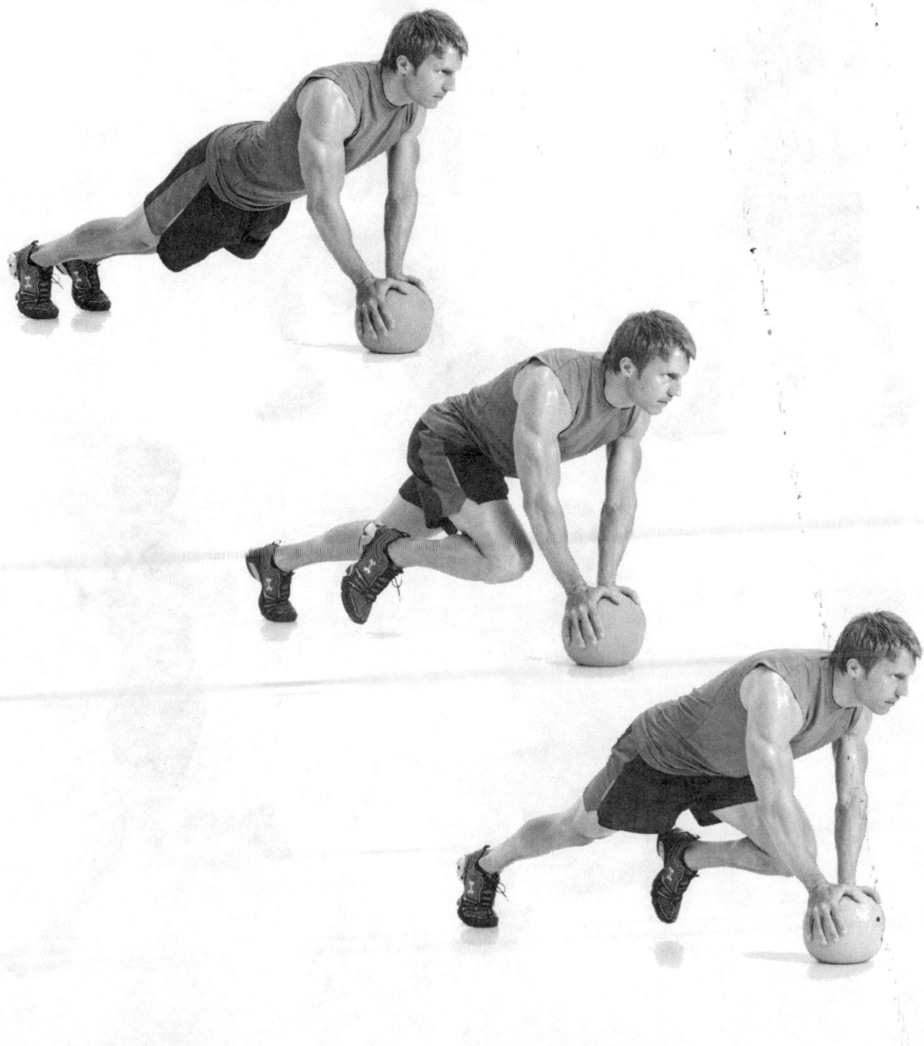

Exercices Tabata

FENTES SAUTÉES AU MEDICINE BALL

Fentes sautées classiques en tenant le ballon contre la poitrine avec les deux mains.

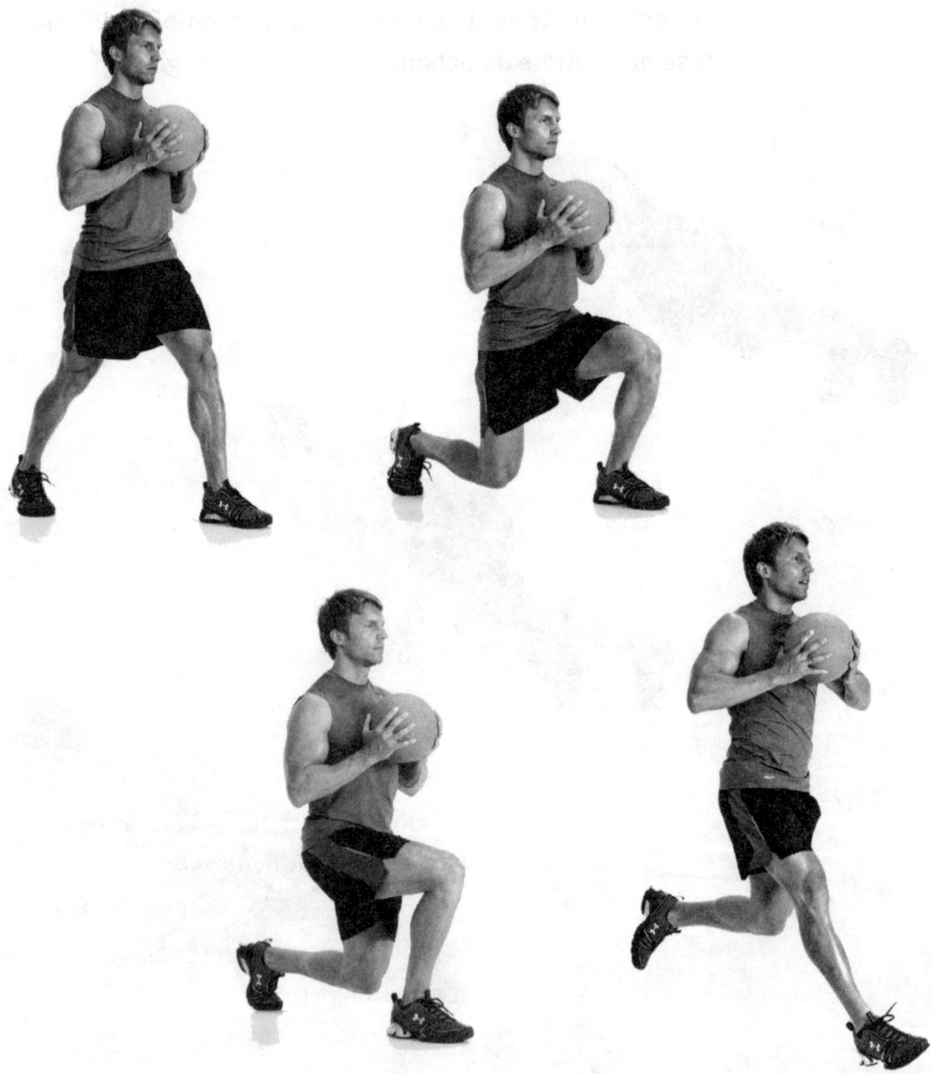

8

AU GRAND AIR

Pour m'entraîner, je préfère sortir de la salle de sport pour pratiquer en plein air. Si cela ne vous est pas possible, essayez d'aller sur un terrain de basket ou une piste d'athlétisme. Ennui et routine sont souvent cause d'entraînement moins efficace et de résultats qui stagnent. Donc, dans la mesure du possible, allez vous entraîner en plein air.

LE SPRINT

Tous ceux qui ont déjà intégré des séances de sprint dans leur programme d'entraînement s'accordent sur un point : RIEN ne vaut le sentiment de bien-être qui vous envahit le lendemain. Même les coureurs confirmés évoquent régulièrement l'énorme différence qu'ils ressentent après avoir intégré le sprint à leur entraînement.

La préparation physique quotidienne de nos équipes sportives utilise différents types de sprints fractionnés : des accélérations très intenses et brèves avec récupération prolongée à des courses moins rapides mais comprenant une récupération active.

SPRINT FRACTIONNÉ EN FILIÈRES AÉROBIE ET ANAÉROBIE

Beaucoup de gens me disent faire du « sprint fractionné ». En parlant avec eux, je comprends vite qu'ils font en réalité une sorte de course en aérobie fractionnée.

Quand on parle de sprint, on pense généralement à une accélération à pleine vitesse. Après avoir couru le plus vite possible pendant 15 à 20 secondes, vous vous arrêteriez vraisemblablement pour reprendre votre souffle avant de repartir pour un tour.

Ceux qui disent faire du « sprint fractionné » précisent avoir couru 20 minutes sur un tapis roulant en enchaînant 60 secondes de sprint et 60 secondes à allure modérée. Je leur réponds que très peu d'entre nous sont capables de sprinter pendant 60 secondes. Même si nous y parvenions, nous serions incapables de continuer à courir pendant la récupération.

Ces personnes décrivent plutôt un fractionné en aérobie : courir jusqu'à approcher du seuil anaérobie, puis revenir à un rythme supportable pour récupérer. Ce type d'entraînement est excellent pour progresser vers un véritable sprint fractionné de haute intensité.

DÉFINIR LE RAPPORT EFFORT/RÉCUPÉRATION

Règles de base du sprint fractionné :

- Trouver le rapport optimal entre l'effort et la récupération dépend de l'intensité et de la durée de l'intervalle de travail.
- Plus l'intensité est élevée et la durée courte (les deux vont généralement de pair), plus le rapport effort/récupération sera important.
- Si l'intervalle est long et l'effort moins intense, ce rapport sera moindre. Exemple : un sprint de 40 mètres correspond à un rapport effort/récupération de 1 pour 4 environ. Cela signifie que si vous mettez 6 secondes pour couvrir cette distance, vous devrez récupérer pendant 24 secondes, durée optimale de récupération permettant de fournir un nouvel effort significatif à l'intervalle suivant.

Si vous mettez 15 à 18 secondes pour courir 100 mètres, un rapport de 1/2 suffira, soit une récupération de 30 à 36 secondes.

Le tableau ci-dessous présente le temps moyen sur plusieurs distances données ainsi que le rapport effort/récupération conseillé. Il s'agit d'estimations. Les besoins varient selon la condition physique, mais les rapports indiqués doivent néanmoins rester les mêmes.

DISTANCES DE SPRINT ET RAPPORTS EFFORT/RÉCUPÉRATION

DISTANCE	10-20 MÈTRES	30-40 MÈTRES	60-80 MÈTRES	100-110 MÈTRES	50 MÈTRES ALLER + 50 MÈTRES RETOUR	200 MÈTRES	350 MÈTRES
Temps moyen	2-3 secondes	4-6 secondes	9-12 secondes	15-20 secondes	17-22 secondes	35-45 secondes	75-95 secondes
Effort/récupération	1/5-6	1/4-5	1/3	1/2	1/2	1/2	1/2
Temps de repos estimé	10-18 secondes	16-30 secondes	27-36 secondes	30-40 secondes	34-44 secondes	70-90 secondes	150-190 secondes

EXEMPLES D'ENTRAÎNEMENTS EN SPRINT

DISTANCE	RÉPÉTITIONS	RAPPORT EFFORT/RÉCUPÉRATION	DURÉE TOTALE DE L'EFFORT	DURÉE TOTALE DE RÉCUPÉRATION	DURÉE TOTALE DE LA SÉANCE
50 m aller + 50 m retour	10	1/2	3 min 30 s	6 min	9-10 min
90 m et 60 m	8 répétitions sur 80 m 6 répétitions sur 60 m	1/3	3 min	5 min 30 s	8-9 min
20 m	20	1/5-6	30 s/1 min	6-8 min	7-10 min

Le deuxième tableau, présente des exemples de séances de sprint avec le temps moyen qu'elles peuvent prendre. Ne vous laissez pas tromper par la courte durée de ces sessions : même après l'arrêt de la course, votre corps continue de travailler !

DÉVELOPPEMENT DE LA RAPIDITÉ

L'une des formes de sprint les plus intenses et efficaces est le développement de l'habileté motrice, qui consiste à changer de direction au milieu de la course. Forcer le corps à changer de direction le contraint à alterner accélérations et décélérations. Ce processus à des répercussions impressionnantes sur les systèmes respiratoire et cardiovasculaire.

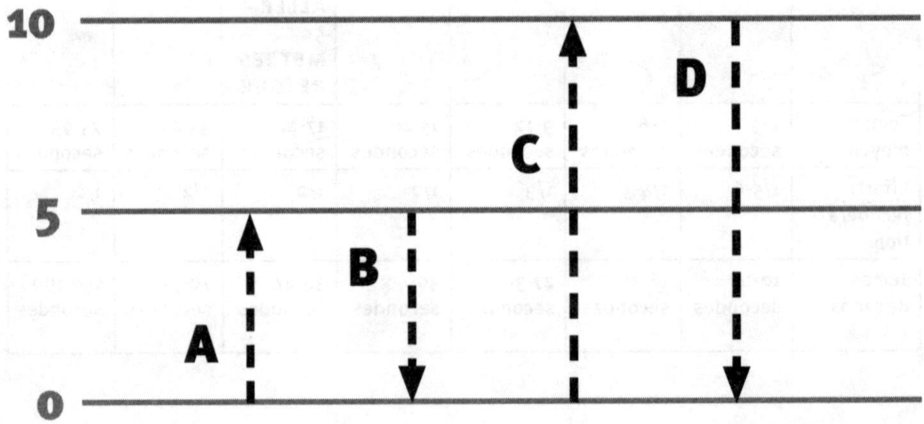

La seule limite aux exercices d'agilité est l'imagination. Il est essentiel de fonctionner avec des rapports effort/récupération adaptés. Vous pouvez utiliser les mêmes que ceux indiqués dans le tableau de sprint, sans oublier que les exercices d'agilité sont généralement assez courts. Vous pouvez aussi vous baser sur un rapport plus élevé.

Cinq et retour/ Dix et retour

Changements de direction à haute intensité : sprinter sur 5 mètres, toucher un point au sol, tourner et refaire 5 mètres, toucher, tourner et sprinter 10 mètres puis revenir.

Voir le schéma de la page 189, en parcourant A, B, C puis D. La durée moyenne de cet exercice est de 9 à 12 secondes.

Pro Agility ou 5/10/5

Test d'habileté motrice le plus populaire (voir le schéma ci-dessous). Commencer sur une ligne médiane, courir 5 mètres, toucher le sol avec la main droite et tourner du même côté. Courir 10 mètres, toucher avec la main gauche, courir 5 mètres et revenir au point de départ. À la séquence suivante, tourner à gauche au premier changement de direction. La durée moyenne de cet exercice est de 5 à 7 secondes.

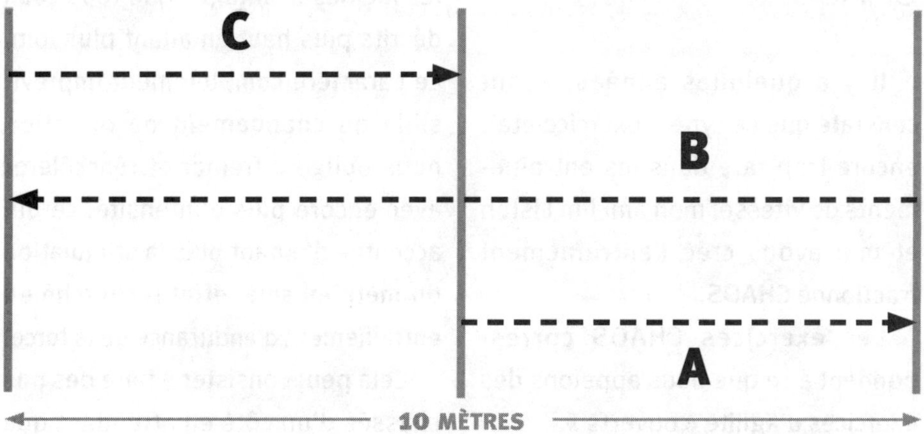

À partir du temps moyen d'une séquence, trouver le rapport effort/récupération adapté dans le tableau précédent aide à déterminer le temps de récupération avant la reprise de l'effort.

Le fait de devoir ralentir puis accélérer à répétition fait augmenter l'intensité de l'exercice et il peut être préférable d'augmenter très légèrement le temps de repos pour compenser l'intensité de l'effort.

Le tableau ci-contre propose un exemple d'entraînement basé sur ces deux exercices.

Pour accentuer les effets, je recommande d'associer les sprints et les exercices d'habileté motrice à chaque séance d'entraînement.

L'entraînement présenté ici s'adresse aux sportifs confirmés. La durée de l'effort fourni est de 4 min 30 s à 6 minutes, pour une durée totale de 14 à 19 minutes.

EXEMPLES D'EXERCICES D'AGILITÉ		
EXERCICES	**5 ET RETOUR/10 ET RETOUR**	**PRO AGILITY 5/10/5**
Répétitions	10	10
Rapport effort/récupération	1/3-4	1/5-6
Durée totale de l'effort	1 min 30 s – 2 min	50-70 s
Durée totale de récupération	4 min 30 s – 8 min	4-7 min
Durée totale de la séance	6-10 min	5-9 min

LE FRACTIONNÉ CHAOS

Il y a quelques années, ayant constaté que ce type d'exercice était encore trop rare dans les entraînements de vitesse, mon ami Jim Liston et moi avons créé l'entraînement fractionné CHAOS.

Les exercices CHAOS correspondent à ce que nous appelons des exercices d'agilité « ouverts ».

Les changements de direction ne se basent pas sur une distance déterminée, mais sur des repères visuels, sonores ou physiques : tout en courant, vous changez de direction quand quelqu'un vous l'indique, vous pointe du doigt ou vous touche.

Les exercices CHAOS présentent les mêmes avantages que tous ceux décrits plus haut en allant plus loin. Le caractère complètement imprévisible du changement de direction nous oblige à freiner et réaccélérer avec encore plus d'intensité, ce qui accentue d'autant plus la stimulation du métabolisme, effet recherché en entraînement d'endurance de la force.

Cela peut consister à faire des pas chassés d'un côté en attendant que l'on crie de changer de sens. Les pas chassés peuvent être remplacés par des sprints en avant ou à reculons, des cariocas, des bear crawl (appui quadrupédique ventral) ou autres. Un partenaire indiquant les changements de direction s'avère souvent indispensable.

9 OUTILS COMPLÉMENTAIRES

Le cardio-fréquence-mètre aide à suivre l'évolution par rapport à l'entraînement précédent, tout en permettant de quantifier le travail en estimant le nombre de calories brûlées, le rythme cardiaque moyen et, surtout, la vitesse de récupération lors de cette séance d'entraînement.

ENTRAÎNEMENT FRACTIONNÉ BASÉ SUR LE RYTHME CARDIAQUE

Une autre méthode que le fractionné chronométré consiste à écouter son corps pour déterminer quand commencer la répétition ou l'intervalle suivant.

À mesure que notre entraînement progresse et que notre condition physique s'améliore, la récupération peut être estimée en fonction du temps que met notre cœur pour retrouver un rythme cardiaque normal après un effort intense. Cependant, cette méthode s'applique avant tout aux sportifs confirmés qui présentent une meilleure forme que la moyenne, la mesure du rythme cardiaque étant plus délicate chez les sportifs débutants ou intermédiaires car le cœur n'est alors pas préparé.

« Faites preuve d'imagination en préparant votre séance de fractionné anaérobie. Après un sprint sur un tapis, vous n'êtes pas obligé de faire un jogging plus lent. Descendez du tapis et enchaînez quelques mouvements au poids du corps ou avec barre, haltères, kettlebell ou medicine ball et recommencez. »

Jim Smith, expert en fitness masculin, cofondateur de The Diesel Crew, dieselcrew.com

Exemple :

Une personne dont le rythme cardiaque au repos est de 80 BPM est censée atteindre la fréquence-cible de 160 BPM au cours d'un intervalle intense.

Avec la méthode du fractionné basé sur le rythme cardiaque, il suffit de définir le rythme jugé suffisant pour la récupération. Généralement, on peut partir sur une baisse de 30 BPM ou sur 75 % du rythme cardiaque actif.

Dans le cas présent, cela équivaut à 130 BPM si l'on prend une baisse de 30 BPM ou 112 BPM si l'on se base sur 75 % de la fréquence cible. Il suffit alors de commencer l'intervalle suivant dès que le cœur atteint ces niveaux, que la récupération prenne 20 secondes ou une minute.

La récupération, plus rapide chez les athlètes confirmés, est souvent le résultat du rapport effort/récupération précédemment indiqués. Le cœur d'une personne moins en forme peut mettre jusqu'à 4 ou 5 minutes pour retrouver un rythme acceptable, ce qui donne lieu à des séances d'entraînement très longues. Dans ces cas, mieux vaut utiliser des séries chronométrées, sans se préoccuper du rythme cardiaque.

Je conseille, bien sûr, d'utiliser un cardio-fréquence-mètre pour s'entraîner en endurance-force.

Cela permet de constater l'évolution de la récupération d'une séance à l'autre, le nombre de calories dépensées lors d'une séance en particulier, le rythme cardiaque moyen sur l'ensemble d'une séance.

Il est important de savoir que de nombreux facteurs tels que le stress ou le manque de sommeil peuvent influencer le rythme cardiaque.

« Je suis un grand amateur du travail au traîneau, et ce pour de nombreuses raisons.
Premièrement, cet exercice trouve parfaitement sa place au milieu des différents mouvements de force athlétique, comme les squats et les soulevés de terre, qui consistent à transférer une force depuis le bas du corps, à travers le tronc et jusqu'en haut du corps (ainsi que dans la charge, évidemment). Pousser un traîneau fait donc appel à de nombreuses capacités physiques de base.
Deuxièmement, il permet d'utiliser un appareil à résistance au cours d'un exercice de stimulation du métabolisme sans avoir à se préoccuper d'une mauvaise technique due à la fatigue.
Lorsque vous fatiguez en tirant un traîneau, vous n'adoptez pas de mauvaises postures (potentiellement dangereuses) pour finir l'exercice : vous vous heurtez simplement à un mur et le traîneau reste immobile. Avec la majorité des autres exercices de résistance, le risque de blessure consécutif à une mauvaise exécution due à la fatigue est beaucoup plus important.
Vous pouvez pousser un traîneau en faisant de grands pas ou bien en sprintant, sur des distances allant de 15 à 100 mètres, avec des temps de récupération différents. Nous proposons souvent à nos sportifs de se mettre à plusieurs pour pousser un traîneau afin de parcourir une certaine distance en un temps limité. »

Eric Cressey, auteur et expert en musculation, préparateur physique, ericcressey.com

CHANGEZ DE PAYSAGE POUR VOS ENTRAÎNEMENTS D'ENDURANCE-FORCE

J'ai déjà suggéré dans le chapitre précédent de sortir de la salle de sport pour faire des sprints alternés d'exercices d'agilité.

Il est tout à fait possible d'intensifier encore plus les efforts avec un gilet lesté ou un medicine ball, en courant dans le sable ou en ajoutant des élastiques lors des sauts.

Ainsi que de faire des séries chronométrées en Tabata avec un TRX, des cordes ondulatoires, un traîneau, en donnant des coups de masse sur un pneu ou en retournant un pneu géant (façon strongman), pour une durée ou un nombre de répétitions fixes.

Autres exercices de fractionné

AUTRES EXERCICES DE FRACTIONNÉ				
EXERCICE	**COUPS DE MASSE**	**RETOURNÉ DE PNEU**	**PRO AGILITY DANS LE SABLE**	**CORDES ONDULATOIRES**
Effort/ récupération	15 s/15 s	30 s/30 s	5 s/25 s	30 s/30 s
Séries	8	10	10	8
Durée totale de la séance	4 min	10 min	5 min	5 min

COUPS DE MASSE

Frapper de haut en bas avec une masse lourde sur un grand pneu pour amortir le choc, en utilisant l'intégralité du corps pour développer un maximum de puissance. Alterner en passant du côté droit au gauche. Veiller à bien tendre les bras et laisser la masse rebondir complètement avant de la soulever pour le coup suivant.

RETOURNEMENT DE PNEU

Descendre en position de squat face à un pneu de tracteur, glisser les doigts dessous ou à l'intérieur, faire un soulevé de terre en exploitant l'élan pour pousser le pneu avec les genoux, puis terminer en le renversant complètement.

Autres exercices de fractionné

PRO AGILITY DANS LE SABLE

Même exercice d'habileté motrice que celui décrit dans le chapitre 8. La grande différence réside dans la difficulté de courir dans le sable, et donc de reprendre ses appuis lors des changements de direction.

CORDES ONDULATOIRES

Passer une grosse corde en chanvre ou en nylon (comme celles utilisées en cours d'EPS) autour d'une base solide de sorte à tenir une extrémité dans chaque main.
Faire des ondulations de haut en bas ou de droite à gauche, des cercles vers l'intérieur ou l'extérieur, ou des squats sautés en balançant les bras.
Pour ces exercices, il importe de toujours utiliser l'ensemble du corps, en variant les positions, par exemple à genoux pour solliciter encore plus le haut du corps.

Autres exercices de fractionné (suite)

AUTRES EXERCICES DE FRACTIONNÉ				
EXERCICE	**ESCALADE AU SOL ET SQUATS SAUTÉS AU TRX**	**LANCERS DE MEDICINE BALL**	**PAS CHASSÉS CHAOS**	**TRAÎNEAU**
Effort/ récupération	20 s/10 s	20 s/10 s	10 s/20 s	10 s/20 s
Séries	8	8	10	10
Durée totale de la séance	4 min	4 min	5 min	5 min

ESCALADE AU SOL OU *MOUNTAIN CLIMBERS* AU TRX

En appui sur les mains, pointes de pieds glissées dans les poignées du TRX, faire un angle de 45° avec votre corps. Avancer rapidement un genou vers l'abdomen puis retendre la jambe. Ramener la première jambe en avançant l'autre. Alterner comme pour une course dans le vide, avec des mouvements aussi rapides que possible.

SQUATS SAUTÉS AU TRX

Jambes parallèles, corps droit, bras et sangles tendus en avant vers le haut. Pencher légèrement le corps en arrière, descendre en squat et sauter aussi haut que possible tout en s'agrippant aux sangles pour augmenter la détente. Amortir la réception en redescendant directement en squat pour la répétition suivante. Le corps suivra une trajectoire courbée, le TRX servant de point d'ancrage.

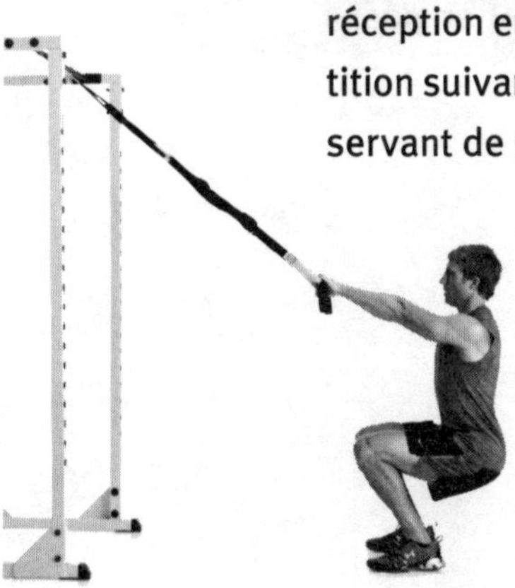

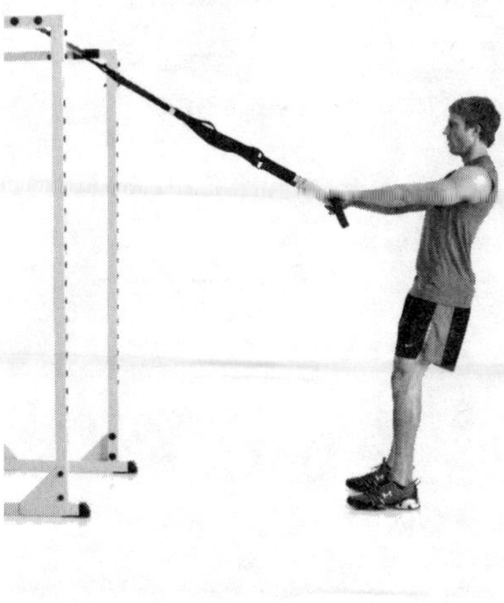

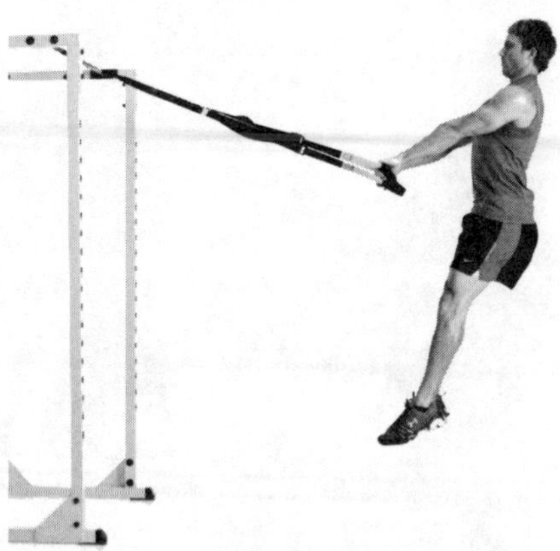

LANCERS DE MEDICINE BALL

Pieds écartés à la largeur des épaules, élever un medicine ball assez lourd au-dessus de la tête, puis le projeter aussi fort que possible au sol devant soi en penchant le corps et en activant tous les muscles profonds. Rattraper le ballon au rebond et recommencer en revenant complètement en position de départ.

PAS CHASSÉS CHAOS

Déplacements rapides en pas chassés, accompagné d'un partenaire qui montre l'exemple ou donne les consignes. Couvrir un maximum de distance en s'arrêtant net lors des changements de direction. Les mouvements doivent rester fluides, comme glissés au sol, sans sautiller.

Autres exercices de fractionné (suite)

TRAÎNEAU

Corps penché en avant, pieds au sol, mains en appui, pousser le plus vite et fort possible un traîneau de résistance ou accessoire équivalent en veillant à bien allonger chaque foulée sur toute l'amplitude des hanches.

10

L'ALIMENTATION HAUTE-PUISSANCE

J'ai eu la chance de travailler sur ce chapitre avec Mike Roussel, expert en nutrition.

Ses principes et stratégies alimentaires ont déjà aidé des centaines de personnes à atteindre leurs objectifs, et je peux vous garantir que Mike a un avenir brillant dans ce domaine.

Dans cet ouvrage, il nous apporte ses lumières sur « l'alimentation haute-puissance », qui vise à optimiser les gains et les performances relatifs aux entraînements d'endurance-force, souvent violents, que je préconise. Je suis persuadé que vous apprécierez les stratégies de Mike et qu'elles vous seront très bénéfiques.

Les méthodes d'entraînement d'endurance-force présentées dans ce livre figurent parmi les plus efficaces pour stimuler le métabolisme, gagner en vitesse et en force et perdre du poids en un temps limité. C'est parce que les méthodes de Coach Dos sont efficaces qu'il est important de suivre deux grandes règles :

1. INVESTISSEZ-VOUS À 100 % À CHAQUE SÉANCE.

Les entraînements d'endurance-force tirent leur efficacité de leur haute intensité.

En fin de séance, vous aurez peut-être du mal à respirer, voire même des haut-le-cœur : se retrouver au bord de la nausée est à éviter car ce peut être le signe précurseur d'un malaise plus grave et la confirmation que l'entraînement était trop intense.

Vous trouverez en fin de chapitre, des conseils pour lutter contre ces nausées.

2. CONTRÔLEZ VOTRE ALIMENTATION.

Ce que vous consommez avant et après l'entraînement est très important.

Les 6 piliers de l'alimentation et principes généraux

Si vous analysez les études nutritionnelles dans lesquelles les participants ont suivi des régimes spécifiques sur le long terme, vous constatez que le taux de suivi chute de manière importante au-delà de six mois parce que les participants sont occupés. Vous pouvez également vous trouver dans ce cas.

Votre alimentation doit fonctionner en arrière-plan de votre vie en vous apportant l'énergie nécessaire à vos activités, entraînement sportif y compris.

Pour cela, l'alimentation doit répondre à certains critères : être pratique et simple, s'appuyer sur des fondements découlant de recherches scientifiques concrètes validées afin que vous ne perdiez pas votre temps avec des régimes délirants (à base de chou, de sirop d'érable et d'aliments orange tous les troisièmes mercredis du mois) sans toutefois nécessiter de connaissances sur les vitamines ou les minéraux.

Vous devez pouvoir vous y tenir même en étant très occupé.

Vous pouvez parfaitement perdre du poids, améliorer votre santé et votre condition physique sans connaître quoi que ce soit aux vitamines en particulier.

Les 6 piliers de l'alimentation

1. Faites 5 à 6 repas par jour.
2. Limitez votre consommation de sucres rapides et d'aliments transformés.

3. Mangez des fruits et des légumes à chaque repas.

4. Buvez plus d'eau et de boissons sans calories.

5. Mettez l'accent sur les protéines maigres.

6. Réservez les aliments à base d'amidon pour le petit-déjeuner ou les repas post-entraînement.

N.B. : Les aliments à base d'amidon incluent le riz, les pâtes, les pommes de terre, l'avoine, les céréales et les aliments sucrés (y compris les boissons sportives).

En principe, 5 repas suffisent : 3 « gros » (petit déjeuner, déjeuner, dîner) et 2 « petits » (éventuelles collations en milieu de matinée et en fin d'après-midi) si l'organisme en manifeste le besoin.

Vous pourrez ainsi optimiser l'effet de vos entraînements en fournissant à votre corps l'énergie nécessaire tout au long de la journée. Aussi simples soient-ils, ces 6 piliers s'appuient sur un apport en nutriments adapté au moment de la journée et un apport glucidique restreint.

L'alimentation au service de l'endurance-force

De bonnes habitudes alimentaires vous permettront de tirer le meilleur de vos entraînements d'endurance-force.

Améliorer les performances et la récupération

De nombreuses personnes suivent la méthode d'entraînement d'endurance-force de Coach Dos pour accélérer leur perte de poids.

Si c'est également votre objectif, sachez que le plus important n'est pas uniquement le nombre de calories que vous brûlez pendant une séance d'entraînement, mais surtout la consommation totale de calories sur la journée, ainsi que le rapport entre les calories absorbées et les calories brûlées.

Les exercices intenses présentés dans cet ouvrage vont obliger votre organisme à se dépenser bien après la fin de l'entraînement afin de se remettre d'un tel effort.

Voici deux mesures que vous pouvez adopter pour améliorer vos résultats.

1. Buvez des protéines et des sucres rapides avant et après vos entraînements.

Avaler une boisson sucrée et protéinée avant l'exercice a plus d'impact en termes d'énergie et de performances sur le plateau de musculation. Bénéficiant d'un surplus d'énergie, les muscles résistent et récupèrent mieux. La recherche a prouvé que les boissons sportives à base de protéines et de glucides favorisent la prise de masse musculaire sans nuire à la perte de graisses.

Préparez-vous une boisson avec un rapport de deux portions de sucres pour une portion de protéines. Pour une seule séance d'endurance-force, 10 à 15 grammes de protéines feront l'affaire.

Si l'accent est mis sur la musculature et les performances, visez un rapport de 3 pour 1.

Si vous associez l'endurance-force à une séance de musculation classique, optez pour 25 à 30 grammes de protéines (en ajustant la quantité de glucides en fonction du rapport choisi).

2. Ajoutez un « réhausseur de performances ».

La bêta-alanine est un complément alimentaire parfaitement adapté à l'endurance-force. Cet acide aminé concentré dans les muscles aide à réguler l'accumulation d'acide lactique causée par un effort intense. Ajouter de la bêta-alanine à votre alimentation permet de travailler plus longtemps et plus dur, donc de brûler plus de calories et de constater une amélioration conséquente de votre forme.

Consommez 4 à 6 grammes de bêta-alanine répartis en 3 ou 4 prises dans la journée. Il est important de bien prendre ce complément en plusieurs fois, puisque les études ont montré que ce composé pouvait parfois engendrer des effets secondaires (une sensation de picotements sur la peau) lorsqu'on en consomme de grandes quantités d'un coup. Ces effets sont absolument sans danger, mais néanmoins embêtants. Veillez donc bien à répartir cet apport sur l'ensemble de la journée.

COMBATTRE LA NAUSÉE

En raison de l'intensité extrême de l'endurance-force, il y a de fortes chances que vous vous sentiez nauséeux après l'effort. Voici quelques solutions pour vous aider à garder votre repas et mieux contrôler cette sensation.

1. Repoussez votre séance. Une séance de sport immédiatement après un repas, ne serait-ce qu'une boisson énergisante, peut déclencher la nausée. Il est préférable d'attendre 2h minimum entre le dernier repas et la séance d'entraînement.

2. Prenez des BCAA. Il est également possible de remplacer une boisson sucrée et protéinée par des acides aminés ramifiés (BCAA) avant l'entraînement.

Diluez des BCAA en poudre (et aromatisés, les acides aminés purs ont très mauvais goût) dans de l'eau. Leur absorption est rapide.

3. Contrôlez l'acide lactique. La sensation de nausée peut être due principalement à l'accumulation excessive d'acide lactique dans les muscles. Un supplément en bêta-alanine peut aider à réguler ce phénomène et donc à réduire les nausées.

De façon générale, en cas de nausée, il est primordial de cesser tout effort intense. Nous vous conseillons de boire beaucoup d'eau, régulièrement en petites gorgées, avant, pendant et après un exercice d'endurance léger ou moyen pendant 15 à 20 minutes afin de transpirer.

Selon des recherches récentes, l'acide lactique serait en réalité éliminé très vite et les courbatures seraient le signe de micro-lésions au niveau des fibres musculaires, « brûlées » par des efforts prolongés trop intenses par rapport aux niveaux de fatigue et aux capacités du sujet. Cette théorie vraisemblable demeure cependant controversée car aucune étude ne la valide totalement.

4. Éliminez l'abus de stimulants. La caféine, associée ou non à la yohimbine, est couramment utilisée comme stimulant avant l'entraînement, mais ses effets peuvent être contre-productifs en endurance-force, notamment en raison d'une accélération excessive des pulsations cardiaques pouvant entraîner des tremblements musculaires. Si vous y êtes sensible, le « coup de fouet » qui en découlera pourra éventuellement contribuer aux nausées et il vaudra mieux bannir ces stimulants avant vos séances.

5. **Donnez-vous du temps.** Ici, il ne s'agit pas d'agir sur votre alimentation à proprement parler. Notez que quel que soit le type d'entraînement, la façon de s'alimenter et l'intervalle de temps entre les repas et l'entraînement, il n'est pas normal d'avoir la nausée pendant ou après l'effort.

LE POINT SUR L'ALIMENTATION HAUTE-PUISSANCE

Pour conclure ce chapitre sur l'alimentation comme moyen d'améliorer vos performances en entraînement, il est important de rappeler quelques points essentiels.

1. Quels que soient les petits ajustements que vous apportez à votre alimentation, n'oubliez pas que c'est ce que vous consommez avant vos séances de sport et durant le reste de la journée qui aura le plus d'influence sur votre perte de poids, votre force et vos performances.

2. Vous avez la possibilité d'augmenter la tolérance à l'effort de votre corps en avalant une boisson sucrée et protéinée avant l'entraînement et en prenant du bêta-alanine en complément tout au long de la journée.

3. En raison de l'intensité de l'endurance-force, des nausées peuvent subvenir à la fin de vos séances. Vous pouvez limiter cette sensation en attendant un peu plus longtemps après avoir bu un mélange protéiné, en remplaçant celui-ci par une boisson aux BCAA, en contrôlant l'accumulation d'acide lactique par la prise de bêta-alanine et avec une meilleure condition physique, ou encore en supprimant les stimulants avant l'effort.

ANNEXES

EXEMPLES DE COMBINAISONS

PROGRAMME DE COMBINAISONS – NIVEAU INTERMÉDIAIRE			
COMBINAISON INTERMÉDIAIRE À LA BARRE	**SEMAINES 1-2**	**SEMAINES 3-4**	**SEMAINES 5-6**
	3 X 6, ***RÉCUP. 2 MINUTES***	***3 X 7,*** ***RÉCUP. 2 MINUTES***	***3 X 8,*** ***RÉCUP. 90 SECONDES***
	CHARGE	**CHARGE**	**CHARGE**
1. Tirage vertical	Série n° 1 : 25 kg	Série n° 1 : 29 kg	Série n° 1 : 29 kg
2. Fentes croisées	Série n° 2 : 25 kg	Série n° 2 : 32 kg	Série n° 2 : 29 kg
3. Good morning	Série n° 3 : 27 kg	Série n° 3 : 32 kg	Série n° 3 : 29 kg
4. Abdos roulés			

COMBINAISONS DÉBUTANTS – TABLEAU DE SUIVI

PROGRAMME DE COMBINAISONS – NIVEAU DÉBUTANT			
COMBINAISON DÉBUTANT À LA BARRE	**SEMAINES 1-2**	**SEMAINES 3-4**	**SEMAINES 5-6**
	3 X 6, ***RÉCUP. 2 MINUTES***	***3 X 7,*** ***RÉCUP. 2 MINUTES***	***3 X 8,*** ***RÉCUP. 90 SECONDES***
	CHARGE	**CHARGE**	**CHARGE**
1. Fentes alternées	Série n° 1	Série n° 1	Série n° 1
2. Good morning	Série n° 2	Série n° 2	Série n° 2
3. Développé frontal épaules	Série n° 3	Série n° 3	Série n° 3
COMBINAISON DÉBUTANT AUX HALTÈRES	**SEMAINES 1-2**	**SEMAINES 3-4**	**SEMAINES 5-6**
	3 X 6, ***RÉCUP. 2 MINUTES***	***3 X 7,*** ***RÉCUP. 2 MINUTES***	***3 X 8,*** ***RÉCUP. 90 SECONDES***
	CHARGE	**CHARGE**	**CHARGE**
1. SDT sumo	Série n° 1	Série n° 1	Série n° 1
2. Développé frontal épaules	Série n° 2	Série n° 2	Série n° 2
3. Descente-tirage alterné	Série n° 3	Série n° 3	Série n° 3
COMBINAISON DÉBUTANT AU KETTLEBELL	**SEMAINES 1-2**	**SEMAINES 3-4**	**SEMAINES 5-6**
	3 X 6, ***RÉCUP. 2 MINUTES***	***3 X 7,*** ***RÉCUP. 2 MINUTES***	***3 X 8,*** ***RÉCUP. 90 SECONDES***
1. Balancements à deux mains	**CHARGE**	**CHARGE**	**CHARGE**
2. Squats sumos inversés	Série n° 1	Série n° 1	Série n° 1
3. Développé frontal épaules	Série n° 2	Série n° 2	Série n° 2
	Série n° 3	Série n° 3	Série n° 3

PROGRAMME DE COMBINAISONS – NIVEAU DÉBUTANT			
COMBINAISON DÉBUTANT À LA BARRE	**SEMAINES 7-8**	**SEMAINES 9-10**	**SEMAINES 11-12**
	3 X 9, ***RÉCUP. 90 SECONDES***	***3 X 10,*** ***RÉCUP. 75 SECONDES***	***3 X 10,*** ***RÉCUP. 60 SECONDES***
	CHARGE	**CHARGE**	**CHARGE**
1. Fentes alternées	Série n° 1	Série n° 1	Série n° 1
2. Good morning	Série n° 2	Série n° 2	Série n° 2
3. Développé frontal épaules	Série n° 3	Série n° 3	Série n° 3
COMBINAISON DÉBUTANT AUX HALTÈRES	**SEMAINES 7-8**	**SEMAINES 9-10**	**SEMAINES 11-12**
	3 X 9, ***RÉCUP. 90 SECONDES***	***3 X 10,*** ***RÉCUP. 75 SECONDES***	***3 X 10,*** ***RÉCUP. 60 SECONDES***
	CHARGE	**CHARGE**	**CHARGE**
1. SDT sumo	Série n° 1	Série n° 1	Série n° 1
2. Développé frontal épaules	Série n° 2	Série n° 2	Série n° 2
3. Descente-tirage alterné	Série n° 3	Série n° 3	Série n° 3
COMBINAISON DÉBUTANT AU KETTLEBELL	**SEMAINES 7-8**	**SEMAINES 9-10**	**SEMAINES 11-12**
	3 X 9, ***RÉCUP. 90 SECONDES***	***3 X 10,*** ***RÉCUP. 75 SECONDES***	***3 X 10,*** ***RÉCUP. 60 SECONDES***
1. Balancement à deux mains	**CHARGE**	**CHARGE**	**CHARGE**
2. Squats sumos inversés	Série n° 1	Série n° 1	Série n° 1
3. Développé frontal épaules	Série n° 2	Série n° 2	Série n° 2
	Série n° 3	Série n° 3	Série n° 3

COMBINAISONS INTERMÉDIAIRES – TABLEAU DE SUIVI

PROGRAMME DE COMBINAISONS – NIVEAU INTERMÉDIAIRE			
COMBINAISON INTERMÉDIAIRE À LA BARRE	**SEMAINES 1-2**	**SEMAINES 3-4**	**SEMAINES 5-6**
	3 X 6, RÉCUP. 2 MINUTES	***3 X 7, RÉCUP. 2 MINUTES***	***3 X 8, RÉCUP. 90 SECONDES***
	CHARGE	**CHARGE**	**CHARGE**
1. Tirage vertical	Série n° 1	Série n° 1	Série n° 1
2. Fentes croisées	Série n° 2	Série n° 2	Série n° 2
3. Good morning	Série n° 3	Série n° 3	Série n° 3
4. Abdos roulés			
COMBINAISON DÉBUTANT AUX HALTÈRES	**SEMAINES 1-2**	**SEMAINES 3-4**	**SEMAINES 5-6**
	3 X 6, RÉCUP. 2 MINUTES	***3 X 7, RÉCUP. 2 MINUTES***	***3 X 8, RÉCUP. 90 SECONDES***
	CHARGE	**CHARGE**	**CHARGE**
1. Hybride fente avec curl développé	Série n° 1	Série n° 1	Série n° 1
2. SDT roumain	Série n° 2	Série n° 2	Série n° 2
3. Descente-tirage	Série n° 3	Série n° 3	Série n° 3
4. Squats sautés			
COMBINAISON DÉBUTANT AU KETTLEBELL	**SEMAINES 1-2**	**SEMAINES 3-4**	**SEMAINES 5-6**
	3 X 6, RÉCUP. 2 MINUTES	***3 X 7, RÉCUP. 2 MINUTES***	***3 X 8, RÉCUP. 90 SECONDES***
	CHARGE	**CHARGE**	**CHARGE**
1. Balancements alternés	Série n° 1	Série n° 1	Série n° 1
2. Épaulé-développé d'un bras	Série n° 2	Série n° 2	Série n° 2
3. *Windmill*	Série n° 3	Série n° 3	Série n° 3
4. Squats bras tendus (chaque bras)			

PROGRAMME DE COMBINAISONS – NIVEAU INTERMÉDIAIRE			
COMBINAISON INTERMÉDIAIRE À LA BARRE	**SEMAINES 7-8**	**SEMAINES 9-10**	**SEMAINES 11-12**
	3 X 9, *RÉCUP. 90 SECONDES*	***3 X 10,*** *RÉCUP. 75 SECONDES*	***3 X 10,*** *RÉCUP. 60 SECONDES*
	CHARGE	**CHARGE**	**CHARGE**
1. Tirage vertical	Série n° 1	Série n° 1	Série n° 1
2. Fentes croisées	Série n° 2	Série n° 2	Série n° 2
3. Good morning	Série n° 3	Série n° 3	Série n° 3
4. Abdos roulés			
COMBINAISON DÉBUTANT AUX HALTÈRES	**SEMAINES 7-8**	**SEMAINES 9-10**	**SEMAINES 11-12**
	3 X 9, *RÉCUP. 90 SECONDES*	***3 X 10,*** *RÉCUP. 75 SECONDES*	***3 X 10,*** *RÉCUP. 60 SECONDES*
	CHARGE	**CHARGE**	**CHARGE**
1. Hybride fente avec curl développé	Série n° 1	Série n° 1	Série n° 1
2. SDT roumain	Série n° 2	Série n° 2	Série n° 2
3. Descente-tirage	Série n° 3	Série n° 3	Série n° 3
4. Squats sautés			
COMBINAISON DÉBUTANT AU KETTLEBELL	**SEMAINES 7-8**	**SEMAINES 9-10**	**SEMAINES 11-12**
	3 X 9, *RÉCUP. 90 SECONDES*	***3 X 10,*** *RÉCUP. 75 SECONDES*	***3 X 10,*** *RÉCUP. 60 SECONDES*
	CHARGE	**CHARGE**	**CHARGE**
1. Balancements alternés	Série n° 1	Série n° 1	Série n° 1
2. Épaulé-développé d'un bras	Série n° 2	Série n° 2	Série n° 2
3. *Windmill*	Série n° 3	Série n° 3	Série n° 3
4. Squats bras tendus (chaque bras)			

COMBINAISONS AVANCÉS – TABLEAU DE SUIVI

PROGRAMME DE COMBINAISONS – NIVEAU AVANCÉ			
COMBINAISON AVANCÉ À LA BARRE	**SEMAINES 1-2**	**SEMAINES 3-4**	**SEMAINES 5-6**
	3 X 6, ***RÉCUP. 2 MINUTES***	***3 X 7,*** ***RÉCUP. 2 MINUTES***	***3 X 8,*** ***RÉCUP. 90 SECONDES***
	CHARGE	**CHARGE**	**CHARGE**
1. Enroulement d'épaules sauté	Série n° 1	Série n° 1	Série n° 1
2. Squats épaulés	Série n° 2	Série n° 2	Série n° 2
3. Développé frontal épaules	Série n° 3	Série n° 3	Série n° 3
4. Arraché avec élévation			
5. Squats bras tendus			
6. Descente-tirage			
7. SDT roumain			
8. Pompes pliométriques			
COMBINAISON AVANCÉ AUX HALTÈRES	**SEMAINES 1-2**	**SEMAINES 3-4**	**SEMAINES 5-6**
	3 X 6, ***RÉCUP. 2 MINUTES***	***3 X 7,*** ***RÉCUP. 2 MINUTES***	***3 X 8,*** ***RÉCUP. 90 SECONDES***
	CHARGE	**CHARGE**	**CHARGE**
1. Arraché avec élévation	Série n° 1	Série n° 1	Série n° 1
2. Hybride squat-développé épaules	Série n° 2	Série n° 2	Série n° 2
3. Hybride rowing et extension du dos	Série n° 3	Série n° 3	Série n° 3
4. Hybride pompe et tirage d'un bras			
5. Burpees lestés			

PROGRAMME DE COMBINAISONS – NIVEAU AVANCÉ			
COMBINAISON AVANCÉ À LA BARRE	**SEMAINES 1-2**	**SEMAINES 3-4**	**SEMAINES 5-6**
COMBINAISON AVANCÉ AUX HALTÈRES	**SEMAINES 1-2**	**SEMAINES 3-4**	**SEMAINES 5-6**
	3 X 6, ***RÉCUP. 2 MINUTES***	***3 X 7,*** ***RÉCUP. 2 MINUTES***	***3 X 8,*** ***RÉCUP. 90 SECONDES***
	CHARGE	**CHARGE**	**CHARGE**
1. Tirage vertical	Série n° 1	Série n° 1	Série n° 1
2. Hybride épaulé-développé	Série n° 2	Série n° 2	Série n° 2
3. Arraché	Série n° 3	Série n° 3	Série n° 3
4. Squats avant			

PROGRAMME DE COMBINAISONS – NIVEAU AVANCÉ

COMBINAISON AVANCÉ À LA BARRE	SEMAINES 7-8	SEMAINES 9-10	SEMAINES 11-12
	3 X 9, RÉCUP. 90 SECONDES	*3 X 10, RÉCUP. 75 SECONDES*	*3 X 10, RÉCUP. 60 SECONDES*
	CHARGE	**CHARGE**	**CHARGE**
1. Enroulement d'épaules sauté	Série n° 1	Série n° 1	Série n° 1
2. Squats épaulés	Série n° 2	Série n° 2	Série n° 2
3. Développé frontal épaules	Série n° 3	Série n° 3	Série n° 3
4. Arraché avec élévation			
5. Squats bras tendus			
6. Descente-tirage			
7. SDT roumain			
8. Pompes pliométriques			

COMBINAISON AVANCÉ AUX HALTÈRES	SEMAINES 7-8	SEMAINES 9-10	SEMAINES 11-12
	3 X 9, RÉCUP. 90 SECONDES	*3 X 10, RÉCUP. 75 SECONDES*	*3 X 10, RÉCUP. 60 SECONDES*
	CHARGE	**CHARGE**	**CHARGE**
1. Arraché avec élévation	Série n° 1	Série n° 1	Série n° 1
2. Hybride squat-développé épaules	Série n° 2	Série n° 2	Série n° 2
3. Hybride rowing et extension du dos	Série n° 3	Série n° 3	Série n° 3
4. Hybride pompe et tirage d'un bras			
5. Burpees lestés			

COMBINAISON AVANCÉ AUX HALTÈRES	SEMAINES 7-8	SEMAINES 9-10	SEMAINES 11-12
	3 X 9, RÉCUP. 90 SECONDES	*3 X 10, RÉCUP. 75 SECONDES*	*3 X 10, RÉCUP. 60 SECONDES*
	CHARGE	**CHARGE**	**CHARGE**
1. Tirage vertical	Série n° 1	Série n° 1	Série n° 1
2. Hybride épaulé-développé	Série n° 2	Série n° 2	Série n° 2
3. Arraché	Série n° 3	Série n° 3	Série n° 3
4. Squats avant			

EXEMPLE D'ENTRAÎNEMENT D'INTENSITÉ MAXIMALE

PROGRAMME D'ENTRAÎNEMENT D'INTENSITÉ MAXIMALE				
CIRCUIT	**EXERCICES**	**CHARGE UTILISÉE**	**DURÉE DU CIRCUIT**	**SÉRIES RÉALISÉES**
Date : ***24/04/2009***			***20 minutes***	***19 séries***
Explosivité	*Fentes bulgares sautées*	*Gilet 10 kg*		
Dominante genoux/ hanche	*SDT roumain haltères une jambe*	*35 kg*		
Développé haut du corps	*Développé couché haltères*	*40 kg*		
Tirage haut du corps	*Tractions supination*	*Gilet 10 kg*		
Muscles profonds	*Sit-up barre*	*30 kg*		

ENTRAÎNEMENT D'INTENSITÉ MAXIMALE – TABLEAU DE SUIVI

PROGRAMME D'ENTRAÎNEMENT D'INTENSITÉ MAXIMALE				
CIRCUIT	**EXERCICES**	**CHARGE UTILISÉE**	**DURÉE DU CIRCUIT**	**SÉRIES RÉALISÉES**
Date :				
Explosivité				
Dominante genoux/hanche				
Développé haut du corps				
Tirage haut du corps				
Muscles profonds				
CIRCUIT	**EXERCICES**	**CHARGE UTILISÉE**	**DURÉE DU CIRCUIT**	**SÉRIES RÉALISÉES**
Date :				
Explosivité				
Dominante genoux/hanche				
Développé haut du corps				
Tirage haut du corps				
Muscles profonds				
CIRCUIT	**EXERCICES**	**CHARGE UTILISÉE**	**DURÉE DU CIRCUIT**	**SÉRIES RÉALISÉES**
Date :				
Explosivité				
Dominante genoux/hanche				
Développé haut du corps				
Tirage haut du corps				
Muscles profonds				

CIRCUIT	EXERCICES	CHARGE UTILISÉE	DURÉE DU CIRCUIT	SÉRIES RÉALISÉES
Date :				
Explosivité				
Dominante genoux/hanche				
Développé haut du corps				
Tirage haut du corps				
Muscles profonds				

CIRCUIT	EXERCICES	CHARGE UTILISÉE	DURÉE DU CIRCUIT	SÉRIES RÉALISÉES
Date :				
Explosivité				
Dominante genoux/hanche				
Développé haut du corps				
Tirage haut du corps				
Muscles profonds				

INDEX

Les pages référencées **en gras** indiquent des exercices illustrés, les références <u>soulignées</u> indiquent des encadrés.

Pour l'éditeur, le principe est d'utiliser des papiers composés de fibres naturelles, renouvelables, recyclables et fabriquées à partir de bois issus de forêts qui adoptent un système d'aménagement durable. L'éditeur attend également de ses fournisseurs de papier qu'ils s'inscrivent dans une démarche de certification environnementale reconnue.

Achevé d'imprimer en juillet 2014 par Rodesa (Espagne)

Dépôt légal : août 2014
23-03-8676-1
ISBN : 978-2-01-238676-1

PAPIER À BASE DE FIBRES CERTIFIÉES

hachette s'engage pour l'environnement en réduisant l'empreinte carbone de ses livres. Celle de cet exemplaire est de : 1,77 kg éq. CO_2
Rendez-vous sur www.hachette-durable.fr